天津市文史研究馆馆员著述系列

天津近现代医学史料

张铁良 编著

天津出版传媒集团

天津人民出版社

图书在版编目(CIP)数据

天津近现代医学史料 / 张铁良编著. --天津：天
津人民出版社，2021.1
（天津市文史研究馆馆员著述系列）
ISBN 978-7-201-17081-7

Ⅰ.①天… Ⅱ.①张… Ⅲ.①医学史－史料－天津－
近现代 Ⅳ.①R-092

中国版本图书馆 CIP 数据核字（2020）第 260007 号

天津近现代医学史料
TIANJIN JINXIANDAI YIXUE SHILIAO

出　　版　天津人民出版社
出 版 人　刘　庆
地　　址　天津市和平区西康路 35 号康岳大厦
邮政编码　300051
邮购电话　（022）23332469
电子信箱　reader@tjrmcbs.com

责任编辑　陈　烨
装帧设计　汤　磊

制版印刷　高教社（天津）印务有限公司
经　　销　新华书店
开　　本　787 毫米×1092 毫米　1/16
印　　张　28.75
插　　页　2
字　　数　414 千字
版次印次　2021 年 1 月第 1 版　2021 年 1 月第 1 次印刷
定　　价　98.00 元

序　言

20世纪40年代，由于天津市特有的环境和地理位置，使得国内不少医师（包括曾在北京协和医院工作和国外留学归来的医师）纷至沓来地迁居到天津工作。如张纪正、吴英恺、朱宪彝、方先之、金显宅、林崧等。至20世纪50年代，在这些专家倡导下，天津市率先在国内成立了专科医院，如施锡恩——妇产科、范权——儿科、朱宗尧——肺科、方先之——骨科、金显宅——肿瘤科。朱宪彝教授在1950年创建天津医学院（今天津医科大学）。1950—1966年，天津市曾汇集了国内各医学学科领军人物，这些专家通过培训班的形式，为全国各地培养了大量学科带头人，如曾获国家特等奖的神经外科王忠诚院士，曾师从天津赵以成教授；吴阶平院士曾师从施锡恩教授。在这段时间，天津被称为"中国近代医师的培养摇篮""中国医师的黄埔军校"，这是当之无愧的。

改革开放后，天津加大与国内、国外学术交流的力度，不断引入先进的科学理论与医疗设备。天津医务人员对疾病的认识，以及对各种疾病的诊断、治疗水平与昔日相比均有跨越式的进步。就医院规模而言，20世纪七八十年代，天津大型医院总共不过十几家，而今二级、三级医院已达100余家，全市注册各科医师已超过五万名。天津医科大学总医院、第二附属医院、肿瘤医院，以及天津中医药大学附属医院均在全国享有声望。

为了促进天津各个学科学术交流，在天津市医学会领导下，将各个学科及其分支分别组建了 79 个分会，如外科领域又分为普通外科分会、胸外科分会、泌尿外科分会等。这种细化的分工更符合近代医学要求，并使学术交流更专业化、更细微化。每个分会均定期召开学术研讨会，医生在会上可自由交流治疗心得、临床经验，极大促进了我市医疗水平的提升。

《天津市近现代医学史料》一书既记录了天津曾有的辉煌，也概述了近几十年天津各医院医学发展概况和水平。本书包括两大部分，一部分主要记述各学科各医院在历年科技进步中取得过哪些成就和现今水平，凡是属于科技进步内容的必须是曾获得市级科技进步奖以上的水平。第二部分属于人物介绍，其入选条件有二，其一属于某医院某学科的创建人，包括已故的前辈专家；其二是曾享受过国务院政府特殊津贴或类似奖别的专家，审核、入选均由各分会推荐。近年来，天津医疗系统内中青年优秀人才不断涌现，由于年代范围等原因而未列入本书介绍名单者，需待本书续集中再加以补充。

2015 年年底，天津市医学会召集天津各个学科负责人阐述了本书编写的目的和要求，确定由各学科负责人负责编写本学科的医学发展史料，并提出本学科需要介绍的人物（名单均附在学科介绍内容之后）。由于本书篇幅有限，所介绍的人物文字叙述一般限制在200 字以内，对各专业已故的老专家也只能遴选其中的代表人物。具体要求是内容要实事求是，不要夸大，文字要精炼简洁，不要烦冗。为了尽量减少错误，医学会还将各分会递来的材料分别送给各专科资深专家予以校对。

由于各分会编写者均是临床医生，工作繁忙，编写材料中有不足之处，希望读者予以指正。在此要感谢市文史馆、市卫健委的大力支持，感谢市卫健委卫生史志办公室艾克林、市医学会刘旭为本书所做的大量校正工作。

张铁良

2018-12-12

目 录

第一章 内科学

引 言

中华人民共和国成立后（20世纪五六十年代），天津市卫生局将全市内科进行调整，如总医院内科由朱宪彝任主任，张成大、郭仓、石毓澍、马英达任副主任；第一中心医院内科由杨济时任主任，刘绍武、王景瑄、王今达等参与；第二中心医院内科由苏启桢任主任，罗思济、李宗远、傅春惠、齐伯贞参与；第三中心医院（原河东医院）内科由张英福任主任；第一医院内科由韩康玲任主任，第三医院内科由刘文清任主任，全市内科技术水平居全国先进行列。"文化大革命"期间，各大医院的专业组被撤销，不少医师下放农村。

党的十一届三中全会后，各医院通过整顿，恢复了工作秩序，下放人员陆续返津。天津市卫生局对各系统的病种实行统一管理。由于新医院建成及床位、人员增加，并引进国外的新技术、新设备，开展国际医学技术的交流等，使天津市医学科学技术迅速发展。此时，天津市各医院内科医疗、教学和科研逐步恢复正常，医疗质量有所提高。1986年，天津医科大学总医院将大内科分为呼吸血液内科、心肾内科、消化感染内科和内分泌科。根据医疗、教学、科研工作需要，又将内科再分为消化病科、呼吸病科、心血管病科、血液病科、肾病科、内分泌病科等9个专业科室。同期，天津医学院第二附属医院、第一中心医院、第二中心医院、第三中心医院、南开医院等，先后在大内科分出若干个专业科室。1989年，有关部门对全市各大综合医院内科的诊疗技术进行评估，已赶上或接近国内先进水平。

　　天津市医学会内科学分会成立于 20 世纪 80 年代初，郭仓、黄象谦、胡文芝、冯凭、冀秋娣等先后担任主任委员。学会建立之初，内科学尚未分科，学会定期举行会诊、疑难病例讨论和学术报告会，此外还邀请天津市各院专家进行专题讲座并将讲稿编撰为 75 万字的《内科临床与进展》一书，由天津科技翻译出版公司出版、发行。随着医学的发展以及医学模式的改变，内科经历了由组织合一到专业分科，再到学术整合的动态变化，不断进入更高层次的循环。医学的发展使内科专业化的趋势愈加凸显，而内科专业化高度发展逐渐把传统的普通内科（大内科）细化分解。内科学分会秉承传统，崇尚横向、整体性医学研究，同时围绕内科学相关学科邀请神经科、精神科、肿瘤科、传染病等学科，以及免疫学、微生物学、医学影像学等基础学科进行学术讲座。内科学分会由天津市内科系统各专业顶级专家组成，每年举办一次内科学分会学术年会，或以某些专业领域为主或涵盖各专业内容，汇聚内科学精英，贯彻内科的整体观念，用全面的思路诊治疾病。同时，注重学术交流，邀请意大利、德国、日本、美国等国外专家进行学术交流。内科学分会为推动天津内科学整体水平发挥了巨大的作用。

第一节 呼吸内科

旧中国结核病流行猖獗，1949年天津市结核病死亡率高达163.9/10万，是天津市疾病致死的第一位死亡原因，严重威胁着全市人民特别是青壮年的生命和健康。1942年，郭德隆创立天津市公立结核病院。同期，朱宗尧、张鸿飞、黄夏、郭仓等也从事肺结核、呼吸病和肺功能的研究和治疗。

20世纪50年代初，公立结核病院改为市立第一结核病防治院，朱宗尧任院长。1957年，天津市又建第二结核病防治院，冯致英任院长，当时全市结核病床共200余张。70年代末，第一、第二结核病防治院合并，改称天津市结核病医院（迁至柳林）。80年代末，天津市结核病医院改为天津市结核及呼吸病医院，后又改称为天津市肺科医院。2004年4月，与铁道部第十八工程局中心医院合并，更名为天津市海河医院。

20世纪50年代末至60年代中期，天津市结核病防治所成立，相继在和平、南开、红桥、河东、河北、河西等区设区结核病防治所。1993年更名为天津市结核病控制中心，王撷秀任主任。2002年整建制并入天津市疾病预防控制中心，王撷秀任中心主任。

结核病防治

新中国成立初期，朱宗尧、郭德隆从事结核病防治事业，先后在医学刊物上发表结核病研究相关文献，引导结核病防治工作顺利开展。在郭德隆倡导的"早期发现、早期治疗"的技术观点指导下，全市广泛开展 X 线普查，截至 20 世纪 60 年代中期，全市普查 1000 万人次以上，发现肺结核病人近 50 万，大部分得到治疗。1956 年，天津的经验在全国推广。

20 世纪 50 年代初，开展全民防痨工作，首先对易感儿童接种卡介苗，每年接种 10 万余人次。同期，又对新生儿接种卡介苗，进行防痨免疫，接种率 95% 以上。50—80 年代，全市共为婴幼儿接种卡介苗 2000 万人次，接种率近 100%，10 岁以下的儿童结核病致死率为零。郭仓等翻译的《胸腔疾病》、黄夏参编的《结核病十大分类》，对国内结核病防治均起到推动作用。对结核分枝杆菌的基础性研究，在全国处于领先水平。受世界卫生组织和中国疫病预防控制中心委托，编写了《中国结核病防治规划——痰涂片镜检实验室质量保证手册（EQA）》，在全国推广应用。在我国率先开展离心沉淀涂片法筛查涂阳肺结核患者的研究，提高了涂阳肺结核患者的检出率和灵敏度。

1987 年王撷秀主持结核病防治所工作，天津市结核病控制工作开始向科学化、规范化方向迈进。对非住院结核患者实行全面化学治疗（DOTS）管理率从 1988 年的零稳定上升达 90% 以上，菌阳病人年队列分析阴转率从不足 60% 稳定上升达 90% 以上，新生儿卡介苗接种率和十二周结素阳转率均在 95% 以上。

2000 年，市政府先后出台了天津市菌阳肺结核病政府免费治疗制度和初治涂阴活动性肺结核病人的免费治疗制度，有效减少了我市结核病的传染源。2000 年，全国结核病流行病学抽样调查结果显示：全国结核病平均患病率为 367/10 万，涂阳患病率（传染性肺结核）为 122/10 万，而我市分别为 34/10 万和 10/10 万，天津成为全国三个结核病疫情最低的地区之一。天津市结核病控制中心先后于 1991 年、1996 年、2001 年、2006 年获得全国结核病防治工作先进单位（每五年评选一次），1993 年获全国卫生防疫防治工作先进集体荣誉称号，1997 年获全国计划免疫工作先进集体荣誉称号。

呼吸病诊治

20 世纪 50 年代初，天津医科大学总医院设立胸内科门诊，对呼吸病进行治疗。后引进国外双筒肺量计、红外线气体分析仪，成立肺功能检测室、血气分析室，提高了肺部疾患的诊治水平。70 年代末，各大医院引进肺量计和微量血气分析图仪，从此不再使用手工操作的血气分析仪，提高了呼吸病的确诊率。80 年代，各大医院又引进全套的肺功能设备，如体积描记器、弥散量测定器、运动负荷功率计、气体分析仪等，提高了各类呼吸病诊断准确性。同期，天津市肺心病协作组成立，天津医学院附属医院杜文彬，第一中心医院张久山，第二中心医院傅春惠，胸科医院刘昌起、熊正明参加。定期对各医院呼吸病的疑难病例进行集体会诊，提高了疗效，全市肺心病死亡率由 30％～40％下降到 15％以下。此后，刘昌起提出肺心病低血钠症的新论断，区别于肺心病有神志改变者，即为肺性脑病的论断，又提出肺心病与低钠性脑病的鉴别诊断和不同的处理方法，以及肺心病抢救和 CDPD 营养疗法；杜文彬则参加肺心病肺阻抗的研究，获市科技进步奖。

1987 年，天津市医学会呼吸病学分会成立，刘昌起任主任委员，定期进行学术交流和学术讲座，组织胸片讨论会，为各医院解决了不少疑难病例，主编出版了《实用中西医结合呼吸病学》。同期，郭仓、熊正明、张智奎分别担任全国中西医结合学会呼吸病专业委员会正副主委和秘书。

20 世纪 90 年代以来，天津市呼吸内科诊疗水平不断提高，人才队伍持续壮大，大量科研成果广泛应用于临床，填补了呼吸科疾病诊断和治疗领域的多项空白。全市三甲医院基本设置独立的呼吸内科，床位总数超过 600 张。2004 年，市胸科医院李月川创建全市第一个呼吸重症监护病房（RICU），使全市慢性阻塞性肺疾病 COPD 危重症、呼吸窘迫症（ARDS）等呼吸系统危重症救治水平明显提高。2005 年 4 月，天津市呼吸病研究所成立，由市海河医院、市胸科医院、天津医科大学总医院、天津中医学院第二附属医院等四个分部组成，吴琦任所长，李月川、陈宝元、孙增涛任副所长，为呼吸系统疾病的诊断治疗技术发展提供了更好的平台。2005 年，天津市医学会呼吸病学分会成立了天津市哮喘联盟，林燕萍任联盟总负责人。2007 年，天津市医学会呼吸病学分会成立了天津市 COPD 联盟，曹洁任联盟总负责人，遵循哮喘和慢性阻塞性肺疾病全球倡议和相关指南，大力开展哮喘和 COPD 规范化诊疗及患者健康教育疾病管理等相关学术活动。

1. 呼吸危重症

2004 年，市胸科医院创建全市第一个呼吸重症监护病房（RICU），床位 18 张，李月川兼科主任，开展了有创、无创机械通气支持；纤支镜引导经鼻、经口人工气道建立；床旁纤支镜用于危重患者的诊断、治疗，如气道管理、辅助拔管，经口、鼻气管插管的更换，支气管冲洗，保护性毛刷取病原学标本，支气管肺泡灌洗；床旁血滤、体外膜肺氧合（ECMO）；食道压力测定、膀胱压力测定；呼吸机支持下的病人转运、特殊检查；无创支持长期气管切开套管的拔除；俯卧位通气肺复张技术、呼出气 CO_2 检测以及连续心排量监测等医疗活动，接诊全市 23 所三甲医院难以处理的危重呼吸疾病患者，具有很强的诊断疑难病人能力。该院在国内率先开展"导管加温后纤支镜引导人工气道建立"，较好地解决了由于导管的材质、形状、变形性与患者的鼻腔解剖形状、纤支镜之间存在的矛盾，临床效果良好，已推广至市内 10 余所医院的重症监护病房；新技术"COPD 急性加重期小气道病变的评价"对 AECOPD 患者小气道病变的认识和采取相应治疗策略做了有益的探索，填补了天津市此领域技术空白；"呼吸机呼出气灭菌消毒装置"解决了传染性呼吸系统危重症机械通气过程造成的医源性二次空气污染问题。此外，"机械通气并发气胸患者气道内栓堵""无创通气用于心功能不全及气管插管拔管困难患者治疗"等均不同程度地提高了全市呼吸系统危重症的救治能力，使天津市呼吸危重症抢救更加系统化、专业化，同时为高难度诊疗操作提供设备和人员支持，推动全市呼吸内科整体水平提高。

2. 胸膜腔疾病

随着医疗设备、影像技术的发展，胸膜腔疾病的诊疗水平推升至新的高度。内科胸腔镜器械灵巧、操作简便、并发症少、费用低廉，是一项呼吸科医生可操作的安全、有效的微创诊疗技术。1991年，市胸科医院开始用纤维支气管镜代替胸腔镜进行胸腔积液患者的诊断和治疗，为内科胸腔镜的开展和推广奠定基础。至2008年，天津市已有多所医院呼吸内科引进并开展内科胸腔镜诊疗技术，使胸膜腔疾病的诊疗趋于成熟。

至2008年，市胸科医院已能常规开展胸膜腔、心包置入细导管行闭式引流术；细菌性脓胸引流、注药、冲洗治疗；内科胸腔镜；胸膜腔造影；胸腔气体分压测定；胸水压力监测；胸膜腔封闭术等医疗救治。李月川带领团队率先开发多项临床新技术，其中多功能胸膜腔穿刺活检针、细导管引流装置适用于各种原因的胸腔、心包积液穿刺引流，获国家专利和批准文号，并推广到国内十几个省区的医院；"单管引流冲洗注药治疗急性脓胸"操作简单、安全，病人痛苦小，临床应用成功率高，引流装置获市科技进步三等奖和国家实用新型专利；"胸膜腔压力监测指导胸膜腔封闭术"对胸腔积液患者行胸膜腔压力连续监测，对胸膜腔固定粘连术进行预测，避免了胸膜腔负压增大导致胸膜固定术失败，成功率达91.70%，该项技术目前已在许多医院推广应用。"胸水凝集块用于病理学检测""胸膜腔造影术用于胸膜腔疾病诊断"等多项新技术，多功能胸膜腔穿刺活检针、胸膜腔细管引流装置的研制和应用都极大地促进了胸膜腔疾病的诊断和治疗水平的提高。

3. 气道内介入治疗

微创介入治疗是现代临床医学发展方向之一，呼吸内科微创技术综合应用于患者的临床诊疗过程，可减轻患者病痛，获得良好疗效。天津市早在20世纪90年代初已开展气道内介入治疗，但仅限于微波治疗和气道内支架置入等简单项目。近年来，在李月川带领下，以市胸科医院为首的多所医院先后购入硬质气管镜、氩等离子体电凝、二氧化碳冷冻治疗仪、治疗型纤维支气管镜等设备，治疗患者例数、复杂程度和危重症比例明显增加。能够常规开展的治疗有：气道内肿瘤切除术、良性气道狭窄等冷冻治疗和球囊扩张术、气道内支架置入术、全肺灌洗术、气道内异物取出及其引起增生肉芽清除、全麻喉罩保护下无痛纤维支气管镜检查、难治性气胸的球囊封堵治疗和 APC、CO2 冷冻、微波等解决气道阻塞等。气道内介入治疗与呼吸危重症病房有机结合，对于高龄、有严重基础病和心肺功能不良患者可以保持人工气道，防止术后短期并发症危及患者生命，保证了术后功能恢复、清理气道和评价疗效的安全进行。

市胸科医院李月川于 2004 年在全市率先开展"机械通气状态下床旁气管、食道支架置入术"。对于无法行 X 线引导的机械通气状态下气管狭窄和气管—食管瘘患者，能尽快恢复气道通畅、封堵瘘口，保证机械通气顺利进行，操作快速、安全，支架释放部位准确，无须影像学监测。近年来，该技术在临床顺利推广，支架置入均一次成功。

1991—1992 年，市胸科医院等开展经支气管镜针吸活检术（TBNA），作为呼吸内科疾病的补充检查手段提高了纵膈和气管、支气管腔外病变的诊断成功率。此项技术是对气管、支气管腔外病变，如结节、肿块、肿大的淋巴结以及肺部的病灶进行针刺吸引，获取细胞或组织标本进行细胞学和病理学检查的一种新技术，广泛应用于紧贴气管、支气管周围病灶的定性诊断，并使支气管镜技术参与到恶性肿瘤的临床分期。2008 年，市内多所医院将 EBUS-TB-NA 引入临床一线。

4. 肺血管病

20 世纪 90 年代以前，医学界普遍对肺栓塞认识不足，诊断手段匮乏。1991 年开始，经过总结市内各大医院的呼吸内科临床实践经验，结合全国专家共识，逐渐认识到肺栓塞是一种发病率高、易被漏诊误诊的跨学科危重症，开始综合运用血浆溶栓二聚体、心电图、超声心动图、下肢静脉超声、强化 CT、肺通气—灌注扫描显像等各项措施诊断肺栓塞，同时对肺栓塞的溶栓、抗凝等治疗进行探索和评价。2001 年，天津市多所医院参加第一届全国肺栓塞会议并参与成立全国肺栓塞协作组，与全国专家共同制定全国肺血栓栓塞症诊疗指南，并于 2002 年启动肺栓塞"十五"攻关课题。开展 DVT-PTE 的科普宣传，提高各相关学科医生的意识与诊疗水平，规范 PTE-DVT 的诊断与治疗，并积极发展多学科的 DVT-PTE 防治队伍。目前，全市已建立健全了 PTE-DVT 的诊疗技术体系，开展国际交流，保持与国际同步发展。同时开展国人 DVT-PTE 研究，得到国内诊疗数据，取得多项科研成果并发表论文。市海河医院在院长吴琦带领下，对于临床诊断、药物抗凝溶栓治疗、介入治疗均已熟练掌握，肺栓塞的诊治水平达到国内外较高水平。多次参与主持全国肺栓塞研讨会。参与国家"十五"攻关课题"肺栓塞规范化诊治方法的研究"。近年主持了"急性肺栓塞患者凝血和纤溶机制的研究"，获天津医科大学科技成果奖。2002 年，引进"经下肢静脉核素造影一次性诊断肺栓塞与下肢静脉血栓症"，填补了天津市新技术空白。市胸科医院等多所医院将肺动脉舒张试验、肺血管造影、支气管动脉栓塞等新技术用于肺动脉高压、肺癌、大咳血及肺动—静脉瘘的诊断和治疗，促进了全市肺血管疾病诊治水平的提升。

5. 肺部肿瘤

自 20 世纪 90 年代开始，随着肺癌发病率逐年递增，到呼吸科就诊的病人中肺癌病人数量逐渐增加，相关的诊断和治疗手段也在逐渐完善。市胸科医院刘昌起率先开展了纤维支气管镜检查、支气管肺泡灌洗、TBLB 等项目，为支气管肺癌的诊断提供了技术支持。此后，以市胸科医院为基地对全市多所三甲医院的呼吸科医生和护士进行了纤维支气管镜技术的培训，为在全市推广这项技术做出了巨大贡献。2000 年 4 月，市胸科医院在全市率先开展经纤维支气管镜放置支架治疗气管、支气管狭窄，填补了天津市空白。同时，市胸科医院率先在全市开展 CT 检查，对肺癌的影像学诊断有了进一步的提高。在市胸科医院李树花带领下，组织了全市的胸部 CT 读片会和多期进修学习班，对肺癌的早期诊断有很大帮助。2002年，市胸科医院率先开展肺癌血清标志物的研究，张金铭通过对比筛选肺癌患者 CEA、CYFRA21-1、NSE3 项指标，分别得出了血清及灌洗液检测的临床界值。2006年，市胸科医院周静敏开展关于肺癌患者血清细胞生长因子及受体联合检测的临床研究并获局级科研成果奖。2007年，天津市医学会呼吸病学分会成立肺癌学组，周静敏任组长，在学会带领下，全市各三甲医院呼吸科肺癌的诊疗水平进一步提高。

6. 睡眠呼吸疾病

1998年，天津医科大学总医院呼吸科在陈宝元带领下，于国内最早建立了具有国际水平的睡眠呼吸疾病诊疗中心，率先开展睡眠呼吸疾病的诊断、治疗和相关基础与临床研究。规范地开展了多导睡眠监测（PSG）及相关综合治疗项目，包括呼吸机辅助通气治疗（CPAP、BiPAP 的压力滴定、家庭呼吸机使用指导与随访等）、口咽部组织减容术、预置型口腔矫治器治疗等。同时诊断了一批睡眠呼吸的疑难病种，如复杂性睡眠呼吸暂停综合征、上气道阻力综合征、不宁腿综合征、发作性睡病、肥胖低通气综合征、多系统萎缩、运动神经元病等神经系统疾患合并睡眠呼吸障碍。2001年，该科成功主办第二届中国睡眠学术会议和中国国际天津睡眠学术研讨会。自2001年，该科在国内首先开展了阻塞性睡眠呼吸暂停综合征（OSAS）间歇低氧（IH）系统性损伤机制、慢性间歇低氧动物模型建立和慢性间歇低氧炎性/氧化应激损伤机制的细胞学等多个相关领域的研究，发表高水平 SCI 论文多篇。自2007年开始，以此为基础分获5项国家自然科学基金和多项省市级课题。2002年，成功制造了睡眠呼吸暂停模式间歇低氧引发高血压的动物模型，并系统地通过临床和动物实验探讨了间歇低氧引发高血压的机制，研究获2004年第9届亚太呼吸病年会的优秀论文奖、2006年天津市科技进步二等奖，并在多个国际国内重要学术会议上做专题报告。另一项有重要意义的研究是，抗氧化干预可以有效地降低动物体内的氧化应激、炎症反应和交感神经兴奋，从而起到降低血压的作用。该研究将为

OSA 和伴有合并症的患者开展药物治疗提供基础研究证据，为临床医学的转化打下很好的基础，有重要的临床价值和科学创新性。

7. 肺部感染性疾病

天津市医学会呼吸病学分会感染学组成立于 2001 年，把提高全市各级医院呼吸道感染性疾病的诊治水平、合理应用抗菌药物作为工作重点。自 2001 年开始，即围绕青年医师继续教育、社区及乡镇医院培训、流行病学调查等方面开展。开展的 2001—2002 年全市三级甲等医院下呼吸道感染流行病学调查结果，对指导全市各医院呼吸道感染早期正确经验治疗发挥了重要作用，并在全国呼吸病年会上做大会发言。在 2003 年抗击"非典"中，学组中多名委员坚持在最危险的一线工作，在全市"非典"疫情有效防控中发挥了重要作用。同时聘请国内知名专家学者，举办多次学术讲座、规范化诊治学习班和专题讨论。开展了真菌感染血清学诊断（G 试验）等多项新技术，提高了全市感染性疾病的诊断水平。

8. 慢性阻塞性肺疾病（COPD）

慢性阻塞性肺疾病是呼吸科的常见病、多发病。呼吸衰竭是 COPD 患者最严重的并发症。1997 年，陈宝元带领天津医科大学总医院呼吸科的医护人员在全市率先应用无创机械通气技术抢救 COPD 合并急、慢性呼吸衰竭，并逐步突破了伴有意识障碍的重症 COPD 合并呼吸衰竭无创机械通气的相对禁忌，有效降低了气管插管率、医院获得性肺炎（HAP）及呼吸机相关性肺炎（VAP）的发生率。曹洁主持的"无创机械通气治疗呼吸衰竭的临床研究"获天津医科大学重点学科课题和天津市科技进步三等奖。2003 年，天津医科大学总医院呼吸科在陈宝元带领下参加了国家"十五"科技攻关课题，获得天津市城市和农村有关 COPD 的最新流行病学资料。"天津市慢性阻塞性肺疾病流行病学调查和干预治疗"获 2007 年天津市科技进步三等奖。

COPD 相关介入诊疗技术近年来亦得到逐步发展。2006 年，天津医科大学总医院呼吸科、市海河医院率先开展了"经气管镜肺减容治疗重度COPD"的相关介入治疗,取得了良好疗效。"极重度慢阻肺肺减容术临床研究"为天津市科委重点课题,填补了国内空白。

9. 肺间质疾病

天津医科大学总医院自20世纪90年代就开展了肺间质病纤维支气管镜肺泡灌洗液(BALF)细胞学相关检测,对临床间质病的诊断、鉴别诊断、分型、治疗方案制定、预期疗效等方面发挥了重要作用。2000年,天津医科大学总医院呼吸科在陈宝元、陈哲以及病理科惠京等合作下,成功诊断天津市第一例有尸检结果的急性间质性肺炎(AIP)。2006年,天津医科大学总医院呼吸科曹洁经纤支镜肺活检确诊了天津市最年轻的一例隐源性机化性肺炎(COP),并取得了良好的治疗效果。2008年,陈宝元、王志强、曹洁共同诊断并成功救治了天津市第一例重症急进性COP。

10. 哮喘及变态反应性疾病

1992年由庞立主持,市胸科医院与天津市冶金研究所合作研制成功变应原皮肤点刺针,取得国家(实用新型)发明专利。天津市医学会变态反应学分会在全国率先成立,会长为南开医院耳鼻喉科主任林文森,副会长为庞立。

经过10年努力,于2001年4月28日在全国首批升格为变态反应学会(与中华医学会变态反应学组同步升格)。学会主任委员庞立,副主任委员张玉环、林燕萍、马恩明。

2005—2006年,与市气象局合作开展关于气象与过敏科研课题并获得科研成果;2007年多家委员单位参加的全市多中心过敏性疾病的基因多态性研究获天津市科技成果奖。5年前,舌下脱敏治疗系列产品国产化在天津市迈出第一步,使过敏性疾病患者特异性免疫治疗更适合国情及区域化。10年来,为推广规范化诊治与疾病防控,学会先后举办过6届学术年会和8期国家级继续教育培训班。学会积极向国内同行学习,密切关注国外最新技术动态,展开学术交流及相关专业课题科研项目,创办内部专刊,向全国学术会议组稿、撰写论文,以展示天津地区学术水平。

第二节　消化病学

　　中华人民共和国成立前，天津市各医院未设独立消化病科。20世纪三四十年代有知名医师苏启祯、韩康玲、张成大等先后来津，各自在所在医院侧重于内科消化系疾病的诊治。50年代，天津市总医院黄象谦、第二中心医院罗思济开始对消化疾病进行研究。60年代，有6所大型综合医院建立消化专业组，开展门诊治疗。自20世纪80年代，天津市消化学科发展迅速，无论是消化疾病诊治水平，还是内镜诊治技术，都有突飞猛进的发展，消化学科的专业队伍也在逐渐壮大。1986年有12所大中型医院建立消化内科。同期，天津市肝胆疾病研究所成立。

　　天津第三中心医院重点研究消化系的肝胆疾病，其成果有61篇论文发表。该院与南开大学合作，研制树脂吸附解毒装置应用临床后，抢救各种中毒病人获得成功，获卫生部二等奖，研究的口服"肝氨散"治疗重症肝炎和肝硬化合并症获市级一等奖。鲁焕章领导南开医院外科进行胆胰管造影（EREP）和乳头括约肌切开术（EST）已超过万例。90年代初期开展的腹腔镜胆囊切除术（LC）超过3000例，而且适应证范围逐渐扩大，在国内外均有较大影响。天津医学院附属医院于1984年开展胃肠道激素研究工作，在国内率先建立了血管活性肠肽的检测药盒，先后开展溃疡病、肝硬化、慢性胃炎、结肠炎、胃癌及胎儿发育过程中组织和血内胃泌素、生长抑素、P物质、VIP、CCK等研究，在胎儿胃肠激素发育、胃肠激素对胃癌细胞的影响及CCK基因发育等研究领域均处国内领先水平。

目前，市内三级综合医院都有消化专科和消化内镜室，大多数二级医院也有独立的消化专科医师、专科病区和内镜室。天津医科大学总医院消化科在全市率先进入卫生部国家重点临床专科建设行列，标志着天津市消化疾病和消化内镜诊治水平达到国内先进水平。以下分两个方面分别记述天津市近20年来在消化内镜及消化系统疾病诊治方面的进展。

消化性溃疡

消化性溃疡是全球性多发病，约10%的人在其一生中患过消化性溃疡。自20世纪80年代，消化性溃疡者中老年人的比率呈增高趋势。过去消化性溃疡采用H_2受体拮抗剂和抗酸药治疗，疗程在4～8周，溃疡愈合率75%左右。质子泵抑制剂的出现为消化性溃疡治疗开辟了新的领域，使消化性溃疡的愈合率能达到95%以上。市内多所医院从20世纪80年代中期开始应用PPI治疗消化性溃疡，大大提高了溃疡的愈合率，但一年溃疡复发率仍在50%～70%。

20世纪80年代初期，幽门螺杆菌（HP）被发现以后，HP感染和非甾体抗炎药摄入成为消化性溃疡最主要的病因，根除HP后，溃疡的复发率可降到10%以下。HP的检测，最初采用侵入性检查方法，即胃镜下取黏膜组织行快速尿素酶试验及病理切片银染色。21世纪初期，天津医科大学总医院率先引进了准确性更高的非侵入性的检查方法，即C-14呼气法。目前市内各大中小型医院均普遍开展了C-14呼气法和C-13呼气法HP的检测，并成为健康体检的检测项目之一。随着检测HP的普及，HP根除的三联疗法和四联疗法也逐步规范化。

功能性胃肠病和胃肠动力障碍性疾病

从20世纪90年代初以来，随着功能性胃肠病的罗马Ⅱ和罗马Ⅲ诊断体系相关知识的普及，天津医科大学总医院、第二五四医院、市南开医院、市公安医院、市第二中心医院和武警医学院附属医院相继开展了食管 24 小时 pH 监测、食管测压、肛门测压、胃电图、呼气氢测定和胃排空等胃肠动力检测技术。武警医学院附属医院还率先开展了消化道固态测压技术，天津医科大学总医院还在国内较早开展了消化道敏感性测定技术。天津医科大学第二医院在天津率先开展同位素标记测定胃排空技术。市滨江医院和市第二中心医院还在国内较早开展了消化道传输功能检测和肛门排粪造影等技术。2001 年，天津医科大学总医院和市第二中心医院在国内较早开展胃食管反流病胃镜缝合术。2002 年，天津医科大学总医院在国内率先开展了耻骨直肠肌肉毒碱注射治疗出口梗阻性便秘和三种形状标志物测定消化道通过时间的技术。2003 年，天津市召开全国胃肠动力大会，标志着全市胃肠动力疾病研究进入全国先进水平。20 世纪 90 年代末期，市南开医院率先开设了功能性胃肠病心理门诊。

炎症性肠病

炎症性肠病简称 IBD，是一种特殊的慢性肠道炎症性疾病，病因不明，临床症状多样化，并发症多，缺乏彻底治愈的方法。在肠病研究方面，早在 1978 年，市滨江医院就组建了肛肠外科研究室。在 1992 年，该院牵头召开首届全国中西医结合学会大肠肛门病专业委员会成立大会。1994 年，经市卫生局批准成立天津市肛肠病研究所，并成功实施了难治性溃疡性结肠炎及低位直肠癌实施保肛新术。1997 年，该院建立中西医结合肛肠内科，专门收治炎症性肠病病人。自 2000 年开始，市滨江医院和天津医科大学总医院多次举办炎症性肠病诊治方面的继续教育学习班、研讨会及专题讲座。2007 年 10 月，天津市举办了第二届国际结直肠外科论坛，将炎症性肠病的诊治进展广泛推广。2008 年，在医科大学总医院召开了全国大肠疾病研讨会，并在此次会议上通过了《全国早期大肠癌内镜诊治共识意见》（简称"天津共识意见"），对我国早期大肠癌内镜诊治的普及和推动起到了较大作用。

在 IBD 诊断手段方面，尤其是对克罗恩病（简称 CD）的诊断，由于发生在小肠的 CD 占 30%～40%，天津市原来临床上应用的常规检查手段（如口服小肠造影或小肠气钡双对比造影，小肠钡餐造影）对小肠 CD 的诊断率较低。2002 年，天津医科大学总医院引进胶囊内镜。2006 年，天津医科大学总医院和市南开医院先后开展双气囊小肠镜诊断，大大提高了克罗恩病的诊断率。目前医院还开展磁共振小肠成像（MRE）等检查，进一步提高了诊断水平。

在 IBD 治疗方面，药物主要为氨基水杨酸类药物、皮质类激素和免疫抑制剂、抗生素，手术及中药。20 世纪 90 年代末，天津市开始应用美沙拉嗪治疗 IBD，大大降低了药物的副作用，2002 年以后，还引进应用免疫抑制剂（环孢素 A）治疗重度溃疡性结肠炎，并开始应用益生菌辅助治疗。2007 年，我国批准肿瘤坏死因子 α 单克隆抗体（INF）用于治疗中、重度及并发瘘的 CD 患者。2008 年，市人民医院率先开始将该药用于治疗重度 IBD 患者，取得显著疗效。尽管如此，仍有 30% 的重症溃疡性结肠炎（简称 UC）需要手术治疗。回肠贮袋肛管吻合（IPAA）全结直肠切除术现已成为难治性溃疡性结肠炎（UC）患者的首选手术方式。市人民医院和医科大学总医院在国内率先开展此技术，明显提高了患者生活质量。

胃肠内分泌疾病。天津市作为我国内分泌疾病研究的发源地，天津医学院附属医院依托天津市内分泌研究所，在国内率先开展胃肠内分泌的基础和临床研究。并于 20 世纪 80 年代中期，在国内率先建立了血管活性肠肽和胰泌素的放射免疫诊断方法，并在国内率先报道血管活性肠肽瘤的病例，推动了我国胃肠内分泌疾病诊治水平的提高，使天津市和北京协和医院并列成为我国最重要的胃肠内分泌疾病诊治基地。

消化病学分会

中华医学会消化病学分会成立于 1980 年，为了促进天津市消化病学科的发展，在各级领导的大力支持下，1988 年天津市医学会消化病学分会成立。在经过黄象谦、钱绍诚、姚宏昌、陆伟等几代主任委员的辛勤努力下，天津市医学会消化病学分会发展迅速。天津市医学会消化病学分会经过几辈消化界人的共同努力，依托专科分会这一平台，已建立一定数量的消化病专业医生队伍，各三级甲等医院机构消化科已经成为专科中心，为消化系统疾病基础研究、新技术应用推广、疑难疾病转诊的诊治和消化专科人才培训基地。天津市各区县二级甲等以上医院消化科逐渐从传统内科中独立出来，为本市居民提供相应的诊疗服务。

天津市医学会消化病学分会一直遵循中华医学会消化病学分会所提出的各项要求并认真完成所交给的任务，大力开展消化病学学术活动和国际国内交流，2001 年至今连续被天津市医学会评为优秀专科分会。第六届委员会延续该学会的一贯学风，积极主办学术会议，承办了由中华医学会、中华医学会消化病学分会主办的中华医学会第十五次全国消化系统疾病学术会议，并分别于 2011 年、2013 年、2015 年主办了三届消化肝病论坛，主办两届天津环渤海消化论坛、一届华北地区消化学术会议，增强了天津消化病学科的学术影响力。

第三节　肝病学

　　肝病是指发生在肝脏的病变，包括病毒性肝炎、脂肪肝、自身免疫性肝病、酒精性肝病、药物性肝病、肝硬化、肝癌等多种肝病，是一类常见的危害性极大的疾病。市第一医院于 1984 年最早成立了天津市肝病研究所，1985 年，市第三中心医院成立了天津市肝胆疾病研究所，极大地推动了市内肝病的临床诊治水平。2012 年，天津市传染病医院成立了天津市肝病医学研究所，致力于肝病学研究。

　　20 世纪 80 年代以来肝病学科在天津蓬勃发展，在天津市医学会肝病学分会各位专家共同努力下，取得了很多的成绩。

病毒性肝炎及肝病的防控

　　20 世纪七八十年代，天津市以甲肝为主；90 年代中期以乙肝为主，甲肝、丙肝分列二、三位。据市卫生防病中心报道：1995 年以前，天津市甲型肝炎（甲肝）基本处于自然流行状态。1999 年以后，天津市实施了以免疫措施为主的消除甲肝策略，甲肝发病率从 1990 年的 25.26/10 万降到了 2006 年的 0.82/10 万，甲肝在病毒性肝炎中的比例从 1990 年的 30.43% 降到 2006 年的 1.05%，低于全国甲肝发病率（5.25/10 万），为全国甲肝发病率最低的城市。

　　1981—1983 年，市传染病医院科研室与市卫生防病中心合作成功分离多株甲型肝炎病毒（HAV），在此基础上，制备了 ELISA 法甲型肝炎 IgM 抗体检测试剂，填补了天津市此类体外诊断试剂的空白，更益于区分病毒性甲型、乙型肝炎及其深入研究。

慢性乙肝是常见的慢性传染性疾病，严重威胁人民的健康。市第三中心医院、市传染病医院（现市第二人民医院）、市第一医院自20世纪90年代以来均对慢性乙肝进行了深入研究，逐步规范了慢性乙肝的抗病毒治疗，慢性乙肝的预后明显改善。规范的抗病毒治疗能最大限度地长期抑制病毒，减轻肝细胞严重坏死及纤维化，可延缓和减少肝脏失代偿、肝硬化、肝癌及其并发症的发生，从而改善生活质量和延长存活时间。自20世纪80年代开始了干扰素的抗病毒研究，观察了不同剂量、不同疗程对抗病毒的作用与影响。90年代末，核苷（酸）类似物问世以来，通过临床实践与基础研究，规范了治疗方案；开展了相应的检测方法及其抗病毒药物耐药发生预防与处理方法，使适应证者得到及时治疗，并可早期预测疗效，预防治疗期间的耐药发生，挽救了很多慢性乙型病毒性肝炎患者。

母婴垂直传播是慢性 HBV 感染的重要途径之一，市传染病医院早在20世纪80年代便成立了病毒性肝炎产科病房，一方面解决HBV 感染孕妇的分娩问题，另一方面在张平带领下，进行慢性HBV 感染母婴垂直传播研究。该研究曾在全国居领先地位，也是天津市唯一一家可进行母婴阻断的专科医院，且手术等隔离技术亦是其他医院所不具备的。在阻断乙肝垂直传播模式的课题中，对乙肝病毒感染者的准孕妇，以及其孕前、孕中、产程阻断的治疗进行了观察，发现孩子感染概率和感染程度的方法。更重要的是，证实了新生儿出生后及时接种乙肝免疫球蛋白和乙肝疫苗是成功阻断 HBV母婴传播的最佳途径，为我国新生儿实施乙肝疫苗注射提供了依据。目前，我国已对所有新生儿实施乙型肝炎疫苗免费接种，并对慢性HBV 感染产妇分娩的新生儿出生后接种乙肝疫苗和乙肝免疫球蛋白。2002年以后，在市传染病医院有64位孕妇乙肝患者分娩，经母婴阻断后，53名婴儿避免了感染，成功率达到82.8%。在产科宁淑敏率领下，进一步根据产程情况决定剖宫产与否，如产程异常，孕妇 HBV DNA＞106cop/ml，行剖宫产。术中预防新生儿窒息和吞咽羊水、血液是减少母婴传播的关键。10 年 HBsAg 阳性孕妇 699 例，阻断成功 689 例，成功率 98.57%。

市第三中心医院在国内较早开展了抗乙肝病毒综合治疗、HBV 变异与临床处理、HBVccc DNA 的检测与乙肝复发机制，以及不同肝病阶段病毒学特征等一系列研究，取得了较好的临床效果。市传染病医院对病毒性肝炎防治及乙肝肝衰竭诊治上进行了深入研究，并于 2003 年成立了肝脏疾病的 ICU 病房。2012 年，武警后勤学院附属医院成为中国肝炎防治基金会的肝炎患者教育基地，积极开展多项乙肝教育活动。2016 年，市第二人民医院、市第三中心医院、市第一医院、武警后勤学院附属医院被评为全国肝胆病防治技术示范基地。

1992 年，乙肝流行病调查显示，我国 1 岁人群的乙肝病毒感染率为 9.67%，1～59 岁人群乙肝病毒携带率为 9.75% 左右。我国从 2002 年起全面实施新生儿乙肝疫苗的免费接种。卫生部在 2006 年开展的全国人群乙肝等有关疾病血清流行病学结果表明，我国乙肝免疫预防工作取得了显著成绩，乙肝表面抗原携带率大幅下降。世界卫生组织西太区提出的 5 岁以下儿童乙肝表面抗原携带率小于 2% 的目标我国已经实现。我国《2006—2010 年全国乙型病毒性肝炎防治规划》提出的 5 岁以下儿童乙肝表面抗原携带率小于 1% 的控制目标也已经实现。《2006—2010 年全国乙型病毒性肝炎防治规划》中提出要在 2010 年将全国人群乙肝表面抗原携带率控制在 7% 以下，天津人群血清乙肝表面抗原携带率为 2.67%，已达到控制目标。

自 1989 年医学界发现丙型肝炎病毒以来，全球已有 1.7 亿人受到感染，是国外常见病、多发病。近年来，丙肝在我国呈逐年上升趋势。丙肝的潜伏期长，症状不明显，至少 80% 的患者发病前未发现自己已感染丙肝病毒。由于绝大多数丙肝病人没有及时确诊，加大了病毒传播的风险，丧失了最佳的治疗时机，导致了一系列危及生命的并发症，使丙肝最终成为人类健康的沉默杀手。每年大概有 10%～15% 丙肝患者会发展成为肝硬化，有 1%～7% 患者会发展成为肝癌。目前，丙肝疫苗尚未研制成功。市传染病医院于 2004 年建立丙型肝炎筛查门诊，从流行病学着手，完善了丙肝诊断的实验室检测方法，在天津首次开展丙型肝炎病毒抗体（抗-HCV）、丙型肝炎病毒基因（HCV-RNA）定量、基因分型的检测，制定了规范治疗各型丙型肝炎治疗策略。从 2000 年开始，各家医院进行了干扰素等规范抗丙肝病毒治疗，并成功治愈了很多患者。经过多家医院的共同努力，丙型病毒性肝炎患病率呈下降趋势。

1989 年，Reyes 等应用分子克隆技术，获得戊型肝炎病毒的基因克隆，并将由这种病毒所致的肝炎命名为戊型肝炎。急性的非甲非乙型肝炎中，戊型肝炎约占 20％～54％。我国戊型肝炎流行较为普遍，多以散发为主。天津市戊型肝炎以散发为主，未发生过流行。

治疗方面，1992 年 5 月，医院完成了市卫生局课题"病毒性肝炎后肝硬化早期治疗及机理研究"并鉴定为国内领先，获市卫生局科技进步三等奖。以院长杨大峥为首的科研小组的课题"刺参黏多糖治疗慢性乙型肝炎的研究"获 1994 年市卫生局科技进步三等奖。继之"抗纤二号抗肝纤维化机制的实验研究""RNA 干扰靶向细胞信号治疗肝纤维化的研究"，均获市科学技术成果奖，为慢性病毒性肝炎抗纤维化治疗奠定了基础，提供了依据。

市第一医院在院长韩康玲领导下参与病毒性肝炎研究，研究内容和方向为乙型肝炎发病机制与中西医结合治疗乙肝。"肝炎灵治疗慢性活动型肝炎对 HBV 复制的研究"获 1985 年市卫生局科技进步一等奖，1989 年市科技进步三等奖。肝炎灵一方曾被广西药厂生产，推广全国使用。"慢肝宁等 5 方治疗慢性肝炎的临床及实验研究"获 1986 年市卫生局科技进步一等奖。

肝硬化并发食管胃底静脉曲张破裂出血过去死亡率很高，自 20 世纪 90 年代初，天津医科大学总医院在国内率先开展急诊胃镜下行食管胃底静脉曲张套扎、硬化和黏合剂治疗后，明显降低了出血死亡率，目前，此项技术已在天津市多所医院推广，并成立了天津市消化道出血急救网络，极大地降低了天津市及周边地区消化道出血病人的死亡率。另外，市第三中心医院于 2000 年初期在国内率先开展经皮穿肝食管胃底静脉栓塞术（PTVE）治疗胃底静脉曲张出血，取得良好效果。在各种病因所致的肝衰竭领域，市第三中心医院最早采用血浆置换、血浆滤过、血浆灌流胆红素吸附等多种人工肝技术抢救急慢性肝功能衰竭及各种原因的高胆红素血症，大大提高了患者存活率，90 年代初，此项技术已在市传染病医院、市第一中心医院、天津医科大学总医院和市南开医院等广泛开展。市第三中心医院还率先开展了肝癌血管栓塞介入治疗和超声引导乙醇注射治疗等技术。市第三中心医院和天津医科大学总医院率先开展门脉高压的 TIPS 治疗。在肝衰竭救治方面，三中心医院经过多年的深入研究，系统探讨了肝衰竭发生、发展及转归的机制，筛选出肝衰竭早期预警以及反映病情严重程度的一些新型特征性标志物，譬如在国际上首次发现了血清胸腺素 β4 水平对肝衰竭早期诊断、预后评价的价值；发现了 AOPP 可有效反映肝衰竭患者氧化应激及其严重程度，对疗效及其患者预后的判断具有重要意义，还建立了肝衰竭发生及预后判断的新型预警模型。在此基础上，针对肝衰竭的不同时期特点，采取不同的综合治疗策略，大大降低了肝衰竭的病死率，使得医院及本市的救治水平跻身于国内外一流医疗机构先进水平。

　　1984 年，市传染病医院成立重型肝炎科，在余书文、黄仲德、袁桂玉、曹武奎领导下，在急性、亚急性、慢性重型肝炎的治疗与抢救方面居全国及市内领先地位。"六五"期间，以小牛胸腺肽联合新鲜血浆为基础的治疗，使重肝病死率大大下降，获市科技进步三等奖。此期间，该院在全国首次将血液净化技术应用到重肝治疗中，取得了很好效果。袁桂玉、曹武奎首次在全国《中华内科杂志》《中华消化杂志》发表文章，其研究处于国际领先地位，病死率由 80%～90% 下降至 50%，获卫生部科技进步三等奖。为推广此成果，市传染病医院主办了全国重症肝炎学习班，得到学员称赞。自此，此技术在天津市和全国逐渐展开，市传染病医院成为市内病毒性肝炎血液净化治疗的中心。继之，对重型肝炎深入研究，由袁桂玉主持"亚急性重型肝炎分型与分型治疗的研究""重型肝炎并发肾功能衰竭""脑水肿的治疗及疗效机理的探讨"等课题，提高了亚急性肝炎疗效，减少了重型肝炎肾功能衰竭、脑水肿的发生。该研究分别获市卫生局科技进步二、三等奖。曹武奎在市内率先主持"抗内毒素中药制剂联合血液净化治疗重型肝炎及临床研究"研究课题。2008年，唐克诚主持"慢性肝功能衰竭患者胃肠道功能评估与营养支持"课题，开展了多学科结合的研究，对慢性肝功能衰竭患者胃肠道蠕动功能和屏障功能予以评价并建立了胃肠功能损害评估标准；建立了肠道内外个体化、动态营养支持治疗，并评估了采用上述治疗方案对慢性肝功能衰竭近期病死率的影响及胃肠道功能的影响。该研究通过了市科委成果认定，达国内领先水平。

对小儿病毒性重型肝炎的治疗与研究，市传染病医院为全市领先地位。该院首次开展小儿肝穿技术进行肝病的病理诊断，对指导治疗及进一步的研究提供了重要依据。在张慧香带领下，1985年11月"降低小儿重肝病死率及治疗的研究"，1990年5月"降低小儿重肝病死率及其治疗机理的研究"分别获市卫生局科技进步三等奖、二等奖。

20世纪末，市第一中心医院沈中阳在市内率先开展肝移植手术，这是治疗终末期肝病的唯一有效治疗手段。由于肝移植术后HBV复发率高达80％以上，市第一中心医院和市传染病医院共同完成"肝移植术后乙型肝炎病毒生物学变化及应用研究"，获市科技进步一等奖，肝移植术后乙肝再感染率大幅下降，再感染率由12.75％下降至2.30％。

其他类型肝病

20世纪90年代以来，随着生活水平和生活方式的改变，酒精性肝病、非酒精性脂肪性肝病发病率有所上升，在诊治和预防方面引起了各大医院重视。2000年，天津医科大学总医院开始重视自身免疫性肝病的研究，在市内多次召开专题研讨会，并在全国率先设立了自免肝的专病门诊，建立了自免肝患者的数据库。目前，自免肝的诊治在市内各医院逐步规范化。

肝病学会

1993年，天津市医学会肝病学分会成立，朱理珉任主任委员。2000年，在天津市医学会的领导和支持下，成立了第二届天津市肝病学会委员会，一些肝病专家加入学会，组成了朱理珉（原市传染病医院）为主委，杜智（市第三中心医院）为副主委的肝病学会委员会，参加了全国疑难及重症肝病攻关协作组。2004年，天津市医学会肝病学分会第三届委员会成立，并成立了中青年委员会。朱理珉，韩涛先后任全国学会的常务委员，并组织中华医学会肝病指南的宣讲活动。2012年，第四届肝病学分会成立，韩涛任主委，陆伟（市第一医院）、杨积明、王凤梅、宋红丽任副主委，促进科学和临床研究的开展。

第四节　神经病学

　　1952年，天津医科大学总医院创建国内最早的神经科（当时不分内外科），赵以成任主任，苏瑛任副主任。1957年，天津市儿童医院开设小儿神经内科专科病房和专科门诊。1970年，天津医科大学总医院神经内、外科分开，并抽调部分骨干力量，调往市第一中心医院、市第二中心医院组建神经内外科。1981年，天津医科大学总医院建立天津市神经病学研究所，所长薛庆澄，神经内科设有神经化学和分子生物学、病理、生理、流行病学等研究室，先后成为神经病学硕士、博士授予点，1993年神经病学学科成为天津市重点学科。20世纪80年代后期，天津市卫生局决定成立一所脑系科为主的大专科、小综合的环湖医院。1987年，从天津医科大学总医院、市第一中心医院、市第二中心医院抽调部分力量组建市环湖医院神经内外科，赵为逊任神经内科主任。经过历年发展，神经内科规模逐渐扩大，为天津市最大的神经内科，并为天津市神经内科医师培训基地和天津市高等院校教学基地之一。1988年和1990年有2篇文章发表于《美国生物学杂志》，为市环湖医院填补了此项空白。1993年，市环湖医院成立神经外科研究所，由12个研究室组成，从事神经内外科领域的研究工作。1997年，天津医科大学总医院神经内科获国家级神经病学药理基地资格，先后承担20余项国家一、二类新药临床试验，并于2006年成为国家"211"工程重点建设学科。

2004年，市环湖医院组建中国较早的国际标准化卒中单元，先后发表50余篇相关论文及论著。2005年4月建立天津市第一家卒中单元一楼模式和示范病区，研发了卒中单元数字化管理软件及相应数据库，建立了卒中研究平台。天津医科大学第二医院神经内科研究独具特色，包括面神经炎、多发性神经病、脊髓病、多发性硬化、运动神经元病、重症肌无力、周期性瘫痪、多发性肌炎和进行性肌营养不良症等临床疑难症，开展了肌电图、诱发电位等物理诊断技术，设有脑血管病、神经肌肉病、癫痫、头痛、帕金森病、痴呆、心理等专科门诊。市第四中心医院神经内科脑血管病涉及颅内感染、脱髓鞘疾病、癫痫、脊髓疾病、变性病、遗传病、老年智能障碍、周围神经病变、肌无力、运动障碍等诊断治疗。2005年，武警医学院附属医院在原有基础上成立了180张床位的脑系科（医院）中心，2008年11月增建微创、癫痫和帕金森病诊疗中心等，病床数达278张。

截至2008年，天津市（含郊县）有25所医疗单位开展神经内科业务，医疗科研水平逐年提高，为天津市、河北省乃至华北地区提供很好的神经内科服务。

癫痫

天津医科大学总医院在20世纪50年代初已与京沪等地一起最早开展癫痫临床专科工作，60年代开展癫痫外科治疗，此后逐年发展，特别是近30年来，专业队伍不断壮大，在1998—2008年，除天津医科大学总医院、市环湖医院等综合技术力量集中、形成规模外，市儿童医院在儿科癫痫领域的内科治疗上也有较大发展，2000年开始开展24小时脑电图监测。这三所医院已初具专业人才的梯队结构，业务规模在天津市最大，就诊人数最集中，业务范围除内科（药物）治疗外，稳步发展的外科治疗及心理治疗、婚育指导等也相继展开。

2005年，中国抗癫痫协会成立后，作为理事单位之一的市环湖医院，专科工作在原有基础上发展迅速，成立了由副高级医师以上人员接诊的癫痫专科门诊，就诊病例还辐射到天津市邻近省区。该院于 1988 年率先开展良性儿童癫痫伴中央颞棘波的临床及脑电图研究，至 2008 年底已累计病例 350 余例，涉及该病新的分型、远期随访、脑电图变异的临床意义及特殊表现等开拓性工作，已着手其基因和临床变异内容的研究。

针对药物治疗不能得到满意控制及不适合药物治疗和手术治疗的难治性癫痫，2007 年，市儿童医院开展难治性癫痫耐用药机制研究，治疗效果有很大提高。

近 10 年来，在国际及国内专业学术会议及期刊发表的专著中，仅就神经内科范围，除原来比较集中和突出的婴儿痉挛症、颞叶癫痫、大宗流行病学调查等专题外，目前天津市在婴儿痉挛症、儿童良性癫痫、难治性癫痫、外伤后癫痫、脑卒中后癫痫、新生儿癫痫及多种神经电生理技术、癫痫影像学技术等领域，在诊断、随访、术中监测等方面均多有论著发表，并被国内专业人士关注。市第一中心医院、市人民医院、武警医学院附属医院、天津医科大学第二医院等也一直多年坚持癫痫临床工作，有的侧重内科治疗，有的侧重外科治疗，目前虽然规模较小，但均具有发展空间，更有一些一、二级医院也有一定的接诊能力。

脑血管病

1996 年，天津医科大学总医院开展对脑血管病及帕金森病发病机制的分子水平研究；1998 年，神经病理研究室于士柱开展脑肿瘤和缺血性脑血管病的分子病理学研究。在国内率先研究 PDGFBB 自分泌环活性异常增加在胶质瘤发病中的意义，研究了急性缺血及缺血再灌流后缺血脑区神经元 NGF、NFGRs 基因表达的变化及其与神经元存活和凋亡的关系，对全血灌流吸附治疗重症肌无力吸附剂的研制达到国际先进水平。

2005 年以来，市环湖医院开展脑卒中单元管理及流程治疗，并开展脑血管病的随访，配合该院的介入治疗，形成脑卒中规范化治疗模式。卒中单元数字化管理系统使其管理模式实现了系统化、标准化，成为卒中管理、计算机网络技术和循证医学卒中防治的理想组合。该院在天津市率先引进美国的 Valpar 作业模拟评估训练系统，使卒中患者的认知功能显著改善。将全面质量管理（TQM）的理念引入卒中单元，使其在持续优化的良性循环下逐渐完善。建立前瞻性、多中心、大样本急性脑卒中登记数据库，将天津市及其周边地区的脑卒中的患者信息入库，提供天津地区的脑卒中流行病学资料。1999 年，市环湖医院马温良主持的科研项目"应用 CT 密度差后处理技术对大脑中动脉梗塞早期诊断的研究"获天津市科技进步三等奖。2005—2006 年，市环湖医院崔世民负责合作开展国家"十五"科研攻关计划"影像学指导的急性缺血性卒中溶栓试验"。2006—2008 年，市环湖医院王世民负责天津市科研基金项目"延长静脉溶栓时间窗治疗后循环进展性卒中的研究"。2007 年，市环湖医院安中平主持的科研项目"卒中单元的模式建设、现场实施及效果评价"获天津市科技进步三等奖；马温良主持的科研项目"幽门螺旋杆菌与缺血性脑血管病的相关性研究"获天津市科技进步成果奖。

市环湖医院为天津市开展缺血性脑血管病支架植入治疗数量最多的医疗单位，在国内也处于领先地位，病例数逐年增加。

市环湖医院在国内首次持续监测低温治疗前后大面积脑梗死患者的颅内压，为国内开展大面积脑梗死的亚低温治疗提供了可靠的临床资料。亚低温治疗组病人颅内压监测结果显示，亚低温期间，颅内压处于最低水平，表明亚低温能有效降低颅内压，并对保持病人一定脑灌注压有重要意义。研究采用急性发病后 6～30 小时（平均 20 小时）开始亚低温治疗，维持肛温 33～34℃平均 32 小时，最后给予 30 小时的缓慢复温，该疗法安全可行，无严重并发症。亚低温治疗对改善大面积脑梗死病人的预后显示出不同于常规治疗的优势。

神经遗传变性病

市环湖医院在神经遗传变性病的诊疗方面受到广泛好评，位居天津市前列。通过功能影像学（磁共振波谱 MRS、弥散加权成像

DWI、弥散张量成像 DTI）进行遗传变性病的早期诊断和鉴别诊断。建立神经变性病数据库和规范化的评分系统，规范药物治疗、早期康复训练、精神心理治疗以及随访制度，对患者实行全程规范化和数据化管理。

市环湖医院曾参与卫生部国家"863项目"帕金森病患者干细胞移植课题，与首都医科大学附属宣武医院、北京大学医学部、中国人民解放军总医院共同进行该项目的合作研究。该院与美国南佛罗里达大学合作进行帕金森患者血液细胞表面抗原免疫研究工作，已经完成 80 例帕金森病患者的血清学分析，建立了帕金森病患者的数据库，入库患者已经达到 200 多例。该数据库内容翔实，包括了帕金森病患者的基本资料、用药情况、病情变化以及运动功能障碍、整体自主神经功能、精神状态、焦虑、抑郁、认知功能、疲劳、淡漠等 20 多项评分量表。同时正在进行多系统萎缩、亨廷顿病、脊髓小脑共济失调、阿尔茨海默病的数据库建设，进行神经变性病的临床和基础研究。此外，对帕金森病和帕金森叠加综合征、痴呆、运动神经元等病人进行 DTI、DTT 等功能影像学研究，以期对这类变性性疾病做出早期诊断和治疗。2007 年，该院张佩兰负责开展天津市卫生局科研基金项目"遗传性小脑共济失调的蛋白组学研究"。

神经心理和痴呆

2000 年，市环湖医院马温良、周玉颖等率先在天津市开展了阿尔茨海默病的脑脊液 Tau 蛋白的检测，并在 2004 年作为天津市科研基金项目"阿尔茨海默病与颅脑外伤相关性研究"，后获天津市卫生局科技进步二等奖。2006 年，该院开设了认知障碍门诊，在王新平、安中平、周玉颖等带领下，建立了痴呆患者登记库，制定了痴呆门诊工作流程、各种痴呆诊治流程，各种神经精神量表的临床应用，开展了老年性痴呆患者 SORL1 基因变化的研究，进一步了解其遗传易感性。为强化专科力量，周玉颖前往德国维尔茨堡大学阿尔茨海默病诊疗中心进修，回国后开展了神经电生理技术在阿尔茨海默病中的研究。2007 年，该院罗兰兰负责开展了天津市卫生局科研基金项目"抑郁症患者注意和记忆功能障碍的研究"。

神经肌肉病

2000年，市儿童医院在神经系统遗传代谢病方面开展儿童脊肌萎缩症、进行性肌营养不良、结节性硬化基因诊断。

2008年，市环湖医院石志鸿率先开展肌肉病理诊断，填补了天津市的空白。市环湖医院在天津市率先开展了肌肉病的系统特染及酶组织化学染色，主要包括 MGT、ORO、PAS、ALP、SDH、NADH、COX、NSE、ATPase 染色，提高了肌肉病的诊断符合率，特别是先天性肌病、线粒体肌病、脂质沉积症、糖原累积症等。

20世纪90年代末，市儿童医院引入大剂量静脉丙种球蛋白治疗急性感染性多发性神经根炎。急性小脑共济失调、重症肌无力、急性播散性脑脊髓膜炎、视神经脊髓炎、多发性硬化等诊断治疗与国际接轨，对儿童重症肌无力进行 HLA 检测。

市环湖医院周官恩对风湿免疫疾病所致的青年脑卒的研究有独到见解。2008年，开展寡克隆区带和 IgG 指数在多发性硬化诊断中临床价值研究，填补了天津市应用新技术项目的空白。β干扰素治疗多发性硬化的临床研究在天津市处于领先水平。

第五节　心血管病学

　　1955 年，石毓澍在天津医科大学总医院创建天津市首个心导管室，通过动物（犬）实验掌握心导管术操作方法。1956 年 4 月，石毓澍、周金台和李润耀成功地为一位患先天性室间隔缺损的患者做了第一例心导管检查，心导管检查证实室间隔缺损的诊断，为心外科手术提供了可靠的依据。同年，在石毓澍的倡导下，天津医科大学总医院开展了 Master 二阶梯运动试验。1963 年，在石毓澍领导和支持下，周金台等开展逆行性动脉左心导管造影术；1973 年，周金台开展冠心病急性心肌梗死的抢救监护（CCU）及体外电起搏、同步直流电复律、非同步直流电除颤工作；1974 年，周金台主持研发体外心脏起搏器，同年完成了天津市第一例永久性心脏起搏器植入手术。1975 年，周金台为患者植入自制永久性心内膜电极导线；1976 年埋置首例自制锌汞电池起搏器，同年研制成功钢丝指引的硅橡胶心内膜柱状电极应用于临床；1977 年获全国科学大会"心脏起搏器研制与临床应用重大科研成果奖"；1979 年，以周金台为组长的科研小组成功研制我国第一台以锂碘电池为能源的 VVI（806 型）心脏起搏器。1982 年，周金台在国内首先开展锁骨下静脉穿刺并插入心室和心房电极的导引和保留钢丝技术。1983 年，天津医学院附属医院首先在天津市开展选择性冠状动脉造影。同年，在周金台领导下开展了经皮经胸穿刺心脏和经颈内静脉床旁紧急心脏起搏术。

1986 年 5 月，周金台开展首例室上性心动过速的直流电消融术，并于 1989 年在《Journal of Electrophysiology》发表论文，主编 Luceri RM 给予高度评价。1990 年应用 Franz 电极记录 MAP 研究氯化铯引起室性心律失常机制，并于 1992 年在《PACE》杂志撰文，阐明家族性长 QT 综合征伴发扭转室速的发病机制与早期后除极有关，成为世界上第一位报告者，同年荣获国家科委颁发的国家科技成果奖。自 1989 年起，周金台开展外露式螺旋电极植入右心室，1984 年，天津医科大学总医院完成经颈内静脉植入 Swan-Ganz 导管，当年完成 53 例 CCU 急性心肌梗死血流动力学监护监测，相关论文在《中华心血管病学》杂志发表。1984 年，周金台利用意大利移动式 C 型 50mA X 光机和 Hollger 电生理仪，建立了心电生理学室。1989 年 7 月，天津市第二中心医院孙根义等开展了经皮穿刺球囊导管二尖瓣成形术。1991 年 10 月，天津医学院第二附属医院李忠诚报道射频消融手术治疗室上性心动过速。由于周金台的学术贡献，自 1994 年起天津医科大学总医院被北美心脏起搏与电生理学会（NASPE）批准为"中国在世界范围内招收国际访问学者研修中心之一"。1995 年，天津医科大学总医院常规开展直立倾斜试验至今。1998 年，天津医科大学总医院建立介入心脏病学研究室，同年周金台开展经胸廓外锁骨下静脉穿刺置入起搏电极导线，于 2002 年开展双腔 ICD 治疗心肌梗死后室性心动过速、CRT 治疗心力衰竭和射频消融治疗房性心动过速、室性心动过速以及阵发性心房颤动。2000 年 3 月，天津医科大学总医院开展冠脉血管内超声和旋磨技术，同年 9 月 1 日开展切割球囊支架内再狭窄治疗。2004 年，开展药物洗脱支架在冠心病介入治疗中的临床应用。在新世纪前后，天津市各三甲医院先后建立起心导管室或心内科，开始介入心脏病学和心血管病诊疗工作。2009 年，天津市第一中心医院卢成志等开展经导管去肾交感神经术的基础研究攻关课题，2010 年 6 月在临床应用射频消融方法治疗难治性高血压病人。2009 年，天津市第三中心医院开展了"体外膜肺氧合"治疗严重泵衰竭的心肌梗死病人，获得良好的临床疗效，论文发表在《介入心脏病学》杂志。

天津市医学会心血管病学分会

天津市心血管病学分会成立于 1979 年，历届主任委员：第一届资料缺，陈树勋（1989—1999）、黄体钢（1999—2014），现任主任委员万征（2014— ）。分会多次组织和承办国际、国家级和省市级学术会议，每年召开天津市心血管病学会年会，每季度召开全体委员会，研究天津市心血管专业学术发展和活动安排。每月定期在天津市人民礼堂举行学术报告会至 2000 年初。定期由学会委员和相关专业专家为全市心血管专业各级医师进行学术讲座。

天津市医学会心电生理学分会

1992 年天津市成立心电学分会，第一届主任委员周金台，名誉主任委员石毓澍，同年 8 月召开天津市医学会首届心电学会议。1997 年，天津市医学会心电学分会更名为天津市医学会心电生理与起搏学分会，组成第二届委员会，主任委员周金台。第三届主任委员周金台，并与中国心电学会联合在天津举办第九次中国心电学会学术会议，到会代表 200 余人。第四届主任委员万征，名誉主任委员周金台。

1992 年 8 月 29 日召开天津市医学会首届心电学学术会议。第一届委员会：名誉主委石毓澍，主任委员周金台，副主委：梁爽霖、陈文彬，委员：倪士珍、刘克强、石嘉玲、王志毅（兼秘书）。

2006 年 2 月选出第四届委员会：名誉主委：周金台，名誉副主委：梁爽霖，主任委员：万征，副主任委员：刘克强、李广平、许静，常委：李忠诚、高克俭、陈元禄、浦奎、王志毅（兼秘书），委员：周长钰、齐新、尹士全、郑万久。

天津市心脏学会

2011 年 9 月 30 日，由万征发起成立天津市心脏学会。该学会是天津市民政局社会团体管理局注册登记并获批准，由天津科学技术协会主管的省（直辖市）一级学会，学会法人是万征。副会长是魏民新、刘建实、浦奎、毛静远、姜铁民和党群，秘书长是孙跃民，常务秘书长是张梅。

第六节　血液学

血液学研究在天津起步较早，1938 年，私立天和医院内科名医杨济时曾发表过《恶性贫血神经系统症状的治疗》《慢性髓性白血病》等论文。

1954 年，天津医科大学总医院喻娴武、于永川在《中华内科杂志》分别发表过《急性白血病 27 例报告》及《多发性骨髓瘤 2 例报告》等文。1957 年，邓家栋发起创建中国医学科学院北京协和医学院血液病医院（血液学研究所），邓家栋、宋少章、陈文杰、杨崇礼、杨天楹等对血液病的基础理论研究和临床医疗颇有成效，有论文发表。1963 年，《天津医药》杂志增设《天津医药、输血及血液学附刊》，推动了血液学临床及研究工作的发展。

20 世纪 70 年代中国医学科学院北京协和医学院血液病医院迁往四川，1982 年重新迁回天津。

1972—1973 年，天津医科大学总医院和天津市第一中心医院在内科成立血液病组，后改为血液病科。1975 年，天津市河西医院建立天津市血液病研究室。1976 年，天津医科大学第二医院、天津第二医学院附属医院、解放军二五四医院、空军天津医院、天津第四中心医院等相继设立血液病科（专业组）。

1980 年，中国医学科学院输血及血液学研究所（简称中科院血研所）受中华医学会委托在津创办了《中华血液学杂志》，对促进天津市和全国的血液学发展创造了条件。

1982年，中国医科院血液学研究所血液病医院迁回天津市，天津医科大学总医院血液病科有较好的研究条件和成绩，市第一中心医院血液科积极探索，因此，天津市血液病学科在全国发挥着重要基地作用和推动作用。

红细胞疾病

1. 再生障碍性贫血（AA）

1957年，中科院血研所对再生障碍性贫血病（简称"再障"）采用大剂量丙酸睾酮药物治疗和脾切除术治疗，其疗效显著。1958年，该所以补肾中药治疗此病，有效率达83.3％；1960年又提出急、慢性再障的分型标准，经临床验证符合率为95％。同期，对"再障"的发病机理、治疗选择、预后估计等研究均有所进展。

天津市各大医院对"再障"、白血病等血液病的检验项目，由20世纪50年代单一的细胞形态学、细胞化学、出凝溶血常规检查至80年代发展到细胞免疫学、细胞遗传学、细胞培养学、放免测定铁蛋白、B12、叶酸、血小板等相关抗体检查，血液病超微结构、核素显影骨髓功能和多项血液流变学等检查新技术的应用，使各类血液疾病确诊率提高。

在国际上首次序贯使用免疫抑制剂ATG/ALG、CsA和造血生长因子治疗重型AA（SAA），有效率达80％以上，早期病死率低于5％，5年生存率超过80％。目前，序贯强化免疫抑制加促造血治疗已成为我国治疗SAA的主要手段。

2. 免疫相关性全血细胞减少症（IRP）

近年，天津医科大学总医院邵宗鸿从骨髓衰竭症中逐步纯化出一种新的疾病——IRP，其主要发病机制在我国部分省市推广应用。该病经肾上腺糖皮质激素、CsA、静脉应用免疫球蛋白和CD20单抗等免疫抑制治疗有效，治疗一年有效率为75％。目前，IRP诊治技术已逐渐推向全国。

3. 骨髓增生异常综合征（MDS）

自20世纪80年代起，中国医学科学院血液病医院杨崇礼带领课题组在全国率先开展了对 MDS 的形态学研究。近 10 年，全市建立了多指标诊断 MDS 的方法，即采用细胞形态学、免疫学、遗传学、细胞生物学及分子生物学等技术综合诊断 MDS，开展了以地西他滨为代表的 MDS 表观遗传学治疗，初步结果令人鼓舞，地西他滨剂量和方案的优化还在进行中。

4. 阵发性睡眠性血红蛋白尿症（PNH）

PNH 是北方常见的溶血性疾病。国内外学者现已基本达成共识，即诊断 PNH 的"金方法"。近 5 年，天津医科大学总医院在国内外率先采用 DAG/HAG 方案治疗难治、复发及不适用肾上腺皮质激素的 PNH 患者，取得较好疗效，PNH 的治疗有所突破。

5. 其他

1970—1980 年，天津医科大学总医院治疗急性组织细胞增生症，部分病例缓解期为 30 个月以上，其中一例长达 7 年。天津肿瘤医院应用大剂量马利兰、足叶乙甙十放疗进行自体骨髓移植治疗晚期恶性淋巴瘤，缩短了与国外的疗效差距。天津医科大学总医院宋文秀等于 20 世纪 90 年代率先调查了天津市老年缺铁性贫血患病率，为该病防治提供了依据。

白细胞疾病

1. 急性白血病

1957 年，中国医学科学院血液病医院采用育红片治疗慢性粒细胞白血病，效果良好。1973 年，天津医科大学总医院、天津市第一中心医院、第二医学院附属医院对急性白血病治疗采用联合化疗方案，至 1979 年总结证实，使该病完全缓解率从单一化疗疗效的 10% 提高到 50%～80%。

1995 年，中国医学科学院血液病医院完成 HI 系列单克隆抗体白血病免疫分型诊断试剂盒的研制，用于白血病免疫分型及基础研究等，并提出 AML 和急性淋巴细胞白血病（ALL）鉴别，疗效达国内领先、国际先进水平。儿童 ALL 完全缓解率达 95% 以上。

2004 年，中国医学科学院血液病医院通过大数据病例研究，查明了我国髓系肿瘤患者染色体核型异常的特点，提供了国内该领域的基础数据。

自2004年开始，天津医科大学总医院开始探索超大剂量化疗治疗急性白血病，提出"超大剂量化疗→骨髓造血功能衰竭→刺激正常造血恢复"的药物治疗理念。

2. 慢性粒细胞白血病（CML）

2002年，酪氨酸激酶抑制剂伊马替尼正式在中国上市，天津市几所医院将伊马替尼用于CML一线治疗，细胞遗传学完全缓解率（CCR）约80%。对少数原发或继发耐药者，选用第二代酪氨酸激酶抑制剂达沙替尼或尼罗替尼仍可取得一定的CCR。

3. 免疫生物治疗

市第一中心医院在国内较早开展了白血病及恶性肿瘤的免疫生物治疗，先后规范、完善了急慢性白血病、恶性肿瘤复发转移患者免疫生物治疗的临床治疗规范。2004年开始进行有关"急性白血病RNA负载脐血树突细胞诱导的CTL抗白血病效应"的课题研究，并于2008年开始应用于临床，取得显著疗效。

4. 其他

天津市在国内较早将抗肿瘤新药用于临床，如抗CD20单克隆抗体治疗CD20＋淋巴瘤、氟达拉滨治疗T细胞淋巴瘤、硼替佐米治疗多发性骨髓瘤等。其中硼替佐米联合沙利度胺/雷利度胺、地塞米松治疗多发性骨髓瘤的最佳方案仍在探索中。

出凝血疾病

1991年，市第一中心医院率先在天津市开展微循环学定量分析检查，成为全国最早的微循环定量检查单位之一。1994年，市第一中心医院完成血小板输注免疫无效的原因与临床防治科研课题。2004年，天津医科大学总医院采用输注白膜的方法解决血小板无效输注问题，显示良好效果。2005年，中国医学科学院血液病医院与天津医科大学总医院采用抗CD20单克隆抗体治疗慢性、难治、复发的免疫性血小板减少性紫癜，疗效满意。2007年1月1日，天津市将血友病纳入医疗保险门诊特殊病种，并将中国医学科学院血液病医院和天津医科大学总医院作为诊断治疗定点医院。

造血干细胞移植

中国医学科学院血液病医院造血干细胞移植中心成立于20世纪80年代，在异基因造血干细胞移植、自体造血干细胞移植、半倍体相合造血干细胞移植、脐带血造血干细胞移植及半身交替照射治疗血液病等领域取得了突出成就。到2007年8月，中国医学科学院血液病医院已移植各类血液病患者532例。其中初治急性白血病完全缓解率达90%；难治性白血病完全缓解率达50%，达同期国际先进水平。

中国医学科学院血液病医院还在国际上率先开展粒细胞集落刺激因子动员的自身外周血干细胞移植治疗动脉缺血性疾病，包括动脉硬化性闭塞症、糖尿病足、血栓闭塞性脉管炎等，有效率在90%以上，使患者避免截肢风险。

自1994年开始，市第一中心医院开始脐血移植的基础和临床研究，2008年进行了天津市首例同胞间异基因造血干细胞移植，取得成功，之后又相继对多例AML、ALL、CML、淋巴瘤等患者进行异基因造血干细胞移植以及自体造血干细胞移植，全部成功。

2000年，天津医科大学总医院成功进行了自体外周血干细胞移植治疗AML、ALL患者，采用同胞供者外周血干细胞移植治疗系统性红斑狼疮亦获成功。同年，采用自身脐血移植治疗妊娠的AA、ALL患者，3例全部获得成功。

第七节　内分泌学

　　天津市内分泌代谢性疾病的临床和基础实验研究始于 1949 年初，天津医科大学总医院内科主任朱宪彝牵头与主治医师张钧建立了糖尿病和甲状腺疾病门诊。20 世纪 50 年代初期，在朱宪彝领导下成立了天津医科大学总医院内科内分泌专业组，开设了内分泌专科门诊，收治垂体疾病、甲状腺疾病、甲状旁腺疾病、肾上腺疾病、性腺疾病、代谢性骨病和糖尿病等患者，开始了临床内分泌学研究。1961 年，该院的附属医院成立内分泌病房。70 年代建立了临床内分泌实验室。1978 年天津市内分泌研究所成立，朱宪彝任所长，研究所由临床、生化、病生理、病理等研究室组成，标志着内分泌代谢性疾病研究由临床走向临床与基础相结合。2006 年，病床增至 62 张，年均收治病人 600 多例次，年均门诊量 40000 多例次。该所重点研究内分泌腺和代谢性疾病，成果显著，成为全国内分泌病研究的三大中心之一，与北京协和医院、上海内分泌研究所齐名。

　　20 世纪 70 年代后期，各市立医院先后成立了糖尿病专业组或内分泌科。市第一中心医院、市第三中心医院、市儿童医院和天津医学院附属医院分别在于国宁、邸阜生、包美珍、冯凭的带领下建立了糖尿病专科门诊和病房，并开展相关的临床和基础研究。

　　市儿童医院内分泌科前身内分泌组成立于 1959 年，设病房及专科门诊。1987 年正式成立内分泌科，隶属内科。1989 年开始与

41

WHO糖尿病研究中心合作，对比中美小儿Ⅰ型糖尿病与遗传基因的关系，研究结果发表在《Lancet》。1996年始，开展儿童糖尿病酮症酸中毒及双胍类药物治疗中乳酸酸中毒问题，结果表明儿童Ⅰ型糖尿病可以使用双胍类降糖药并可减少胰岛素用量。该研究获天津市科委科技成果及天津市卫生局科技成果三等奖。

市第一中心医院内分泌科成立于1990年，创始人于国宁逐步建立起包括门诊、病房、实验室为一体的，集完善的临床、科研、教学多方面综合性的内分泌科。现有病床总数80张，每月收治病人约180人次。月门诊量超过20000人次，开设健康教育门诊。

市第二医院以内分泌科治疗糖尿病为特色，设有专科门诊、病房、实验室、研究室，系统地完成糖尿病代谢状况的生化、酶联免疫、放射免疫等数十项生理指标检测。

天津市医学会内分泌学分会成立于20世纪80年代后期，第一届委员会主任委员尹潍。内分泌学分会对内分泌学的医、教、研起到了极大的推动作用。

20世纪90年代末期，随着糖尿病发病率在世界范围呈井喷式增长，天津医科大学代谢病医院于1998年7月正式开诊，是全国首家以防治糖尿病及其并发症为主的现代化专科医院。在临床上，以天津医科大学代谢病医院为基地建设糖尿病特色专科，开设了糖尿病心脏病科、糖尿病神经病变科、内分泌科、糖尿病消化科、糖尿病足科、糖尿病肥胖科、糖尿病痛风科、糖尿病肾病科和糖尿病透析科，年收治病人5100例次，日均门诊量2500例次，年门诊量80万例次。

从20世纪60年代开始，各医院从内分泌疾病和非内分泌疾病的内分泌系统临床观察入手，不断积累经验。内分泌研究所和内分泌科建成后，应用组织化学、生物化学、生理学、病理学和免疫学等技术，在内分泌和代谢疾病的诊断、防治等方面取得了明显成果，其临床总体水平一直处于国内领先地位。

21世纪以来，内分泌学开展了免疫内分泌学的临床实践和科学研究，在兄弟学科的帮助下开展了肾、皮肤、肌肉、胃和骨活检，成为国内外在临床上开展活检种类最多的内分泌科。提出了临床免疫内分泌学的新理论，开展多器官免疫损伤机制的研究，并尝试进行相关的免疫学治疗。近三年，学科规划了发展方向，分为糖尿病、甲状腺疾病、垂体－性腺、肾上腺和代谢性骨病5个亚专科。学会成员主编著作10部，参编出版医学著作50余部。2001年成功主办了第五届全国骨质疏松及代谢性骨病学术会。

碘代谢疾病

我国内分泌学奠基人朱宪彝进行碘代谢研究并提出缺碘是"呆小症"的病因，大力提倡补碘，为我国制定食盐加碘的健康政策提供科学依据。1994年，全市碘营养调查，发现静海县、大港区太平镇为高碘区，不再用碘盐。天津医科大学研制出多项有关碘的检测方法，各大医院内分泌科开展甲状腺疾病检测和治疗。天津医科大学总医院、市第一中心医院、市肿瘤医院进行甲状腺的良性肿物、恶性肿瘤切除和治疗。

1. 甲状腺疾病防治

碘缺乏导致智力发育障碍。在我国，有7.72亿人生活在缺碘地区。1961年，天津医学院院长朱宪彝和马泰、卢倜章、谭郁彬进行此工作。后由方佩华、陈祖培继任领导，进行全国地方性甲状腺肿和克汀病的流行病学调查。1978年制定了流行病区的防治规划，20世纪80年代建立了缺碘的动物模型。1988年，李宝爱、马咸成、方佩华等开展对新生儿的诊治卓有成效，方佩华等创立的滤纸干血、T4、TSH放免方法仍作为全市新生儿的常规检验项目。

20世纪80年代末，学科对自身免疫性甲状腺疾病进一步研究，建立了放免或酶联免疫的 TGAb、TPO、TSI、TRAb 等测验方法，以了解甲亢、甲低、甲状腺的病因，对鉴别诊断、治疗方法的选择及预后估计增加了可信的指标。已发表论文数百篇，获国家级奖2项、部委级奖9项，省市级奖23项。

2. 尿碘测定进展

尿碘水平是监测及评价人群或个体碘营养状况的重要指标之一。

　　2001 年，ICCIDD、UNICEF、WHO 联合推出了过硫酸铵消化尿样室温反应测定尿碘的方法，即 WS/T107—2006）。该法灵敏度高、结果准确，适合用于流行病学调查时的大批量尿碘检测。

　　后阎玉芹、张亚平等又提出了对现行标准方法的改进，低砷改进法作为（WS/T107—2006）修订方法成为新版本的国家标准。

第八节　糖尿病学

1980 年，天津医学院附属医院与北京相关部门合作，对糖尿病并发症进行调查研究，提出防治方案，研究成果获卫生部科技成果二等奖。尔后，又参加京津沪糖尿病协作组，对糖尿病胰岛 β 细胞功能测定的研究，该院尹潍等开展胰岛 β 细胞功能、胰岛素抗体、视网膜病变和糖尿病酮症酸中毒的治疗和研究，应用小网膜囊内胎儿胰岛移植方法治疗 I 期糖尿病，近期疗效显著。尹潍发表了《京津地区糖尿病并发症的研究》《胎儿胰岛素组织培养移植治疗糖尿病》，王敦美发表了《正常人、糖尿病人、肝病 1085 例的胰岛 I3 细胞功能测定研究》等论文 6 篇，分别获卫生部和市科技进步二、三等奖。

20 世纪 90 年代以后，糖尿病专科门诊在市内医院普遍建立。市劳动与社会保障局设立了糖尿病特殊门诊。控制血糖、控制糖尿病并发症及健康教育是预防治疗糖尿病的主要对策。2008 年，全市居民因病死亡人数中糖尿病为 1837 人，二级及以上医院出院糖尿病病人 21821 人。

1984 年，天津医学院尹潍、于德民开展胎儿胰岛移植治疗糖尿病的研究，同时建立糖化血红蛋白和血清蛋白的检测方法，作为糖尿病的监测指标应用于临床和药物观察研究，该研究获市科技进步三等奖。1991 年，天津市内分泌研究所尹潍主持完成"胎儿胰岛细胞培养移植治疗糖尿病"研究，获市 1991 年度科技进步三等奖。1991 年，尹潍、朱铁虹主要从事胰岛 β 细胞中胰淀素作用机理的研究，成果发表在中华系列杂志，并获市科技进步三等奖。

20 世纪 90 年代初成立天津市糖尿病协会，进行糖尿病学术交流，主任为于国宁。全市形成以天津医学院为主的内分泌疾病科研和临床医疗的格局。天津医学院附属医院内分泌科是教学基地，1981 年批准该科为研究生培养点。

1998 年以来，全市糖尿病发病率快速增长。糖尿病研究团队以陈莉明为年轻骨干力量代表，活跃在 2 型糖尿病及其慢性并发症的临床和基础研究第一线，曾入选 2005 年国家自然科学基金。

天津第一中心医院、第三中心医院和儿童医院分别在于国宁、邸阜生、包美珍、冯凭的带领下建立了糖尿病专科门诊和病房，并开展相关的临床和基础研究，形成了以代谢病医院为龙头、糖尿病专科诊疗单位遍布全市的局面，极大地推动了天津市糖尿病诊治和科研水平的全面提升。

2005 年以来，于德民作为天津医科大学内分泌与代谢病学科的学术带头人，把培养科研创新团队作为学科发展的根本，通过集体努力将学科的科研水平逐年提高。截至 2008 年，学科共承担科研立项 259 项，其中国家级立项为 39 项，发表论文 1300 余篇，其中 141 篇为 SCI 杂志收录，此外获省部级奖项 31 项，获得发明专利 10 项，主编、参编专著 46 部，迄今培养内分泌专业博士生 100 余人、硕士生 300 余人。课题组主要从事线粒体糖尿病和氧化应激与糖尿病并发症的机制研究，两项研究均获得天津市科技进步二等奖。

同期，天津医科大学总医院在冯凭领导下，建立了以代谢病专业为主的内科综合性科室，在糖尿病诊治、慢性并发症的诊治、糖尿病自我监护和糖尿病宣教方面形成特色，在胰岛素抵抗、Ⅱ型糖尿病、糖耐量减低、肥胖、血脂异常症的诊治方面开展了许多卓有成效的工作。医技上配备 24 小时动态心电图及血压监测仪、动态血糖检测仪、多功能周围血管检查仪、红外线康复仪、多台进口胰岛素泵及相应医技室。护理上配备多参数遥测监护系统、除颤起搏监护仪、心脏血压血氧监护系统等高档医疗监护抢救设备。倡导糖尿病教育，深入开展优质护理服务、个体化治疗及回访。糖尿病教育在糖尿病治疗中起着举足轻重的作用，完成"糖调节受损与Ⅱ型糖尿病的防治""糖尿病规范化管理的现状与进展"等6项国家级、省市级继续教育项目，举办了多期天津市基层糖尿病专科医师培训班。

第九节　代谢性骨病

　　20 世纪 60 年代初，天津医学院附属医院在朱宪彝和张钧的领导下，根据骨的 X 线片改变和钙磷代谢异常诊断治疗甲状旁腺功能亢进，是北方地区治疗甲状旁腺瘤成功率最高的单位。1980 年以后，朱宪彝以地方性氟骨症为突破口，开展代谢性骨病的多项研究，建立了氟中毒的鸡、羊、猪、猴动物模型，研究其病理改变和发病的影响因素。由李锡田领队，与东郊、蓟县、保定专区防疫站合作，调查营养因素、食入钙量和某些微量元素与氟骨症发病关系，提出了早期诊断地方性氟骨症的生化指标、X 线骨改变的分型，提出复方硼砂治疗此症的措施。1983 年，邱明才建立了髂骨活检骨形态计量实验室，对骨病变有了直观、准确性强的动态观察，1984 年建立了测血中维生素 D 及其活性代谢物、骨钙素、抗酒石酸酸性磷酸酶、尿排出羟脯氨酸量的生化或放免测验方法，以了解骨转换情况。同期，天津第一、第二中心医院等用单光子束或双能 X 线骨密度测量仪测骨矿物质含量，以诊断骨质疏松，天津医学院附属医院于 1984 年从美国引进国内第一台双光子骨密度测定仪，首次报告了中国人骨密度数据，为临床代谢性骨病诊断提供重要依据。

　　1995 年，天津医科大学总医院邱明才主持，该院与天津市内分泌研究所合作完成"正常国人髂骨形态计量参数的研究"，获天津市科技进步二等奖。"氟中毒的骨形态计量学系列研究"为天津医科大学总医院邱明才主持，与天津市内分泌研究所合作完成的研究项目，获 1995 年度天津市科技进步二等奖。天津医科大学总医院邱明才主持，与天津市内分泌研究所合作完成"髂骨形态计量参数的检测及几种代谢性骨病的系列研究"获 1996 年度天津市科技进步二等奖，获 1997 年度国家科技进步三等奖。2000 年，天津医科大学谭郁彬主持完成"骨质疏松药物疗效评价和机理的实验研究"，研究结果对骨质疏松的预防和临床用药的选择有实际参考价值，获天津市 2000 年度科技进步三等奖。

随着老龄人口逐渐增加，骨质疏松症日益增加，全市开展预防钙流失的健康教育。天津医院在骨质疏松科普宣传和诊疗工作方面做了大量探索，2011 年被卫生部医政司命名为"全国骨质疏松诊断和质量控制实验基地"，成为全国 11 家获此资质的医院之一。2014 年骨内科定义为骨科和内科的交叉学科，为骨质疏松及骨矿盐疾病患者提供专业化的诊疗服务。骨内科专业面向骨质疏松、骨质疏松骨折及其他骨矿盐疾病，是全国首个为这类病人提供诊疗服务的专业科室。

2006 年，天津医院和天津医科大学总医院承担苯唑昔芬亚太地区临床药物观察项目，这是国内首个全新结构药物的国际合作项目，2008 年，天津医院和天津医科大学总医院承担 Odanacatib 临床药物研究项目，此项目是国内首个全球同步进行的全新类型药物第一个品种的临床药物观察，全球招募了 16000 余人，预计研究 10 年以上。

第十节　肾脏病学

　　20 世纪 70 年代初，天津医学院附属医院内科设肾脏病专业组，治疗各种肾病及腹膜透析治疗尿毒症。80 年代，该院翟德佩赴美学习，回国后成立肾病科，为该科学术带头人，设床 22 张。该科有副、副主任 3 人、主治医师 4 人、住院医师及技术人员 9 人，并设有实验室、B 超检查组、透析组、病理活检组等。实验室的主要设备有 721 分光光度计、分析天平、渗透压计、血流变测定仪、半自动分析仪等，可完成肾病的基本检验项目。同期，引进国外先进设备，开展肾脏病脂代谢、慢性肾衰内分泌变化、肾性骨病、慢性肾衰非透析疗法、肾病综合征的综合治疗、泌尿系感染及中西医结合治疗肾炎等临床研究，写出论文 50 余篇，合作专著 10 余部。80 年代末，该科开始派出人员出国学习。

　　20 世纪 70 年代末，天津市第一中心医院设肾病科，成立人工肾研究室，参与危重病人的抢救。同期，与天津合成材料研究所合作，用聚甲基丙烯酸羟乙基酯包囊活性炭，制成人工细胞装入吸附缸，经动物试验成功后，研制出吸附型人工肾——急救解毒装置，开拓了治疗致死量药物中毒的新方法，经抢救 45 例危重病人，疗效满意，获市科技成果三等奖。80 年代初，该科赵之刚研制口服吸附剂——氧化淀粉治疗尿毒症的新方法、新型腹膜透析植管法，均获成功，分别获市科技进步二、三等奖。此方法在美国《Science》杂志有过报道。

　　20 世纪 80 年代末，天津设立肾病科（组）的医院有天津医学院第二附属医院、天津市第一中心医院、天津市第二中心医院、第三中心医院、南开医院、儿童医院、铁路中心医院、解放军二七二医院等，它们先后开设了肾病专科门诊和病床，用西医、中西医结合方法治疗肾病，并用腹膜透析和血液透析对急、慢性肾功能衰竭病人进行治疗。

　　肾穿刺活检及病理检查是肾脏病诊断的金标准，是肾脏病学发展的重要基石。20 世纪 80 年代，天津医科大学总医院肾内科在天津市最早独立开展肾脏穿刺，1999 年正式成立肾脏病理室，在全市率先开展肾活检病理的诊断工作。1986 年，翟德佩在天津医科大学总医院开始筹建天津市第一个也是目前唯一一个肾科专业实验室，首先开展的项目是醋酸纤维膜电泳，随后化验项目不断增加。目前，肾科实验室开展的特色项目有：尿蛋白电泳、尿酶 NAG 和 GAL、尿酸化功能、尿渗透压、尿 FDP、尿肌酐定量等，为科研工作的开展做出了贡献。

第十一节　风湿病学

天津市风湿病学的发展起步于 20 世纪 80 年代末，天津医科大学总医院感染免疫科主任邵维传和天津市第一中心医院免疫科主任赵克正和李维奇率先在所在科室开展了风湿免疫病的诊疗工作，为天津风湿病学科的发展奠定了基础。2002 年 4 月，在天津市第一中心医院风湿免疫科主任齐文成、天津医科大学总医院感染免疫科主任巩路和天津中医药大学第一附属医院风湿科主任刘维的共同努力下，促成了天津市医学会风湿病学分会的成立。首任风湿病学分会主任委员为李德达，副主任委员为齐文成、巩路。第二届风湿病学分会主任委员为齐文成，副主任委员为巩路、刘维。2013 年换届成立第三届风湿病学分会，主任委员为巩路，副主任委员为齐文成、刘维、魏蔚、戚务芳，委员共计 20 人。

学会的成立促进了风湿病学科的发展，从业医师已由学会建立初期的 56 人发展到 130 多人。天津市天津医院关节炎科于 20 世纪 80 年代初在国内较早应用滑膜切除术、关节清理术等外科手术方法治疗类风湿关节炎、强直性脊柱炎等风湿病。

1996 年，天津市第一中心医院风湿免疫科获批了天津市首个风湿免疫硕士研究生点，齐文成为首位硕士生导师。风湿病学会鼓励各医院积极参加各级科研工作，有十余项课题取得丰硕科研成果，共获得天津市科学技术进步二等奖 1 项、天津市科学技术进步三等奖 5 项，中华中医药学会颁发的科技进步二等奖、三等奖各 1 项、中国中西医结合学会颁发的科技进步三等奖 2 项，其中天津中医药大学第一附属医院风湿科还获得了 2011 年度国务院颁发的国家科技进步奖二等奖 1 项。

第十二节　老年医学

　　天津市的老年医学起步较晚，天津市第三医院曾以收治老年病人为特色，并建立了天津市老年医学研究所，是天津市第一个老年医学研究机构。其他医院多起源于保健医疗，且多集中在大型综合性医院。

老年呼吸系统疾病

　　近年来，随着天津医科大学总医院老年病科各亚专科的成立，老年呼吸病学组率先引进多导睡眠监测技术应用于脑卒中的早期诊治。目前研究认为，阻塞性睡眠呼吸低通气综合征（OSAHS）与脑卒中关系密切，脑卒中患者中 OSAHS 的患病率很高，尤其在老年人群中。目前，OSAHS 引起的认知损害也越来越受到重视。

　　张蕾带领开展的"睡眠呼吸暂停综合征与脑卒中的相关性研究"获得 2009 年度天津市卫生局填补科技空白奖，该技术同时获得 2009 年度天津市科学技术进步三等奖。张蕴带领开展的"慢性间歇低氧对动脉粥样硬化的影响及其机研究"获得 2008 年度天津市科技进步三等奖。

老年神经系统疾病

　　近年来，总医院老年病科针对老年人常见的神经系统变性病——帕金森病（Parkinson disease，PD），开展氢质子磁共振波谱（1H-MRS）的临床应用。从帕金森病患者症状入手，开展神经系统变性疾病临床路径探索，如出现震颤、强直和运动减少患者，进入老年人神经系统变性病症状的诊治流程。对于单纯 PD 患者，应用 1H-MRS 技术，从生化角度较为准确地反应 PD 患者脑代谢的变化，提供简便可靠的客观影像学依据及半定量分析指标。

1H-MRS 技术的应用便于 PD 的诊断与鉴别诊断，以及治疗效果的观察，能减少医疗资源浪费，减轻社会和家庭负担，此方法已受到同行专家的肯定，取得了良好的临床效果。该项技术已经获得 2010 年度天津市卫生局填补科技空白奖。

老年泌尿系统疾病

肾衰竭是老年人群常见病，并发症多、死亡率高是其特点。高通量血液透析是利用高通量血滤器在容量控制的血透机上进行常规血液透析，具有更好的生物相容性和通透性。

总医院老年病科较早开展此项技术，选择指征明确的老年维持性血液透析患者进行高通量血液透析。目前该技术处于国内先进水平。

老年危重症

近年来，总医院老年病科 ICU 病房在天津率先开展了无创机械通气技术，并在多层面积极探索扩展此项技术的应用范围。通过无创机械通气抢救伴有重度意识障碍呼吸衰竭的患者是其中成功的尝试，挽救了之前部分回天乏术的危重患者，在急重症抢救方面取得了突破性进展。

气管镜引导下困难气道插管术的应用大大提高了天津市老年危重患者抢救的成功率。

内科学专家名录

朱宪彝 （1903—1984）

1903 年出生于天津市。1930 年毕业于北京协和医学院，获医学博士学位，并以优秀生获温巴姆奖学金。1936—1937 年，在美国哈佛大学医学院生化系做博士后研究。博士生导师，

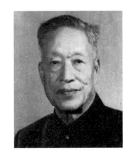

国务院特贴专家。历任天津医学院院长、天津市内分泌研究所所长、河北医学科学院院长、中华医学会理事、中华医学会内分泌学分会会长、中华医学会天津分会会长、卫生部学术委员会委员、中央地方病领导小组碘缺乏病专家组组长。

从 1934 年开始在国内率先开展了钙磷代谢研究，对佝偻病、和骨软化症和肾性骨病等代谢性疾病进行了发病机制、临床治疗等全面系统的研究，首次阐明佝偻病和骨软化症发病机制中钙、磷、维生素 D 的变化规律，提出了最佳治疗方法，首次命名的"肾性骨营养不良"一直沿用至今。1936 年赴美国哈佛大学医学院生化系进修，1937 年回国，继续从事钙磷代谢研究。1951 年主持创建了天津医学院，任第一任院长。1955 年兼任天津市立总医院院长。1978 年，主持创建了天津市内分泌学研究所，任第一任所长。发表学术论文近百篇，主编《内科学》《代谢性骨病 X 线诊断学》《代谢性骨病学》等专著。承担并主持了国家和卫生部多项重大科研项目，先后在全国范围内开展了大规模的"防治地方性甲状腺肿和克汀病""防治地方性氟骨症"基础与临床研究，其研究成果达到国际先进水平。1957 年开始招收研究生，培养出多名博士和硕士。1981 年开始，他受卫生部委托，开办了全国内分泌专业学习班，每年一期，为全国各地培养了大批内分泌专业医学人员。

周隆高（1904—2001）

山西省定襄县人，中共党员。1930 年毕业于北平大学医学院，1931 年任北平大学医学院助教，1937 年任天津市立第一医院内科主任。1978 年任天津市医药科技情报研究站站长，后任天津市医学情报研究所主任医师。1993 年享受政府特殊津贴。

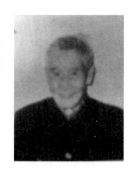

郭德隆（1905—2008）

山东临朐县人。1936 年毕业于山东齐鲁大学医学院，获医学博士学位。历任北京协和医院医师、燕京大学校医、北平道济医院院长。1941年来津，1942年11月17日成立天津公立结核病防治院并亲任院长，致力于肺结核病防治事业。他深入学校、工厂，为普通百姓提供医疗服务，开展基础性调研。他多次主持召开京津两地肺癌防治会议，多次举办吸烟与健康、吸烟对心血管系统的影响、冠心病的防治等专题讲座。1980年任主任医师、研究员，

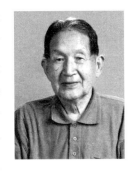

1992年享受政府特殊津贴。曾任美国防痨协会会员、中国防痨协会常务理事兼副总干事、天津市防痨协会理事长兼副总干事、《中华结核呼吸病杂志》编委。

邓家栋（1906—2004）——中国血液病学奠基人之一

1906年出生于广东蕉岭县，1928年从燕京大学毕业后考入协和医学院，1933年毕业，后获得美国纽约州立大学博士学位。1956年参与创办血液病研究所、血液病医院并首任研究所所长和医院院长。曾任卫生部医学科学委员会委员、中华医学会理事，主编有《内科学基础》，并担任《中华医学杂志》中文及英文版、《中华内科杂志》和《中华血液学杂志》的副主编或主编多年。

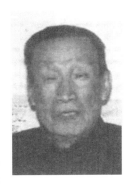

在他的领导下，输血及血液学研究所在溶血机制、中西医结合治疗再生障碍性贫血、活血化瘀等方面取得重要研究成果。开设各种训练班，如输血、干血浆及代血浆（右旋糖酐）的制备等，及时向全国推广。此外，为一批又一批的进修医生及技术员开设进修班，使血液学知识和技术得以推广，血液学队伍迅速扩大。

朱宗尧（1913—1998）

浙江省绍兴县人。1935年毕业于燕京大学医预班，1939年毕业于北平协和医学院，获博士学位。从医50多年，为天津乃至全国的防疫事业做出了五大贡献：（1）1947年赴欧美留学，次年回国，首

次将"卡介苗"引进天津，后在全国广泛推广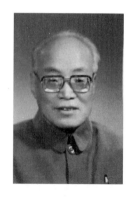
接种；（2）1950年作为主要成员组建天津市第
一结核病防治院，任预防科长，1951年任院
长。1972年重组天津市结核病防治院，任院
长、终身名誉院长。（3）1955年组建天津市结
核病防治所，兼任所长。（4）培养了大批的胸内
外科、心脏科专业人才，发展了基础学科，为天
津市胸科医院的建立打下良好基础。（5）带领专
业人员对天津结核病流行病学进行调研，掌握天津地区结核病流行
情况，制定结核病防治措施。他举办了各类学习班，培养了大批专
业人才。1991年享受政府特殊津贴。曾任国际防痨协会理事、中国
防痨协会常务理事、中华医学会结核病科学会常务委员、国家卫生
部咨询小组成员、天津市防痨协会理事长、天津市自然科学专门学
会理事长，以及《中华结核和呼吸杂志》《天津医药》编辑。发表论
文64篇，其中国外发表8篇。主编《卡介苗在中国》一书，参加
《内科学》《流行病学》的编撰工作。

郭　仓（1914—2011）

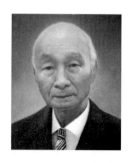

1914年出生于河南省洛阳县。1940年毕业
于国立西北联大医学院，毕业后曾就职于重庆
中央医院、天津中央医院。历任天津医学院
（现天津医科大学）内科教研室主任、宁夏医学
院副院长、天津医学院附属医院（现天津医科
大学总医院）内科主任医师。曾任中华医学会
呼吸病学分会第一届委员、天津中西医结合学会主任委员、《中华呼
吸和结核杂志》编委、《天津医药》杂志及《中国危重病急救医学》
杂志副主编及编委。

从事医疗、教学、科研工作60余年，对呼吸系统疾病及老年病
的疑难重症诊断有较深造诣。主编著作《内科基本功》《老年与抗衰
老医学》《实用中西医结合呼吸病学》，发表论文及综述40多篇。

2008 年 10 月获得中国心电学终身成就奖。

张志一（1917—2006）

河北省怀安县人。1944 年毕业于北京大学医学院，1950 年 8 月任天津市第二结核病院主任医师。1992 年享受政府特殊津贴。1993 年 4 月退休。长期从事结核病临床研究，尤其对肺结核的诊治积累了丰富经验。

石毓澍

1918 年出生于北京。1945 年毕业于法国里昂医学院，获博士学位。曾就职于天津市第三医院、天津中央医院、天津医学院第二附属医院。曾任中华医学会副会长、天津市医学会会长，1988 年被聘为天津医学院终身教授。

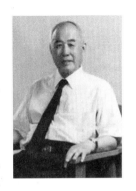

石毓澍致力于心血管病的研究长达 60 年。20 世纪 50 年代初，他就在天津开展了右心导管的工作。50 年代中后期，他致力于心内膜下心肌梗死、裴特拉心肌炎的研究，并在 1958 年首次以大系列病例报告了心内膜下心肌梗死，引起国内外学者的高度评价。60 年代初，他对慢性心力衰竭、高血压和电解质平衡失调做了系统的研究，并提出了自己独到的见解，具有重大的临床价值。70 年代，他开始了心律失常的电生理学临床和实验室研究，在国内最早开始了在体和离体心脏电生理动作电位、电压钳、膜片钳的实验研究，先后发表论文达百余篇。石毓澍是我国人工心脏起搏器事业的开拓者之一。早在 1970 年，他就撰文介绍心脏起搏器的知识，并在京津冀及宁夏等地开展体内埋藏式起搏器技术。发表论文多篇，主编《心律失常的诊断与治疗》《临床心脏电生理学》《临床心脏病学讲义》。倡导并组建天津市医学会心电学会。

张英福（1918—2002）

北京市人，中共党员。1946 年毕业于上海复旦大学医学院，任

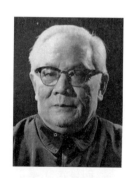

天津市立第三医院内科住院医师。1957 年任天津市立第三医院内科主任医师、天津市河东医院内科主任。1993 年享受政府特殊津贴。从医 21 年，有丰富的临床经验。

萧星甫（1919—2011）——中国输血事业奠基人之一

1919 年出生于江西省泰和县。1949 年毕业于湘雅医学院。曾就职于华东军区总医院、中国医学科学院输血研究所。创建中国医学科学院输血研究所并担任首任所长。历任卫生部医学科学委员会输血及血液学专题委员会副主任委员、国际输血学会会员。

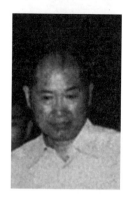

甘幼强（1920—1986）

1920 年 7 月出生于广西壮族自治区宁明县，壮族。1947 年毕业于南京中央大学医学院医疗系。他先后在前中央大学医学院、天津总医院、天津医学院第二附属医院就职。创建天津市感染性疾病研究所。曾任中华医学会天津分会委员、中华传染病学会常务委员，以及《中华内科杂志》《中华传染病杂志》《天津医药杂志》编委。他在肠道传染病及耐药性治理的研究和抗生素的应用方面有很深造诣，首报钩端螺旋体病人体内检测出抗色素膜抗体，提出钩端螺旋体病与自身免疫反应机制相关第一人。个人发表论文 20 余篇，主编《内科急症学》《肾脏病学》，参编《内科学》并任副主编。

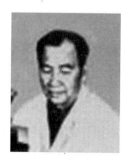

马英达（1920—1997）

1920 年 12 月出生于辽宁省新民县。1946 年毕业于日本京都帝国大学医学部。国务院特贴专家。从事内科临床 40 余年，曾就职于沈阳医学附属医院、北平市第一医院、天津医学院附属医院、天津胸科医院。

　　1954 年开始从事冠心病研究，使急性心肌梗死的死亡率明显下降。他曾组织天津市近六万成年人的血压普查，推广心电监护，除颤、电转复等电子仪器的临床应用，推动超声心动图对心肌病的诊断、血清脂质测定、血清酶等新技术的临床应用。发表论文 20 余篇，参与编写《内科学》《内科急症病学》等著作。

　　李宗远（1920—1999）

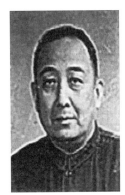

　　天津市人，中共党员。1943 年毕业于北京大学医学院医疗系，1947 年起任职于天津市立第四医院，1956 年起任职于天津市第二中心医院，历任主治医师、副主任医师、主任医师、副院长。1992 年享受政府特殊津贴。他从事内科临床工作 50 余年，擅长内科血液病、放射性同位素诊断治疗等方面的研究。1958 年在天津市第二中心医院创建同位素室及同位素病房。

　　陈树勋

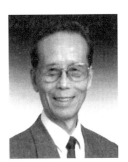

　　1921 年 2 月出生于江苏省南通市。1947 年毕业于湖南湘雅医学院。1954 年调入天津市胸科医院。历任天津市分子心脏病学研究中心主任、天津医科大学名誉教授、中华医学会天津分会心血管病学名誉主委。

　　长期从事内科心血管疾病的临床、科研和教学工作，组建了天津市第一个独立心血管病专科（现天津市胸科医院）、筹建了宁夏心血管病研究组，建立了实验室，为少数民族地区开展心血管病防治工作奠定了基础，率先完成了冠状动脉造影工作，填补了天津市的空白，组建了天津市分子心脏病学研究中心。

　　陈树勋积极参与领导治疗心肌梗死的临床试验。"卡托普利对急性心肌梗死及并发症影响的多中心随机临床试验研究"课题，获卫生部科技进步一等奖和国家科技进步二等奖。发表论文 40 余篇。

孟昭阁（1922—2002）

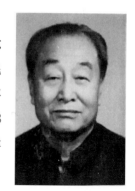

辽宁省本溪市人，中共党员。1943年哈尔滨医科大学本科毕业。1949年1月任中国人民解放军华北军区后方总医院内科主任。1981年5月调入天津市劳动卫生职业病防治院，1988年9月任主任医师。1992年享受政府特殊津贴。1953年开创天津市尘肺防治学科。

宛吉斌（1923—2001）

辽宁省沈阳市人，中共党员。1948年毕业于沈阳医学院，1949年1月任天津市第三医院内科医生。1955—1958年被派往苏联列宁格勒医师进修学院学习，获医学科学副博士学位。1958年9月，任天津市传染病医院副院长。

陈世畯（1923—2004）

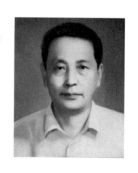

吉林省通化市人，九三学社社员。中国著名神经病学专家、癫痫病学专家。1948年毕业于辽宁医学院，1949年任天津中央医院内科医师，曾任中华医学会神经精神科学学会理事及顾问、中国脑电图及神经生理学会常委、中国—威康医学科学委员会委员、天津市神经病学研究所神经生理研究室主任。1952年起从事神经内科临床、教学和科研工作，历任神经内科主任、神经生理研究室主任。享受政府特殊津贴。重点研究儿童期难治性癫痫（婴儿痉挛症），积累临床资料达500例。在国内外发表论文50余篇。2000年所著《婴儿痉挛症的基础与前沿》是当今世界该领域仅有的3本专著之一。先后参编《内科学》神经精神分册、《老年神经病学》等专著，译著有《癫痫新知》（原著者系加拿大著名癫痫病学家Wada）。

黄象谦

1923年7月出生于山东即墨。1951年毕业于南京大学医学院。硕士生导师，国务院特贴专家。曾就职于天津医科大学总医院。任中华医学会内科学会和中华医学会消化学会常务委员，天津市内科学会主任委员和天津消化学会主任委员，为国内著名的消化和消化内镜专家，天津市消化系统疾病学科主要奠基者。兼任《中华消化杂志》《胃肠病学》《胃肠病学和肝病学杂志》《世界华人消化杂志》《中国综合临床》《家庭医药》等13个杂志的编委或顾问。主编《内科临床与新进展》《胃肠道疾病治疗学》和《胃肠道激素》等著作。

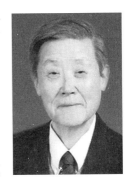

杨崇礼（1923—2017）

1923年出生于河北高阳。1947年，杨崇礼毕业于北京大学医学院。曾就职于北京大学医学院、协和医院，在津时任中国医学科学院输血及血液学研究所研究员。曾任中华血液学会第一、二届副主任委员，第三届常委，及《中华血液学杂志》第一、二届编委会副主编。

杨天楹（1923—2011）

1923年10月出生于浙江杭州。1950年毕业于南京大学医学院。中央保健局会诊专家。曾就职于天津市中国医学科学院输血及血液学研究所。曾任《中华血液学杂志》《中华内科杂志》《中华医学杂志》《中华医学杂志（外文版）》《中华肿瘤杂志》《中华输血杂志》《临床

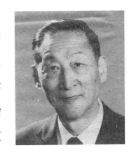

血液学杂志》《临床内科杂志》《中国肿瘤临床》《中国实验血液学杂志》《国外医学内科分册》《国外医学输血及血液学分册》《白血病淋巴瘤》顾问或编委。

李润耀（1923—2008）

吉林省吉林市人，1949年2月参加革命工作，1980年任天津市胸科医院心内科任副主任，1987年任主任医师。获市科技进步二等奖一项，发表论文20余篇。1984年任天津市心

血管病研究所流研室副主任，1987 年为该室主任。曾兼任世界高血压联盟中国联盟理事、天津市"慢性四病"学术委员会主委、天津市医学会心血管病学分会委员，《中华心血管病》《中国慢性病预防与控制》《实用心脑肺》等杂志编委。1993 年享受政府特殊津贴。

卢倜章（1923—2006）

浙江省杭州市人，中共党员，中国农工民主党党员。享受政府特殊津贴。1948 年中央大学医学院医疗系毕业后，到天津市总医院内科工作。1958 年由天津医学院院长朱宪彝倡议，卢倜章组建核同位素科，任科主任。其科研成果获国家科技进步二等奖 1 项、全国科技大会奖 1 项、卫生部一等奖 1 项，卫生部甲级奖、乙级奖及省市级科技进步奖 8 项。1990 年获国家教委和国家科委授予的"全国高等学校先进科技工作者"称号。他是我国核素治疗的开拓者之一，天津市核医学事业创始人之一。

杨露春（1923—2009）

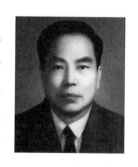

1923 出生于江苏省镇江市，1954 年毕业于镇江大学医学院。曾任天津医科大学总医院脑系科副主任、主任和神经内科副主任，以及天津市神经病学研究所病理研究室主任、神经流行病学研究室主任等职。兼任天津市神经科学学会副理事长、《脑与神经疾病杂志》主编，以及《中华神经精神科杂志》《中风与神经疾病》等多种专业期刊编委。曾担任中华医学会神经病理学组副组长，参与组织第一至第四届全国神经病理学会，此外还任世界神经病理学会会员。从事神经科工作 40 余年，专门从事有关脑血管病的实验病理研究，主要致力于脑动脉硬化的动物实验和有关血液流变学等方面的实验研究。参与建立了天津市神经病学研究所，创建了神经病理研究室和神经流行病学研究室。

周金台

1924 年 1 月出生于浙江省永康市。1951 毕业于中国人民解放军第六军医大学（现名第三军医大学）。国务院突出贡献科技专家。曾就职于天津医科大学总医院，曾任中华医学会心血管病学分会常务委员、天津市医学会心血管病学分会副主任委员，中国心律学会与中华心电生理与起搏学会创建人之一，中国心电学学会主委，天津市医学会心电生理学分会主委。美国国际心脏节律学会和HRS（原北美心脏起搏与电生理学会，即NASPE）高级会员兼研究课题导师。

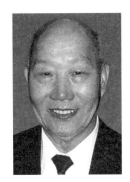

喻娴武

1924 年出生于浙江省嵊县。1948 年毕业于南京中央大学医学院医疗系。曾任天津医学院基础部、天津市医学会血液学分会主任委员。40 多年来主要从事内科血液病学教学、临床和科研工作。1980年以来发表论文 8 篇，参编《内科基本功，血液及造血系统疾病概述》。

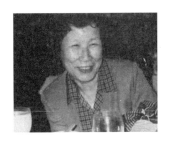

陈佩章（1924—2003）

天津市人。1947 年北京大学医学院毕业，获学士学位，当年参加工作。曾在天津市第一结核病防治院任职，任主任医师、院长、技术顾问。从医 40 余年，对呼吸科疾病的诊断治疗有较深造诣，对结核病化学治疗和晚期肺结核、肺科疑难病症及危重病人抢救有丰富经验。1992 年享受政府特殊津贴。发表论文及译文 10余篇，参与《结核病指南》编译。曾任中国防痨协会理事、天津市防痨协会第二届理事会理事长、《中国结核呼吸病杂志》编委、《国外防痨》杂志副主任编辑。

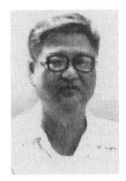

杜文彬（1924—2015）

1924年2月出生，主任医师，硕士研究生导师。1950年毕业于北京大学医学院医疗系，分配到天津中央医院（现天津医科大学总医院）从事临床医学工作。曾参加抗美援朝医疗队，曾任天津医科大学内科教研室主任。历任中华医学会呼吸病学分会第一、二、三届常务委员，天津市医学会呼吸病学分会第一至第五届副主任委员、主任委员，天津肺心病协作组组长。先后完成了国家和天津市10余项科研课题，参编《慢性肺心病》《呼吸内科学》《内科基本功》《内科急诊》等多部专著。

陈文杰（1925—2000）

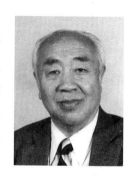

1925年1月生于河北省乐亭县。1948年毕业于北京大学医学院。曾任中国医学科学院血液学研究所血液病医院院长、南开大学医学院院长、中华医学会血液学学会第二和第三届主任委员、中国输血协会名誉理事、联合国世界卫生组织助理总干事兼总部规划委员会主席。

国秉章（1927—2007）

辽宁省锦县人。1952年毕业于中国医科大学。先后担任天津医学院第二附属医院内科主任、老年医学研究室主任、内科教研室主任、医学检验系主任、天津医科大学高评委委员及学报编委。1992年享受政府特殊津贴。

严文伟（1928—2000）——中国自体骨髓移植创始人

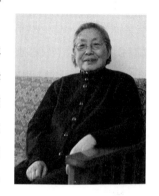

1928年出生于江苏省无锡市。1954年毕业于苏联列宁格勒第一医学院，获博士学位。曾就职于中国医学科学院血液学研究所，从事血液学临床研究，主持国家"七五"攻关计划。参与研究中西医结合治疗白血病，发现了中药青黛的主要成分靛玉红，获国家科技进步三等奖；建立了鉴别急性淋巴细胞和非淋巴细胞白血病的试验技术，获卫生部二等奖。

钱绍诚

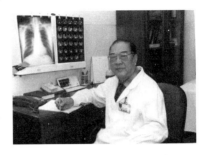

1929 年 1 月出生于浙江。1954年毕业于浙江医学院。现任天津医科大学及南开大学附属天津第三中心医院终身硕士生导师，国务院特殊津贴专家。曾参与编写专著 5部。获得国家卫生部科技进步一等奖 1 项；国家发明四等奖 1 项；天津市科技进步一等奖 2 项、二等奖 1 项、三等奖 3 项；天津市卫生局科技进步一等奖 1 项、二等奖 2 项。

尹 潍

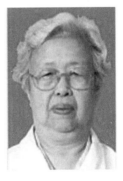

女，1929 年 5 月出生。1954 年毕业于北京医学院。博士研究生导师，国务院特贴专家。曾任天津医科大学总医院内分泌科主任、天津市医学会内分泌学分会主任委员、中华医学会内分泌学会常务委员。2009 年获中华医学会内分泌学分会终生成就奖。

曾淑范

女，1929 年出生于辽宁。1958 年毕业于北京协和医学院。曾任天津医科大学代谢病医院名誉院长、卫生部糖尿病防治专家咨询委员会委员。1982—1987 年受国家科委和朱宪彝派遣赴日进修，获神户大学医学博士。承担了天津代谢病防治中心的申请和建立，曾任天津代谢病防治中心首任主任、天津医科大学代谢病医院首任院长。中华医学会糖尿病学分会第一和第二届委员、中国糖尿病杂志编委。

翟德佩

1929 年 11 月出生于河北省丰南县。1955 年毕业于河北医学院。曾任中华医学会肾病学分会第三、四届委员会常务委员，天津市医学会肾病学分会第一和第二届主任委员，第三至第五届名誉主委，以及天津市中西医结合学会肾病专业委员会顾问，兼任《中华肾脏病杂志》《中华危重病急救医学》《肾脏病与透析肾移植杂志》《新医学》《国外医学泌尿系统分册》等杂志编委。

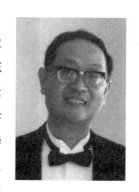

从事心、肾科的医疗教学与科研。1978 年领导肾病组与泌尿外科协作开展血液透析及肾移植。发表学术论文 40 余篇，合作著书 11 部。2007 年中华医学会肾脏病学分会授予翟德佩发展贡献奖。

江德华（1931—1996）

1931 年出生于浙江省温州市。1954 年毕业于上海第一医学院。曾任天津医科大学总医院神经内科主任、天津医科大学总医院院长、天津市神经病学研究所所长、天津市神经科学学会理事长、中华医学会天津分会副会长、中华医学会神经病学分会第一届委员会副主任委员、卫生部脑血管病专家咨询委员会委员，美国《MolecularandChemical Neuropathology》杂志编委、《中华神经精神科杂志》副总编辑、《中华医学杂志》《中国神经精神疾病杂志》《中国慢性病预防与控制杂志》《临床神经科学》《临床神经病学杂志》《临床实用神经疾病杂志》《脑与神经疾病杂志》编委。

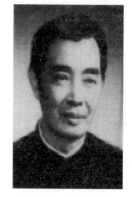

倪士珍

1931 年 11 月出生于江苏。1959 年毕业于上海第二医科大学。先后任职于天津市胸科医院、天津市第二中心医院，任心内科主任。曾任天津市医学会心电生理与起搏学分会委员。

从医 40 余年，对心血管疾病，尤以心律失常、心绞痛、心力衰竭、急性心肌梗死等病症的诊治为专长，是天津市早期开展人工心脏起搏技术的专家之一。

曹金霓（1932—2004）

江苏省南京市人。1958年上海第二医学院医疗系毕业，于天津市第一中心医院任职。擅长治疗急性非淋巴细胞白血病，采用骨髓移植与免疫抑制剂治疗重症再障贫血取得良好效果。1993年享受政府特殊津贴。曾任天津市医学会血液学分会主任委员、中国输血协会理事，《中华血液学杂志》常务编委。

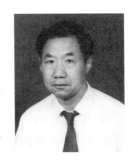

高玉琪

1933年9月出生。1957年毕业于天津医科大学医疗系。天津医科大学总医院内分泌科主任医师，多年来从事内科内分泌临床、教学及科研工作。历任天津内分泌研究所副所长、所长，曾任中华医学会内分泌学分会委员、中国老年学会骨质疏松学会委员、天津市医学会内分泌学分会副主任委员、天津市医学会糖尿病学分会副主任委员、天津糖尿病协会副理事长。

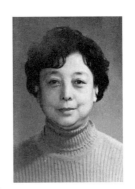

李家增

1933年出生于山东省莱州市。1957年毕业于北京医学院。曾任中国医学科学院、中国协和医科大学血液学研究所研究员。历任中国医学科学院血液学研究所血栓与止血研究室主任、副所长，中华医学会理事，《中华血液学杂志》主编和多种医学杂志编委，美国血液学会会员，主编《现代出血病学》《血液病治疗学》《血栓病学》《血液实验学》《血栓和出血疾病诊断治疗》，参编《邓家栋临床血液学》《血栓与止血》《弥散性血管内凝血》《基础输血学》等。

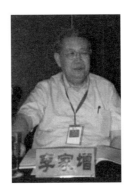

梁爽霖

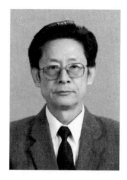

1934 年 11 月出生于辽宁省西丰县。1959年毕业于中国医科大学。曾就职于天津市胸科医院，任心内科主任。曾任天津市医学会心电生理与起博学分会副主任委员，《天津医药》《中国心血管病杂志》和《国际心血管病杂志》编委。

从事心血管临床工作 40 年，对心血管内科急症，特别是急性心肌梗死、心律失常和心力衰竭的临床研究造诣较深。

黄廼侠

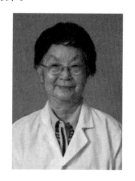

1935 年 7 月出生。1957 年毕业于天津医学院，毕业后于天津医科大学总医院内科工作至今。天津医科大学总医院消化科主任医师、硕士研究生导师，曾任天津医科大学总医院消化科主任，中华消化内镜学会委员、常委，天津市消化学会副主委，天津消化内镜学会副主委、主委、名誉主委，天津市医学会第六届理事会理事。

方佩华

1936 年出生于天津市。1960 年毕业于天津医学院。博士生导师，国务院特贴专家。曾任天津医学院附属医院副院长、天津市内分泌研究所所长、天津医科大学副校长、卫生部激素与发育重点实验室学术委员会主委，天津市授衔专家。兼任中华医学会内分泌专业委员会常委。从医 50 余年，在碘与甲状腺疾病研究、新生儿甲低筛查研究、自身免疫性甲状腺疾病研究等方面做出重要贡献。曾获国家科技进步三等奖，天津市科技进步二等奖 2 项、三等奖 2 项。主持国家自然科学基金课题 1 项。

王佩显

1936 年 11 月出生。1961 年毕业于天津医学院医疗系，毕业后一直在天津医科大学总医院从事医教研工作 50 余载。曾任内科教研室主任 10 年，1993 年被人事部和国家教委授予全国优秀教师称号。兼任《中国心血管》《国际心血管杂志》《天津医药》等四家医学杂志编委。曾获两项天津市科技进步三等奖。

姚宏昌（1938—2010）

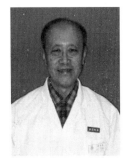

1938 年 8 月出生于天津市。1962 年毕业于北京医学院。硕士生导师，国务院特殊津贴专家。曾任天津市第一中心医院消化科主任，中央保健委员会保健会诊专家。兼任中华医学会消化病学分会第六届、第七届委员会常务委员，天津市医学会消化病学分会第四届委员会主任委员，《中华消化病杂志》《中华医学杂志》《天津医药》等杂志编委。引进 8 项技术填补天津市空白，在布—加氏综合征的诊治、腹水自体回输、胃分泌功能的测定方面做了开拓性工作。

陈祖培

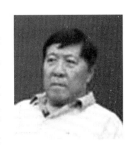

1943 年 4 月 20 日出生。1968 年毕业于天津医学院。博士生导师，国家有突出贡献中青年专家。曾任卫生部激素与发育重点实验室主任、天津市内分泌研究所碘与甲状腺疾病研究室主任、卫生部地方病专家咨询委员会副主任委员兼碘缺乏病专家咨询组组长、中华医学会地方病学会副主任委员兼碘缺乏病学术组组长。已培养博士生 6 人，硕士生 10 人，获省部级二等和三等奖 8 项，发表论文 200 余篇。

王家驰

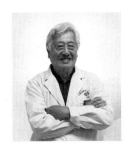

1962 年毕业于天津医学院医疗系，毕业后分配至医科大学总医院内分泌科工作。1994 年开始在医科大学代谢病医院工作、历任医科大学代谢病医院副院长、中华医学会糖尿病学会第一至第三届常委、天津市医学会内分泌学会第二和第三届主任委员。曾获卫生部科技进步奖及天津市科技进步奖各一项，发表学术论文 60 余篇，主编出版了 40 余万字的《朱宪彝医案》，参编医学专著 10 余部。

邱明才

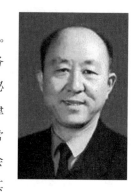

1944 年 7 月 23 日出生于山东省青岛市。1970 年毕业于天津医学院。博士生导师，国务院特贴专家。历任天津医科大学总医院内分泌科主任、学位委员会主席、副院长。曾任天津市医学会副会长、中华医学会内分泌学分会常委、天津市内分泌学会主任委员、中华医学会骨质疏松和骨矿疾病学分会副主任委员。因其在开创骨计量学以及在骨代谢疾病研究的贡献，先后被授予国家人事部有突出贡献的中青年专家、天津市授衔内分泌内科专家。主编《内分泌疾病临床诊疗思维》一书，发表论文 450 余篇。

冯 凭

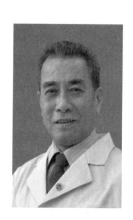

1944 年 10 月出生于天津市。1968 年毕业于第四军医大学。历任天津医科大学总医院内科教研室主任、内分泌科行政副主任、内分泌研究所副所长、代谢病科行政主任。兼任国家新药审评专家、中华医学会内科学分会常务委员、天津市医学会内科学分会主任委员、天津市医学会糖尿病学分会副主任委员。多项研究成果达到国际先进及国内领先水平，并获天津市科技进步三等奖 1 项。

王撷秀

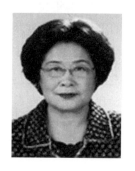

1944 年 12 月出生于北京市，1968 年 12 月毕业于北京第二医学院。曾任天津市疾病预防控制中心主任，兼任中华预防医学会副会长、国际结核病与肺部疾病联合会结核病学会主席、世界卫生组织结核病高级顾问、国家卫生部结

核病专家咨询委员会主任委员。从事结核病临床、流行病学、控制策略和防治措施研究及公共卫生管理等 46 年，是国内外知名的结核病控制专家和优秀的公共卫生管理专家。2004 年 2 月，获中华人民共和国人事部、中华人民共和国卫生部、国家中医药管理局颁发的白求恩奖章。

李忠诚

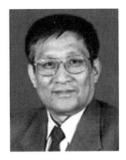

1946 年 2 月出生。1970 年毕业于天津医科大学，1985 年获医学博士学位。天津市医学会心电生理与起搏学分会委员，国务院特贴专家。主编《临床心脏电生理学》《导管消融治疗学》，合作编写《通用危重病急救医学》等专业著作10 部。

郑少雄

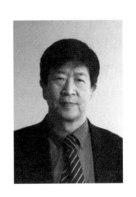

1947 年出生，1970 年毕业于天津医学院医疗系。博士研究生导师，天津医科大学第二医院内科主任医师。1970—1978 年从事内科的临床工作，先后担任天津医科大学第三医院院长、天津医科大学代谢病医院糖尿病肾病科主任和副院长、天津医科大学第二医院血液内分泌科主任。曾任天津市医学会内分泌学分会副主任委员、中国老年学会骨质疏松委员会副主任委员、《中国骨质疏松杂志》副主编。

陈宝元

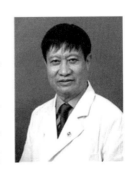

1949 年出生，主任医师，博士研究生导师，曾任天津医科大学总医院呼吸科主任。历任中华医学会呼吸病学分会常委、中国医师协会呼吸病学分会常委、中国睡眠研究会理事、天津市医学会呼吸病学分会主任委员、天津市医学会理事等，此外还曾任美国胸科医师协会资深会员（FCCP）、科技部 973、863 课题及国

家自然科学基金评审专家等。发表科研论文 100 余篇，部分为 SCI 收录。获得天津市科技进步三等奖 3 次，天津市科技进步二等奖 2 次。

李蕴琛（1951—2002）

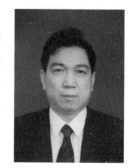

天津市人，中共党员。1976 年毕业于天津医学院；1982—1988 年在天津医学院附属医院神经内科任副主任；1998 年在天津市第一中心医院神经学部，先后任部长、主任医师、硕士生导师。2000 年享受政府特殊津贴。曾获天津市"九五"立功先进个人称号。承担国家级、省市级科研课题 3 项，其中 2 项获天津市科技进步三等奖。

于德民

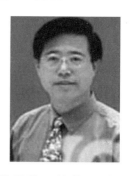

1951 年 9 月 17 日出生于天津市。1978 年毕业于天津医学院医学系。博士生导师，国务院特贴专家。国家重点学科天津医科大学内分泌与代谢病学科带头人。曾任天津医科大学代谢病医院院长，天津市内分泌研究所所长、天津市医学会糖尿病学分会主任委员。荣获天津市科技进步二等奖、三等奖各 1 项，天津市自然科学三等奖 1 项，天津市科技成果三等奖 1 项，天津医科大学科技进步奖 1 项。

万 征

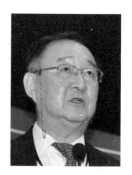

1953 年 10 月出生于天津市。1975 年 10 月毕业于天津市卫生学校，1986 年获硕士学位，1994 年获博士学位。曾任天津医科大学总医院内科医师、住院医师、主治医师、副主任医师，1998 年起任心内科主任、ICU 主任。天津市医学会心血管病学分会主任委员，2011 年创建了天津市心脏学会并担任会长。获得天津市科技进步三等奖 3 项。

巩 路

1953 年 6 月出生于河北省。1978 年毕业于天津医学院，1989 年获得硕士学位。硕士生导师。曾任天津医科大学总医院内科教研室主任、感染免疫科主任、中华医学会微生物与免疫学分会委员、中华医学会风湿病学分会委员、天津市医学会理事、天津市预防医学会理事、天津市医学会感染病学分会副主任委员、天津市医学会风湿病学分会主任委员、天津市预防医学会医院感染控制分会副主任委员。

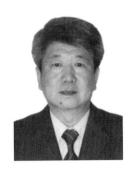

韩忠朝

1953年1月出生于江西省上饶市。1982年毕业于江西医学院上饶分院。先后在上海第二医科大学、法国西布列塔尼大学生命科学系学习，获法国生命科学博士学位。国务院特贴专家。曾任中国医学科学院中国协和医科大学血液学研究所及血液病医院所院长、国家干细胞

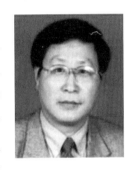

工程技术研究中心主任、天津市干细胞科学研究中心主任、南开大学医学院博士生导师。先后获国家自然科学二等奖和国内外自然科学与科技进步奖9项。获国家杰出青年科学基金、国家人事部百千万人才的百级层级的优秀人才、教育部长江学者等称号。

邵宗鸿

1958年出生，主任医师，博士生导师，全国著名血液学专家。历任中国医学科学院中国协和医科大学血液学研究所及血液病医院副所/院长、内一科主任、血液免疫研究室主任。现任天津医科大学总医院血液内科主任、中心实

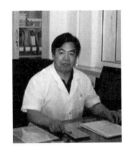

验室主任、天津医科大学第二医院院长。兼任中华医学会血液学分会副主任委员兼红细胞疾病学组组长、天津市医学会血液学分会主任委员、中国免疫学会血液学分会副主任委员。发表学术论文170余篇，其中29篇被SCI收录，主编/副主编专著3部，参编6部。

王邦茂

1961 年 9 月出生，湖北省十堰市人。医学博士、主任医师、博士生导师。现任天津医科大学总医院消化科主任、天津医科大学重点学科和卫生部国家重点临床专科负责人、卫生部内镜专家组成员。兼任中国消化医师协会常委、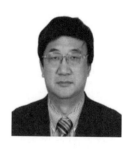中华消化内镜分会常委和大肠学组副组长、中华消化分会食管协作组副组长、天津市内镜质控中心主任。获教育部科技奖二等奖和天津市科技进步二、三等奖 4 项。

吴 琦

1962 年 10 月出生于天津。1985 年毕业于天津医学院。毕业后在天津医科大学总医院工作，现任天津市海河医院院长、天津市呼吸疾病研究所所长。兼任中华医学会结核病学分会副主任委员、中华医学会呼吸病学分会常务委员、中国医师协会呼吸医师分会常务委员、天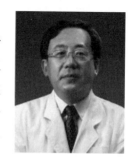津市医学会副会长、天津市医学会呼吸病学分会主任委员、美国胸科医师协会资深会员（FCCP）。曾获天津市科技进步奖二等奖 2 项、三等奖 3 项，获得国家专利 3 项。

陆 伟

1966 年 1 月出生于天津市。1989 年毕业于天津医科大学，1995 年获硕士学位。博士生导师，享受国务院特殊津贴专家。现任天津医科大学肿瘤医院党委书记，历任天津市第一中心医院党委书记、副院长，天津市第二人民医院院长；天津市肝病医学研究所所长。现任中华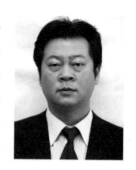医学会消化病学分会常务委员、中国医师协会

消化病学分会常务委员、天津市医学会消化病学分会主任委员、吴阶平基金会微创介入专家委员会副主任委员。获得天津市科技进步一等奖 1 项、天津市科技进步二等奖 2 项、天津市科技进步三等奖 2 项。

第二章　外科学

第一节　普通外科

天津的普通外科专业形成于中华人民共和国成立前，在 20 世纪 80 年代逐渐成为独立的三级学科，一批卓有才识的外科学专家为普通外科的发展做出了重要的贡献，使天津普通外科学界在全国一直占有重要位置，许多疾病的诊治在全国处于领先或先进水平，在各亚专业临床领域凸显自身特色而跻身全国前列。

胃肠外科

天津市于 1947 年开始应用胃大部切除术治疗胃十二指肠溃疡，其后在《中华医学杂志》发表过《204 胃癌临床分析》，提出远端胃切除、全胃切除、联合脏器切除等不同部位胃癌的根治方法及姑息治疗措施。进入 21 世纪后，全市数所医院的胃癌根治手术达到世界前沿水平，在根治性手术中强调暴露标识性解剖结构。在临床研究中，相继开展了胃癌发生和发展机制的临床基础研究、胃癌对化疗药物敏感性研究、高危人群中胃癌癌前病变分子标志物研究、全胃切除术后消化道重建方式临床研究等，特别是天津市肿瘤医院郝希山主持的"功能性间置空肠代胃术临床与基础研究"获 2001 年国家科技进步二等奖。随着对胃肠道间叶肿瘤认识的加深，在 21 世纪初，全市医院始用胃肠道间质瘤这个概念更新以前对消化道平滑肌瘤或平滑肌肉瘤的认识。天津医科大学总医院、天津市肿瘤医院等在术前和术后使用靶向药物治疗恶性间质瘤方面积累了许多临床经验，天津医科大学总医院对十二指肠巨大间质瘤尝试保留胰腺的十二指肠部分切除和多种方式的消化道重建。另外，天津市在各种肠疾病，特别是在肠梗阻治疗上积极汲取中西医结合治疗的长处，在粘连性肠梗阻、炎性肠梗阻的非手术治疗方面具有丰富的经验。应用中西医结合治疗理念和微创治疗理念解决高危的复杂性腹腔内感染，取得可喜成绩。近年来，天津市腹腔镜胃肠手术发展迅速，腹腔镜胃癌根治、肠癌根治、减重手术、两镜联合胃肠道肿瘤切除等一系列微创手术开展迅猛，技术水平居国内前列。

肛肠外科

天津市在肛肠外科专家张庆荣主持下于 1953 年创建肛肠外科亚专业，成为天津市滨江医院的主要特色，在全国具有很强影响力。2004 年，在天津市卫生资源调整中，天津市第二中心医院、天津市滨江医院、天津市红十字会医院进行整合，成立天津市人民医院，肛肠外科成为新建人民医院的特色专科。全市多所医院开展结直肠癌标准化根治性手术，特别在直肠癌手术中强调全系膜切除的临床意义，进行大量临床诊治技术革新，开展了保留肛门的低位和超低位直肠前切除术、腹腔镜结直肠切除术、经肛门内镜显微手术等新诊治技术。天津医科大学总医院、医科大学第二医院、市肿瘤医院和市人民医院等在结直肠恶性肿瘤综合治疗，特别是大肠癌肝转移治疗方面积累了丰富经验。在良性弥漫性肠疾病，如克罗恩病、溃疡性结肠炎、肠息肉病、肠瘘等，外科治疗也收到较好效果。天津医科大学总医院近年来使用改良 IPAA 手术治疗难治性溃疡性结肠炎积累病例数量在全国名列前茅。在继续保持对肛肠疾病诊治的技术优势下，更新对痔的基本概念，开展 PPH 手术治疗，大大缓解了患者的术后不适。

肝胆外科

在 20 纪 80 年代，天津普通外科的肝胆外科专业就在全国具有一定的影响力，天津市第一中心医院黄耀权时任华北地区胆石研究组组长、华北地区门静脉高压症研究组组长、全国胆道外科学组副组长、全国肝脏外科学组副组长。20 世纪 90 年代开始，市内多所医院可以开展各种类型的肝部分切除术，手术精细化程度不断提高，手术损伤逐渐减小，在较大医院亦有肝三叶切除等极量肝切除手术成功的报道。天津医科大学总医院、市肿瘤医院和市第三中心医院等开展高位胆管癌切除术、胆囊癌根治手术等高难度手术治疗，手术成功率逐年提高。原发性胆管结石诊疗技术不断提高，术中应用电子胆道镜探查取石、对高位胆管狭窄的内经下支架植入等技术在市内多所医院广泛应用。20 年来，腹腔镜胆囊切除治疗良性胆囊疾病已成为临床治疗规范，所有三级医院均开展了腹腔镜胆囊切除术。另外，天津市在门脉高压症和脾功能亢进症治疗方面保持鲜明特色，进入新世纪后脾部分切除、腹腔镜下脾切除亦在开展。

胆胰外科

重症胆管炎和重症胰腺炎治疗是天津市的优势诊疗疾病。20 世纪 70 年代始，吴咸中就领导天津医学院附属医院、天津市南开医院等对重症胰腺炎的发生、发展、病理变化、病程特点及治疗方法进行广泛深入研究，以现代危重病学的观点、中西医结合的思路指导重症胰腺炎治疗已成为天津在该病治疗领域的特色，救治成功率达到国内领先水平。在重症胆管炎的治疗中，天津市南开医院在全国较早提出三镜联合微创治疗模式，大大减少了开腹手术的副损伤。早在 1953 年，黄耀权等已在天津医学院总医院进行胰十二指肠切除术治疗壶腹周围癌。近 20 年来，随着影像医学的进步和手术操作技术、围手术期管理技术的提高，胰腺恶性肿瘤术前评估愈来愈精细，在手术术式中出现门静脉置换、全胰切除、保留十二指肠的胰头切除和保留脾脏的胰体尾切除等新手术。

血管外科

20 世纪 50 年代，天津医学院总医院吴咸中、刘自宽在全国较早地开展了腹主动脉瘤的外科手术治疗，其中包括了同种异体血管移植工作。目前血管外科专业已在天津市多所三级医院具有独立病区，先后开展了多种血管疾患的外科治疗工作，其中大隐静脉曲张腔镜下交通支离断、动脉硬化闭塞的杂交手术治疗、内脏缺血性疾病血管校正手术等多项腔内手术技术水平位于全国前列。

内分泌外科

天津市在全国较早地开展甲状旁腺功能亢进症、胰岛细胞瘤、胃泌素瘤等内分泌疾病的手术治疗工作，近年相继开展甲状旁腺素术中快速测定、全甲状腺切除治疗分化性甲状腺癌等临床工作，一直秉承该专业的传统优势地位，使该专业稳居全国前列。天津医科大学总医院开展甲状腺穿刺活检，在甲状腺微小癌诊断上居于国内前列。

乳腺外科

1971年，天津市肿瘤医院成立乳腺肿瘤科，现发展成为拥有全国病例数最多的乳腺专科，同时，天津市几所大型综合医院也设立了乳腺专科。近几年，保乳手术、乳房再造、整形技术广泛开展，与国际化乳腺癌手术方案接轨。粗针穿刺组织活检技术的应用减少了患者术中冰冻的痛苦，并为新辅助化疗提供基础依据。

移植外科

天津的器官移植工作自20世纪70年代从肾移植开始探索。1994年5月，留日归国博士沈中阳在第一中心医院成功完成第一例同种异体原位肝移植术，从此天津市肝移植累计数量一直保持全国第一。1998年9月，天津市第一中心医院移植外科学部成立，是当时我国第一个包括移植外科、专业麻醉科室、专业围手术期监护ICU、专业组织配型室等多学科协作的器官移植专业科室，沈中阳任学部部长。2000年12月，该部被市卫生局命名为天津市器官移植中心。2002年移植中心命名为天津市器官移植研究所，2003年11月更名为东方器官移植研究所。

2001年率先在国内采用"拉米夫丁＋HBIG"联合用药方案预防肝移植后乙肝复发；从2007年起，开展活体肝移植、活体肾移植，完成世界首例亲体带肝中静脉右半肝肝肾联合移植。肝移植的供肝切取与保存技术方法被国内多所移植中心采用；先后规范、完善了经典转流、经典非转流、背驮式、改良背驮、减体积肝移植术式；近年来，移植术中门脉血栓的处理、劈离式肝移植、多米诺肝移植、腔房吻合式肝移植、活体肝移植等多项技术取得突出成果。接受手术的最小患者仅 8 岁；肝脏移植治疗终末期乙型肝炎肝硬化，获市科技进步二等奖。在 20 世纪末，天津医科大学总医院开展了小肠移植和肝移植的临床工作，至今腹腔器官移植基础研究水平处于全国前列。

近年来，天津普通外科界在全国兼任学术职务的专家愈来愈多，中华医学会外科分会中有多名天津普通外科医生，如吴咸中、黄耀权、王鹏志等分别任中华医学会外科分会副主任委员、常委、委员等职务。外科分会所属的 16 个学科组中，胃肠外科、胰腺外科、实验外科、脾脏外科、移植外科、感染危重病、血管外科、外科手术学、疝与腹壁外科均有天津医生任聘学组、副组长或学组成员，并在开展亚专业工作方面做出成绩。同时，天津亦有多名医生在中华医学会系列杂志中任编委。

医学科技的发展，生物医学技术的进步，学科间的交叉渗透，国际、国内交流的日趋活跃，基础研究、转化医学加速康复医学理念以及对外科疾病的规范化治疗正不断引入普外科领域。

普外科专家名录

张庆荣（1913—2004）

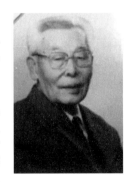

辽宁省铁岭市人。1940 年辽宁医学院毕业后考入北平协和医院进修学习，后进入天津市第五医院，创建国内第一个肛肠外科，是中国现代肛肠外科的创始人。1978 年组建肛肠外科研究室，完成"结肠传输试验标记的研究""直肠癌旁移行带对根治术后复发的临床意义"等多项课题。1979 年首创"腹会阴联合切除括约肌成形术"治疗直肠下段癌效果良好，得以在全国推广。1992 年享受政府特殊津贴。曾任天津市滨江医院名誉院长，为天津政协科技委员会委员、中国肛肠学会和中国中西医结合学会大肠肛门病专业委员会顾问。1997 年被美国肛肠专业学会聘为名誉副主席。他长期从事肛肠外科的临床、科研、教学和管理工作，培养的学生遍布全国各地。撰写论文 30 余篇，出版《下肢静脉曲张外科疗法》《肛门直肠结肠外科》《临床肛门大肠外科学》等专著，其中《实用肛门直肠外科学》是我国第一部肛肠外科著作，1954 年初版，经四次充实改名再版。晚年又编写《肛管大肠手术图谱》一书。

张　珂（1914—2000）

河北省乐亭县人。1940 年毕业于沈阳小河沿医学院，1953—1972 年任天津市民族医院外科主任医师，1972—1981 年任天津市民族医院副院长、院长，是该院临床外科学科带头人。担任院长期间，加强科室建设，建立普外、泌尿、胸外等专科，大力培养人才，及时引进国内外新技术。1993 年享受政府特殊津贴。

李嘉玉（1915—2005）

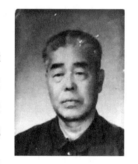

山东省潍坊市人，中共党员。1941 年 2 月贵阳医学院本科毕业后，1945 年 10 月在天津中央医院任外科住院医师。1951 年 10 月在天津市工人医院任外科主任。1980 年 8 月为主任医师。1993 年享受政府特殊津贴。发表论文 8 篇，其中 2 篇发表于英文版《中华医学杂志》。曾任中华医学会天津分会外科学会委员。

王乃谦（1916—2003）

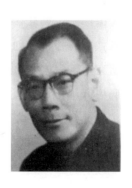

河北省文安县人。1942 年北京大学医学院毕业后，在该校任助教。1951 年任天津市第一医院副院长。1961 年 10 月任天津医学院（广东路）病理教研组主任，1963 年 8 月任天津市病理研究所主任。1992 年享受政府特殊津贴。他组建天津市立第一医院，参与组建天津医学院。曾为中华医学会理事会第二、三届委员，中华医学会天津分会第一至第三届常务理事。

曹景云（1919—2005）

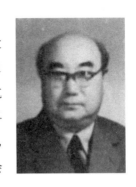

辽宁省绥中县人。1943年"新京"医科大学医学部毕业，精通日语、英语。1947年11月在天津同恩医院任外科医师。1950年参加抗美援朝志愿医疗队，回国后历任公安医院外科副主任医师、主任医师、副院长兼外科主任，擅长疑难病症诊断治疗。1957年任中华医学会天津分会外科学分会委员。

漆安生（1920—2002）

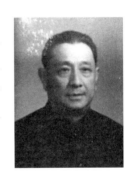

江西省宜丰县人。1966年在天津医院外科任主任医师。1992年享受政府特殊津贴。多年从事外科及泌尿临床工作，擅长泌尿系统疾病的诊治，参与编写《泌尿科学纲要》《泌尿外科进展》等著作，在国内外发表论文21篇。

陈玉崑（1920—2007）

河北省威县人，中共党员。1954年3月在天津市立第三医院内科任医师，主治医师。1959年参加河东医院心脏外科攻关小组，配合心脏外科第一次成功地在低温麻醉阻断循环下完成闭式二尖瓣交界分离术；1960年再次配合外科在低温麻醉阻断血流下完成心脏直视手术。他开展心脏导管检查等诊断技术，提高心血管疾病诊治水平。撰写并发表《急性心肌梗塞心脏骤停复苏抢救的几点体会》《天津地区2454例急性心肌梗塞的临床观察》等论文13篇。1992年享受政府特殊津贴。

傅守训（1921—2008）

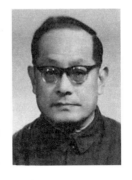

北京市人，中共党员。1949年西北医学院毕业，当年11月调至天津市立工人医院。1952年调回总医院，任外科主治医师。1966年到天津医院外科，任副主任医师、主任医师。1992年享受政府特殊津贴。他开创急腹症病房，为该院外科创始人之一。撰写了《治疗重症中毒性休克经验报告》《甲亢手术治疗残留甲状腺的研究》等论文，出版了《急腹症学闭合性损伤》《农村常见手术学》等专著，此外参与撰写《急腹症学》中闭合性损伤章节。

王源昶（1922—1998）

山东省威海市人，中共党员，1948年北京大学医学院毕业后，到天津中央医院工作。是年底，他建立了国内第一个麻醉科血库。20世纪50年代初在国内率先发表《气管内吸入麻醉》《硬膜外阻滞在胸科手术中的应用》等论文。1954年在国内首先开展表面麻醉加环甲膜穿刺表麻下清醒气管内插管。1955年4月，在世界上首次成功使用经胸壁按压心肺复苏术抢救了病人生命。1956年，第一次使用双腔气管导管支气管内麻醉。1959年，首次报告了将低温麻醉半身体外循环心脑灌注做心内直视手术动物实验的经验用于临床获成功。选择性低温合并半体循环被列为国际上实施心脏手术的四种基本方法之一；他使用CVP左房压监测技术，开创了我国麻醉监测领域的先例。此后，在低温麻醉、控制性降压、静脉普鲁卡因复合麻醉以及小儿基础麻醉等领域进行深入研究并发表大量论文。他致力于麻醉专业40余年，发表论文160余篇，编写教材近百万字。主编、合编的有《腹部外科学》《体外循环的基础与临床》《休克的综合治疗》等9部专著。培养硕士研究生3人。与北京医科大学的谢荣教授、上海医科大学中山医院的吴珏教授一起被公认为中国麻醉奠基人。享受政府特殊津贴。

黄耀权（1923—1998）

辽宁省辽阳市人，中国农工民主党党员。1947年辽宁医学院毕业后，在天津市总医院外科任住院医师、主治医师兼讲师。1980年为天津医学院客座教授，1994年享受政府特殊津贴。早年提出"肝血液动力学的改变决定手术方式"的理论，开辟外科治疗门静脉高压症的新途径。他首倡"分流加断流联合手术治疗门静脉高压症"

术式，在国内推广。他主持"天津 28519 人自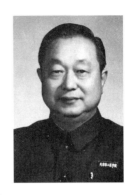
然人群胆石发病率普查与胆石成因的研究"获
国家科技成果三等奖。撰写论文 60 余篇，部分
被选入荷兰《世界医学文摘》，代表作为《门体
分流术和门奇断流术预防食管静脉曲张出血》。
编写了《中国医学百科全书》普外部分章节。
曾任中华医学会全国理事会总理事、中华医学
会外科学会副主任委员、中华医学会天津分会
副会长、中华医学会天津外科学会主任委员、中国外科学会肝脏外
科学组副组长、中国外科学会胆道外科学组副组长。曾任《中华外
科杂志》《中国肿瘤临床》《普外临床》《实用外科杂志》《天津医药》
编委。

刘自宽（1924—2004）

河南省罗山县人。1951 年毕业于上海第一医学院。天津医学院
附属医院外科学教授，普通外科专家，曾荣获朱宪彝医学奖。20 世
纪 50 年代，吴咸中、刘自宽在全国首先开展腹主动脉跨栓取栓术、
同种异体血管移植、人造血管移植治疗动脉血管瘤以及腹主动脉瘤
等外科手术。40 年来，主要从事普通外科临床与教学，对处理普外
科各种疑难技术问题有丰富经验，特别是在外周血管疾病及内分泌
外科方面有很深造诣。发表论文 30 余篇，两次参加全国统编教材
《外科学》《中国大百科全书》医学册小肠疾病条目编写。1986 年参
加第一届国际普外会议，宣读论文《原发性甲状旁腺机能亢进的临
床观察》。1992 年享受政府特殊津贴。曾任中华医学会第三届全国外
科学会委员、中华医学会天津外科学会副主任委员、《实用外科杂
志》编委。

尹树珍（1929—2004）

河北省晋州市人。1952 年毕业于河北医学院，曾任天津市胸科
医院、天津医科大学第三医院心胸外科主任医师、教授。改进心胸
外科 60 多个术式。1974 年参与国产体外循环鼓泡式氧合袋研制，获

1978 年全国科技大会奖及天津市科研二等奖;"国产人工生物瓣研制及临床应用"获 1982 年天津市科研二等奖;1988 年,体外循环超滤装置在天津市率先临床应用成功,获天津医科大学科技进步奖。发表论文 21 篇,主编、合编专著 6 部,如《胸部外科解剖学》《肺切除术》等。曾任《天津医药》编委。1992 年享受政府特殊津贴。

吴宝林（1929—2008）

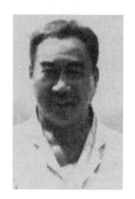

河北省良乡县人。1950 年 1 月毕业于华北医科大学。1952 年 5 月调至天津市第一结核病防治院。1993 年享受政府特殊津贴。从医 40 多年,在胸外科方面,尤其对结核外科有较深造诣。

田奉宸（1930—2001）

河北省昌黎县人。1955 年毕业于北京医科大学,同年分配到天津市口腔医院工作。从事颌面外科、整形外科,曾任整形外科主任、主任医师,著名整形外科、显微外科专家,天津市整形外科医院主要创建人之一。1992 年享受政府特殊津贴。

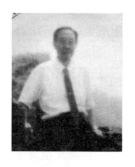

赵伯蝠（1931—2007）

浙江省东阳县人,中共党员。1953 年浙江医学院医疗系毕业,在天津市红十字会医院任外科住院医师、总住院医师,其后任第二医学院附属医院普外及整形外科主任、主任医师。1985 年在天津率先与耳鼻喉科合作,为多例喉癌切除后的患者进行吻合血管的游离空肠移植代食管手术并获成功。1991 年为天津医学院第三医院整形外科教授。1992 年享受政府特殊津贴。先后发表论文、译文 40 余篇。

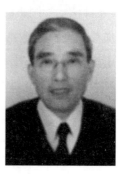

鲁焕章（1934—1998）

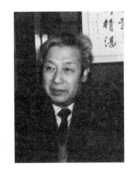

河北省乐亭县人，中共党员。1959 年毕业于河北医学院。曾任天津市南开医院院长、天津市中西医结合急腹症研究所副所长、天津市腔镜外科技术应用研究基地主任，主任医师、教授。国家人事部授予"有突出贡献的中青年专家"、天津市科委授予"消化道内镜专家"。从医 40 年，始终致力于中西医结合治疗急腹症研究。

李庆瑞

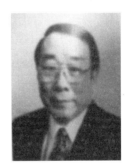

组建天津医学院第二附属医院（现天津医科大学第二医院）普通外科，担任普通外科行政主任。曾任天津市医学会外科学分会主任委员。主要从事外科临床工作，在门脉高压发病机制、外科治疗及消化性溃疡并发症的外科处理上有较深造诣，先后发表过论文 20 余篇，主编、参编的专著有《护理外科学》《腹部外科实践》。

宋继昌

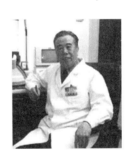

1934 年出生于天津市，1954 年毕业于天津卫校，深造于天津医学院。曾任天津市第三中心医院（原河东医院）院长、天津市肝胆疾病研究所所长、天津生物医学工程学会理事长、天津市医学会常务理事、天津市医学会外科学会副主任委员、国际人工器官学会会员、《生物医学工程与临床》杂志主编。

王鹏志

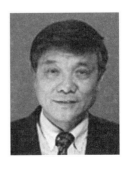

1937 年 9 月出生于天津市，1962 年毕业于天津医科大学医疗系。曾任天津医科大学总医院普通外科主任、院长、党委副书记、天津普通外科研究所所长、中华医学会外科学分会副

主任委员，天津市医学会副会长及外科学分会主任委员，在《中华外科杂志》《中华普通外科杂志》《中华肝胆外科杂志》《中华胃肠外科杂志》《中国实用外科杂志》《中国普外基础与临床杂志》《外科理论与实践杂志》《天津医药》等多家医学杂志任编委或副主编、顾问。

何清宇（1937—2007）

辽宁省锦州市人，中共党员。1963年天津医学院医疗系毕业后先后任南开医院外科医师、教研室主任、主任医师，享受政府特殊津贴。从医40余年，是我国最早开展中西医结合急腹症临床研究的主要成员之一。

陈彦明（1938—2001）

河北省景县人。1963年天津医学院医疗系毕业后在第二中心医院外科工作。曾任第二中心医院泌尿外科主任、主任医师。1995年享受政府特殊津贴。他从事泌尿外科临床40余年，擅长尿道外科疾患如尿道漏、尿道狭窄的手术治疗。

崔乃强

男，教授，博士生导师，天津市人民政府授衔专家，享受国务院特殊津贴。1969年毕业于天津医学院医疗系，后师从吴咸中院士攻读硕士和博士，曾留学日本和德国。现任南开医院首席外科主任、国家中西医结合胆胰疾病医疗中心主任、中国中西医结合学会副会长，任《中国中西医结合外科杂志》执行主编等职。曾获国家科技进步二等奖、中国中西医结合科技进步一等奖等奖项。主编专业书籍四部，发表学术论文300余篇。

朱理玮

1946年8月出生于天津。1970年毕业于天津医学院。曾任天津医科大学总医院普通外科主任、外科教研室副主任，天津普通外科研究所常务副所长。中华医学会外科学分会常务委员、天津市医学会外科学分会副主任委员、天津市医学会器官移植分会副主任委员，《中华普通外科杂志》《中华消化外科杂志》《美国外科年鉴（中文版）》《美国外科学院杂志（中文版）》《中国实用外科杂志》《中华肝胆外科杂志》编委，世界外科学会会员。

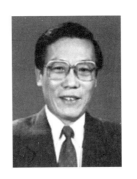

江　涛

1949 年 3 月出生于天津，1982 年毕业于天津医学院医学系。曾任天津市第一中心医院外科主任、天津市人民医院副院长，兼任中华医学会外科学分会委员、中国医师协会外科学分会委员、天津市医学会常务理事、天津市医学会外科学分会主任委员、天津市医师协会外科学分会副会长、《中华肝胆外科杂志》副主编。主编图书 2 部，副主编 1 部，参与编著 6 部。

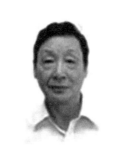

杜　智

1953 年出生于天津。医学博士、主任医师、博士生导师。曾任天津市第三中心医院院长、天津市肝胆病医院院长，中华医学会理事、中华医学会外科学分会委员、天津市医学会常务理事、天津市医学会外科学分会副主任委员、中华医院管理学会理事。

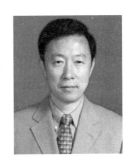

秦鸣放（1958—2015）

1958 年生，1983 年毕业于河北医科大学获医学学士学位，1988 年获医学硕士学位，腹部微创外科及消化内镜专家，曾任天津市南开医院副院长、天津市微创外科中心主任、消化内镜中心主任。获国家科技进步奖二等奖 1 项、中华医学科技奖一等奖 1 项。

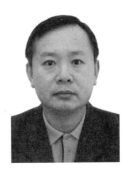

沈中阳

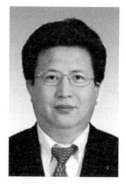

1962 年 11 月出生于辽宁省沈阳市，1984 年 8 月毕业于中国医科大学，1998 年获日本大学医疗系博士学位。现任天津市第一中心医院院长，兼任天津市医学会会长、中华医学会器官移植学分会副主任委员、《中华危重病急救医学杂志》总编辑、中国研究型医院协会副会长。

从事肝移植临床和研究 30 年，1994 年主持完成我国第一例长期存活的肝脏移植手术，创造国内首例肝移植最长生存纪录（10 年）；1998 年创建我国第一支移植专业队伍，八年建成亚洲规模最大的器官移植中心——东方器官移植中心，为首家被 CLINICAL TRANSPLANTS 收录的中国大陆器官移植中心，2006 年被美国中华医学基金会授予"中国肝脏移植培训中心"。同时，在北京武警总医院建成全军及北京最大的器官移植中心并兼任主任。1998 年至今，一直保持国内肝移植例数及生存质量全国第一。

主要贡献：1. 制定预防肝移植术后乙肝复发方案，解决我国肝移植发展主要障碍；2. 推动我国器官捐献工作；3. 创立和改进了多种肝移植术式并建立了术式优选原则；4. 推动了我国肝移植的普及与发展。曾获国家科技进步二等奖 1 项、中华医学会科技进步二等奖 1 项、省部级科技进步奖 8 项。

郑 虹

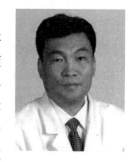

1965 年 9 月出生于辽宁省沈阳市，1987 年毕业于锦州医学院，1994 年获中国医科大学硕士学位，2000 年获博士学位。现任天津市第一中心医院副院长。2000 年 7 月引进至天津市第一中心医院移植外科学部，主要从事肝脏移的临床与科研工作，迄今累积完成各种肝脏移植手术 600 余例。临床经验丰富，善于诊治肝移植临床各种疑难疾病，擅长肝胆肿瘤的各种根治性手术。先后承担天津市科委、市卫生局等多项重点课题，在核心期刊发表学术论文 10 余篇，现为国际肝移植学会会员、天津市医学会器官移植学分会主任委员、日本外科学会会员。

第二节　神经外科学

1952 年，天津市总医院（天津医学院附属医院）创建国内最早的神经外科，赵以成任主任。1970 年，天津医学院附属医院抽调骨干先后在天津医学院第二附属医院、市第一中心医院、市第二中心医院建立神经外科。1981 年在天津医学院附属医院建立天津市神经病学研究所，所长薛庆澄。1987 年，薛庆澄主持建立环湖医院神经外科。1988 年环湖医院正式运行，定位以脑系科为重点的专科医院，医院设立脑外科 235 张床位、脑内科 280 张床位。建院初，焦德让在全国率先开展神经介入工作，成为全国最早开展介入治疗的单位之一。1990 年，全市（含郊县）有 17 所医院开展神经外科业务。1991 年天津医学院附属医院神经外科学科带头人杨树源任科主任。1993 年市环湖医院成立天津市神经外科研究所。1994 年市环湖医院成立天津市放射性介入技术（脑）应用研究基地。1992 年市环湖医院将增名的天津市脑系科专科医院更名为天津市脑系科中心医院，并建立天津市颅脑损伤抢救中心，神经外科总病床达到 235 张。该院只达石于 1996 年当选中华医学会神经外科学会副主任委员，2005 年当选为中国医师协会神经外科分会会长。同年，天津医科大学总医院张建宁当选中华医学会神经外科学会副主任委员；杨树源率团访问赵以成曾经求学的加拿大蒙特利尔神经病学研究所，与该所结成姊妹研究所，并成为其亚洲中心。2007 年，杨树源当选第 14 届欧亚神经外科学会主席并成功在天津举办学术年会。同年,天津医科大学总医院神经外科被选为国家级重点学科。2005 年,武警医学院附属医院成立 180 张床位的脑系科(医院)中心,2008 年 11 月增建微创、癫痫和帕金森病诊疗中心,以及颅底、脊髓神经外科专业组,病床数达到 265 张。市环湖医院自 1998 年开始自主研发介入治疗耗材弹簧圈,于 2006 年获得国家认证并生产上市,填补了国内空白。

目前,天津市有 25 所医疗单位开展神经外科业务,已形成市、区二级服务网,能提供良好的神经外科服务。在"十二五"期间,市环湖医院脑血管病规范化治疗居全国前列,首批成为全国脑卒中筛查、防治及培训基地,脑血管搭桥手术全国领先,卒中单元及数据库强大,神经介入及脑肿瘤病例占天津市 50% 以上。

颅脑损伤

1964 年,天津医学院附属医院薛庆澄等与北京兄弟医院合作对 4070 例急性颅脑损伤进行临床分析,总结了诊治经验并发表学术论文,对提高临床工作水平有指导意义。1976 年,第二中心医院王兆铭对颅骨缺损修补材料进行研究,其中 Ni-Ti 形状记忆合金锔钉用于颅骨缺损修补术,效果尚可,获全国第五届发明博览会铜奖。1988 年,天津医学院附属医院杨树源对重型颅脑损伤临床及病理生理研究和对重型颅脑损伤中弥漫性脑损害的临床及生理病理研究,为临床治疗提供了依据。

2001 年 10 月,环湖医院成立神经康复科,重点开展脑血管病和外伤后的功能恢复。2002 年,天津医科大学总医院杨树源等人完成的"颅脑损伤后 bFGF 基因表达及外源性 bFGF 的治疗作用"获天津市科技进步二等奖,该研究为 bFGF 治疗颅脑损伤提供了理论依据。2004 年,杨树源等人完成的"急性脑创伤后迟发性神经元死亡分子机制的研究"获天津市科技进步二等奖,该成果揭示脑创伤后神经元凋亡现象及可能机制。2006 年,杨树源等人完成的"神经干细胞移植治疗颅脑损伤的研究"获天津市科技进步二等奖,该成果支持颅脑损伤的干细胞治疗策略,并提出干细胞成瘤性等注意事项。

1997 年，市环湖医院建立亚低温治疗室、亚低温脑保护研究室，在国内率先开展脑温和脑氧分压的测定，促进了亚低温治疗的研究。通过亚低温、巴比妥昏迷、过渡通气等特殊治疗措施，使重型颅脑创伤病人的死亡率下降 25.8%，整体治疗颅脑创伤病人的水平达到国际先进水平。只达石等人完成的"亚低温治疗急性重型颅脑创伤临床及实验研究"获 2003 年天津市科技进步一等奖、2004 年国家科技进步二等奖，此项成果为亚低温在临床的应用打下坚实的基础。2005 年，武警医学院附属医院建立国内最大的亚低温治疗中心，2006 年建成国内最大的神经重症监护病房。

颅内肿瘤

1961 年，天津医学院附属医院赵以成对 1074 例颅内肿瘤进行临床分析，对各类颅内肿瘤的发生率、临床特征及诊治等做了详尽阐述报道，是国内手术治疗脑瘤最早的学术论文，对全国同行有实用价值。1981 年杨树源对筛蝶窦应用显微外科治疗垂体瘤的研究，在临床上可早期发现切除微小垂体腺瘤，共积累 300 余例的治疗经验，研究成果获市科技进步三等奖。同期，浦佩玉进行胶质瘤的基础与临床研究，建立恶性星形细胞瘤、髓母细胞瘤及多形性胶质母细胞瘤等不同类型的体外细胞系作为体外实验模型，其中髓母细胞瘤体外细胞系为国内首先建立。同时，对胶质瘤的综合治疗方法在临床上进行探讨．开展了动脉内化疗、热疗、间质内近距放疗等。1982 年，第一中心医院李建文等进行脑胶质瘤间质内放射的研究，其"遥控后装高剂量率铱 192 间质内放射治疗脑胶质瘤的临床研究"成果，获市科技三等奖。同期，环湖医院赵克明研制的"医用硅橡胶脑恶性肿瘤局部输药装量"新技术，获市卫生局科技成果二等奖。赵用的脑恶性肿瘤术后热疗，临床效果良好。此后，他与解放军二七一医院任智英合作研究卡氮芥明胶海绵脑恶性肿瘤残腔辅助化疗，获天津市科技进步三等奖。上述研究成果为脑胶质瘤的临床综合治疗提供了新的方法。

20 世纪 90 年代以来，天津医科大学总医院和市环湖医院作为天津市神经外科传统优势单位，在颅内肿瘤诊治方案上日趋完善，治疗效果有所提高。听神经瘤手术中借助神经电生理监护，面神经保留率达到90％；经鼻蝶垂体瘤手术成为常规手术，颅底手术中导航及内窥镜的应用、电生理监测、多普勒血流监测等提高了手术安全性和手术质量。

天津医科大学总医院在脑胶质瘤的诊治中，综合大量先进专业技术，如功能核磁、PET等术前诊断、术中导航定位、功能区肿瘤觉醒手术、术中瘤床基因治疗、术后放疗和化疗应用等，使诊治水平始终居国内领先。2006年，浦佩玉等完成的"人脑胶质瘤基础与临床研究"获天津市科技进步一等奖，该课题对胶质瘤的发生机制和临床治疗进行了深入研究，规范了胶质瘤的临床诊治。2008年，于士柱等完成的"人胶质瘤的病理学与分子病理学研究"获天津市科技进步一等奖，该研究对人胶质瘤的病理分型和发病机制进行系统研究，得到了国际、国内同行认可。2006年，张建宁等完成的"脑垂体腺瘤生物学特征与临床诊治的研究"获天津市科技进步二等奖，该研究规范了脑垂体腺瘤的诊治。市环湖医院、市第一中心医院在颅内肿瘤诊断和治疗上，不断改进手术方式和放化疗方案，取得一些成果。市第一中心医院王金环在2000—2006年自行研制的"卡氮芥—聚乳酸缓释膜片"对脑胶质瘤的缓释化疗作用填补了国内空白。

脑血管疾患

1956年，天津医学院附属医院赵以成等开始对高血压性脑出血进行选择性手术治疗。1975年，该院薛庆澄开展颅内动脉瘤开颅直接夹闭手术成功。1978年，李庆彬总结60例高血压脑出血手术治疗临床经验，疗效满意。1980年以后应用显微外科技术施行脑血管病手术治疗，手术成功率有进一步提高，死亡率明显下降。同期，引进CT设备，使各类脑血管病确诊率又有新的提高。环湖医院焦德让开展的颅内超选择性脑血管导管术及血管内介入性治疗取得初步成果。至1990年，天津医学院两个附属医院，第一、第二中心医院，环湖医院等8家医院均开展了脑血管病的手术治疗，并有多篇论文发表。此后又开展血栓的溶栓治疗、脑出血钻颅血肿抽吸后注入尿激酶治疗等疗效达国内领先水平。

脑血管病的治疗方面，随着显微外科技术和影像技术的发展，破裂动脉瘤已成为急诊处理的疾病，绝大多数选择开颅手术的病人均在入院当日完成动脉瘤的夹闭手术，将动脉瘤再破裂概率降到最低。脑血管搭桥技术成为治疗疑难疾病的有力武器，在治疗颅底复杂性动脉瘤、侵及颈内动脉的颅底肿瘤、严重的脑缺血和烟雾病等疾病时，均能采用脑血管搭桥技术来保障病人的安全和充分的脑血供。市环湖医院佟小光在美国著名的BOTON解剖室接受训练两年多，回国后开展动脉瘤的介入治疗和各种术式的搭桥手术，其手术复杂程度在国内处于领先水平。该院已完成200余例各种搭桥手术。天津医科大学总医院行高流量搭桥治疗颅内巨大动脉瘤取得良好疗效。市环湖医院、天津医科大学总医院和市第一中心医院利用颅内外血管吻合手术治疗缺血性脑血管病百余例，取得良好疗效，国内领先。

介入技术也应用在颅内动脉瘤、血管畸形、硬脑膜动静脉瘘以及缺血性脑血管病的治疗中。市环湖医院目前已有2个脑血管病介入治疗专科，每年介入治疗动脉瘘200余例，缺血性脑病介入治疗200余例。

1995年，天津医科大学总医院、市环湖医院参加国家"八五"攻关课题脑卒中CT导向血肿排空和血管内手术新疗法。天津医科大学总医院于1996年参加国家"九五"攻关课题颅内巨大动脉瘤外科研究，开展血管内介入治疗的多项工作，开颅动脉瘤夹闭术在全国居领先地位。2001年，市第一中心医院开展脑血管病介入治疗。2005年，武警医学院附属医院开展了颅内支架置入等脑血管病介入治疗。

功能神经外科

天津医科大学总医院和市环湖医院较早开展癫痫外科手术治疗。

武警医学院附属医院于 2008 年建立癫痫诊疗中心和帕金森病诊疗中心。癫痫中心集癫痫的神经内外科综合治疗为一体，以外科手术治疗难治性癫痫为特长，同时还开展多种抗癫痫药物血药浓度检测，为癫痫的规范化内科治疗提供科学依据。帕金森治疗中心为难治性帕金森病外科治疗的术前评估和手术实施提供先进、科学的手段，使帕金森病的内、外科治疗达到国际水平。

其他疾病

1960 年，天津医学院附属医院方都对三叉神经痛进行临床治疗与研究，至 1990 年共诊治 5000 余例，疗效显著，发表论文 17 篇。天津医科大学总医院、市环湖医院、武警医学院附属医院和市第一中心医院从 1992 年开始，对影像学排除颅内占位所致三叉神经痛、面肌痉挛的患者行开颅微血管减压手术，取得较理想效果。上述三所医院于 2000 年开展了脊柱疾病的微创治疗。市环湖医院小儿神经外科对先天性畸形、脑积水等疾患的治疗处于国内领先水平。

新设备、技术

1. 脑立体定向术

天津医科大学第二医院从 1980 年开始从事脑立体定向治疗，后逐步发展成为天津地区最具影响力的伽马刀治疗中心。1995 年，市环湖医院建立了立体定向放射治疗中心。天津医科大学总医院和市环湖医院在国内较早引进德国的头部 X-刀治疗系统，进行立体定向放射治疗，并于 1998 年又引进体部适型放射治疗系统，把治疗范围扩展到全身，率先引入立体定向系统、射频治疗、细胞刀及皮层电极开展功能神经外科的工作。市环湖医院在小儿神经外科、颅底外科、脑室镜辅助手术等方面也有长足发展。武警医学院附属医院伽马刀治疗中心自 2005 年 5 月开诊，解放军第二五四医院于 2008 年建立了伽马刀治疗中心，市肿瘤医院于 2006 年引进国内第一台射波刀。

2. 颅脑影像诊断

1960 年，方都开展颅脑 A 超及 B 型显像诊断，经颅多普勒诊断、脑血流动力学检测等，对颅脑疾患的诊断增加了无创性手段。同期，天津医学院附属医院引进计算机断层摄影，CT、磁共振成像（MRI），数字减影血管造影（DSA）等诊断设备，淘汰了过去有创性脑室造影术及直接穿刺血管造影术，使诊断技术出现根本性改变。此时期，显微外科的应用、介入性血管内治疗的开展、颅内压监护及激光刀的应用，又促进了神经外科诊断及治疗水平的提高。随着颅脑影像检查设备的不断更新换代，颅脑影像诊断水平推升到了新高度。2002 年 8 月，天津医科大学总医院引进了华北地区（包括天津）第一台 PET-CT。随后，武警医学院附属医院、市肿瘤医院也引进了 PET-CT，2005 年武警医学院附属医院引进的 PHILIPS IN-TRA 3.0T 磁共振仪是 PHILIPS 公司当年推出的最高端的磁共振扫描仪。

神经外科学专家名录

赵以成（1908—1974）

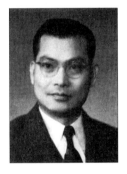

我国神经外科著名专家，我国神经外科的奠基者。1908 年出生于福建漳州。1929 年毕业于燕京大学医学院，1934 年，他从北京协和医学院毕业，获美国纽约州立大学医学博士学位，后留校任脑系外科住院医师、研究员。

1952 年，作为创始人创建了我国第一个神经外科（原天津市立总医院、现天津医科大学总医院神经外科），该科建有独立的神经外科手术室，每月开展 14～18 台脑外科手术。他曾任市立总医院神经外科第一任主任和当时的河北医学院神经外科教授。1954 年，先后建立了北京同仁医院神经外科、北京宣武医院神经外科，以及北京市神经外科研究所，先后就任以上神经外科的主任、宣武医院院长、北京医学院教授和北京市神经外科研究所所长。并受卫生部委托，从 1953 年开始举办卫生部神经外科高级专科医师培训班。我国许多著名神经外科先驱均接受过其培训，学成后均回到各地从事神经外科工作，许多人还成为当地神经外科的创始人，为我国神经外科建立和发展做出了巨大贡献。

先后在国内外发表论文 50 余篇，主编和参加编写了《神经内外科手册》《外科学》《实用肿瘤学》《实用神经病学》等著作。1978年，加拿大蒙特利尔神经科研究所还为他创办了"白求恩—赵以成友谊基金"以示纪念。

薛庆澄（1922—1991）

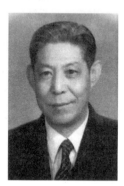

1922 年出生于河北省滦县。1946 年毕业于北京医学院。我国神经外科创始人之一，1952年协助赵以成教授创建天津市立总医院脑系科，早年协助赵以成教授主办了卫生部委托的全国神经外科医师进修班，为国内外培养了神经外科医师近 300 人。1980 年主持建立了天津市神经病学研究所，并任所长。历任天津医学院附属医院神经外科（原天津市立总医院神经外科）副主任、主任、教授和博士生导师，天津神经病学研究所所长，兼任天津市环湖医院名誉院长、北京医学院神经外科教授，兼任中华医学会神经外科学分会副主任委员，《中华神经外科杂志》副总编辑，《中国神经精神疾病杂志》总编辑，《天津医药》杂志编委，《国外医学神经病学》神经外科学分册编委。从医 40 余年，发表有关脑瘤、颅脑损伤、脑血管病等方面论文 50 余篇，其中不少论文填补了国内空白。主编的《神经科外科学》于 1990 年出版发行，成为神经外科领域经典专著之一，并于 1991 年主译了 Yasargil 的《显微神经外科学》。并任《医学百科全书》神经外科学分册副主编，参编《神经内外科手册》《实用神经病学》《实用肿瘤学》等著作。

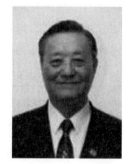

杨树源

1934 年出生于北京。1957 年毕业于天津医科大学（原天津医学院）医疗系，毕业后在天津医科大学总医院从事神经外科医疗、教学、科研工作。历任神经外科主任、天津神经病学研究所所长，兼任天津市医学会神经外科学分会主任委员、天津神经科学学会副理事长、欧亚神经外科学会主席、日本神经外科杂志英文版（Neurologia medico-Chirurgica）顾问及评议员，亚澳神经创伤学会顾问，《中国神经精神疾病杂志》《中华神经外科研究杂志》《中美创伤杂志》《现代神经病学杂志》副主编，《中华神经外科杂志》《中华创伤杂志》（英文版）等 12 种国内杂志编委。

只达石

1942 年 9 月 10 日出生，曾任天津市环湖医院院长、天津医科大学总医院院长、天津市神经外科研究所所长、中华医学会神经外科学分会副主任委员、世界华人神经外科协会副会长、中国医师协会神经外科医师分会主任委员、中国医师协会神经创伤专业委员会主任委员、天津市神经科学学会理事长，兼任《中华神经外科》杂志副主编、《中国现代神经疾病杂志》主编、《中国综合临床杂志》主编、《中华创伤杂志》等期刊编委。

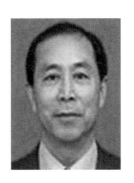

焦德让

1962 年毕业于天津医学院，1964 年毕业于天津市医学院研究生班，曾就职于天津市医科大学附属医院神经外科、天津市第一中心医院、天津市环湖医院，任神经外科教授、脑血管介入中心主任，现任武警医学院附属医院脑系科（医院）中心名誉院长。主要从事脑血管病的研究，对颅内肿瘤及脑血管病有很高的造诣。

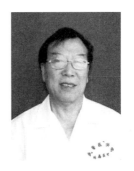

张建宁

1961 年 8 月出生于天津，1982 年毕业于江西医学院，1989 年获硕士学位，1992 年获博士

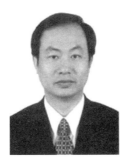

学位，现任天津医科大学总医院院长、天津市神经病学研究所所长、教育部中枢神经创伤修复与再生重点实验室主任、中华医学会神经外科学分会主任委员、中国医师协会神经外科分会副会长、天津市医师协会会长、天津市医学会神经外科学会主任委员，曾任天津市医学会副会长。

从事临床工作 30 余年，在颈椎病等脊髓脊柱疾病、颅内肿瘤、脑血管病的诊断与治疗方面积累了丰富的经验。他在国内外首次报道了"颅脑创伤后外周血内皮祖细胞的变化规律"，以第一作者和通讯作者身份发表学术论文 240 余篇（其中 SCI 收录 40 余篇，累计影响因子超过 120 分）。先后主编了人民卫生出版社出版的《神经外科学》（第 2 版）和《神经外科重症监护》，主译了《显微神经外科手术图谱》脑肿瘤分册，担任了《中华神经外科杂志》《中国神经精神疾病杂志》副主编和 10 余种专业期刊的编委。曾获得天津市科技进步一等奖。

第三节　骨科学

天津医院

1880 年，清末大臣李鸿章在天津建立马大夫医院（以英人姓氏 M 命名）。1953 年更名为天津人民医院（今大沽北路口腔医院地址）。曾在北京协和医院工作的方先之、金显宅二位医师此时进入天津人民医院，并将该院改为骨瘤科专科医院（骨科床位占 2/3，瘤科占 1/3）。

方先之教授在骨科专科医院建成后，做出以下几方面贡献。

1. 将骨科专业进一步细化为创伤、骨病、骨结核、小儿骨科、手外科，为骨科深层次发展打下基础。

2. 创建全国骨科高级医师进修班，截至 2018 年已举办 59 届（"文革"十年停办），为全国各地培养了大批骨科专业人才，被称为中国骨科医师培养的黄埔军校。

3. 率先在国内开展骨关节结核病灶清除术，是对脊柱结核、关节结核治疗一个里程碑式的贡献。

4. 与李瑞宗主任合作提出骨肿瘤新的分型，被国内外广泛采用。

20 世纪 60 年代，方先之教授曾被全国骨科界公认为中国近代骨科奠基人。1970 年，方先之教授因病逝世。1971 年，市政府将人民医院骨科迁至解放南路并更名为天津医院（此前曾命名为海河医院、反帝医院）。

曾在方先之手下工作的各科主任医师在各领域中继续做出贡献，如骨病科陶甫（副院长）、李春林、陶舜将骨病科改建成脊柱外科。创伤骨科的尚天裕、顾云五、李汉民将中西医结合治疗骨折进一步发挥壮大。结核科郭巨灵主任、袁世祥主任率先将治疗骨关节结核为主改为治疗风湿病关节炎为主。手外科在孔令震、费起礼领导下开展了显微外科。小儿骨科邸建德主任是我国小儿骨科创建人之一。与此同时，我市医大附属一院骨科刘润田、一中心医院强逸之、二中心医院赵继宗、河东医院（今三中心医院）于至悌等也先后建立骨专科。

在骨科迁入天津医院之后，原人民医院主办的《骨科通讯》杂志更名为《中华骨科杂志》，正式成立杂志社。戴祥麒主任为杂志社发展壮大做出了很大贡献。现《中华骨科杂志》已成为中华医学会骨科分会一级杂志，负责人是胡永成主任。李瑞宗主任主编的《骨肿瘤图谱》被国内骨科医师广泛参用。张铁良主编的《临床骨科学》，由人民卫生出版社出版，再版三次。

2014年，马信龙院长主持在原址对天津医院进行重建，加之天和医院并入天津医院，天津医院遂变成以骨科为重点的综合性医院。近十年医学科学飞速发展，全市骨科医师队伍不断壮大，现将骨科所属各分科重要进展分别记述如下：

1. 创伤骨科

直到20世纪末，天津医院和天津市其他医院的创伤骨科，在对骨与关节损伤的诊断、分型及治疗评价方面仍沿用旧有的标准，与西方发达国家先进的分型脱离，影响与国际骨科界的交流。1991年，由张铁良、王沛（总医院）、马宝通、吴英华率先将国际通用AO骨折分型引入我市，使对骨折、关节损伤的诊断标准、疗效评价与国际全面接轨，促进了我市临床诊治的进步。

1985年，金鸿宾研制"抓髌器"治疗髌骨骨折，获国家发明三等奖及日内瓦商展金牌奖。1987年，张铁良以"经皮撬拨＋手法复位"治疗跟骨后关节面塌陷型（Sander II 型）骨折获国家发明二等奖，为当时国内医学最高奖项。姚树源以"同侧带血管肌蒂腓骨治疗胫骨骨折不愈合"及"带旋髂深血管蒂治疗成人股骨头坏死"分获 1986 年、1991 年市科技进步三等奖。1987 年，庞贵根以"鹰嘴复位固定器"获市科技进步三等奖。1993 年，马宝通的"单臂外固定器治疗四肢骨折"，张亚非的"外固定架治疗胫骨平台骨折"，朱式仪的"桡骨头置换"获市科技进步三等奖。万春友对浮膝治疗使病残率明显下降。马宝通对胫骨平台骨折治疗及开展对创伤病人静脉栓塞防治。辛景义开展无孔平面加压髓内钉治疗长管状骨骨折。2005 年，张建国参与的改善骨断端血运研究获市科技进步三等奖。尹双波的三相截骨治疗陈旧跟骨畸形愈合获市科技进步三等奖。1997 年，舒衡生率先开展腓肠神经和隐神经营养血管逆行岛状皮瓣转移术治疗软组织缺损。2006 年，率先开展 Ilizarov 外固定架治疗四肢骨折及肢体畸形。1993 年，辛景义、张铁良应用三维踝关节外固定器治疗踝关节骨折获国家发明三等奖。

自 1994 年至 2012 年，张铁良的"肱骨近端骨折闭合复位技术改进及生物力学研究""骨内外联合固定器治疗胫骨骨折不愈合"等科研项目先后获天津市科技进步奖共 8 项（二等奖 5 项，三等奖 3 项）。

1994 年，张铁良在美国进修骨科后，引进"带锁髓内钉治疗四肢长管状骨骨折"填补我市空白，现已在我市骨科临床广泛应用。

2. 脊柱外科

20 世纪 70 年代以前，天津医院对脊柱疾病的治疗仅限于脊柱结核及腰椎间盘摘除。脊柱结核病灶清除自方先之教授之后主要由郭巨灵、袁世祥、汪锡纯开展手术，脊柱结核治疗标准已被全国广泛采用。由于防疫医学的进步，脊柱结核大量减少，至 70 年代后，涉及脊柱系统的各种疾病已自成系统。天津医院遂建立脊柱外科病房，逐步开展脊髓减压、脊柱融合、脊柱矫形、脊柱肿瘤等各种脊柱疾病治疗。陶甫、李春林、陶舜、朱任东、周静等带头开展脊柱疾病治疗，其后由董荣华、邓树才、夏群、张晓林等主任继续开展，将脊柱科进一步分工扩展为三个科室，对疾病治疗各有侧重。

1994年，赵合元改良椎管截骨技术，减少手术对脊髓损伤。1998年，夏群采用前后入路治疗胸腰椎骨折严重脱位，董荣华等研制的"脊柱稳固器治疗椎体爆裂骨折、驼背畸形"获市科技进步二等奖。贾占华首先采用前路入路切除脊柱肿瘤并人工椎体置换。1997年，邓树才率先在我市引进椎弓根固定术术式。2001年，邓树才等采用椎弓根螺钉及椎间植骨治疗腰椎滑脱。2001年，徐宝山的"用经皮椎体成形术治疗骨质疏松压缩骨折"获市科技进步二等奖。2002年，邓树才、马毅引进Halo-Vest架治疗颈椎损伤。2004年，马毅用椎弓根钉治疗下颈椎脱位。夏群开展小切口前路椎间盘髓核清除术，徐宝山、夏群使用椎间盘造影术诊断椎间盘源性腰痛。同年，夏群开展人工椎间盘置换及齿状突骨折固定术。徐宝山开展可动式脊柱内镜切除椎间盘。2005年，邓树才开展Kyphon球囊椎体成形治疗老年椎体压缩骨折。2007年，郝永宏开展经后路椎体次全切除钛网及椎弓根钉治疗重度胸腰椎压缩骨折。张晓林在天津市率先开展了上颈椎骨折复位固定、寰枢椎畸形融合术及脊柱畸形椎体截骨矫形术。

为了使病种治疗更先进化、专业化，脊柱科分成三个亚种：脊柱退行变、脊柱肿瘤及脊柱外伤与矫形。科主任分别由邓树才、夏群、张晓林担任。

3. 关节外科

早在20世纪70年代，原结核科郭巨灵主任即开始研究类风湿关节炎的治疗，率先开展髋、膝人工关节置换术。当时所用关节假体均由本院假肢厂制造。

2002年，张铁良主任由美国研修骨科归国后，在天津医院建立了关节置换中心，遂使天津市关节置换诊断、手术操作、康复与国际接轨。

关节置换中心初建时，由于建华担任主任，卜延民、赵秀祥、郑德志等组成医师团体。原结核病科高志国主任率任凯晶、张福江、毕晓阳、苗兵、李晓辉等医师加入。关节中心建立后，显著改进了髋膝关节置换水平。

2016年，刘军主任由市人民医院调到天津医院任关节中心主任。关节中心病房随着医院重建而扩大，病床由50张扩大到100张。至2018年，每年髋膝关节置换病人达4000余例，配合康复系统治疗，手术优良率已达98％。

刘军率先开展膝关节单髁置换、髌骨关节表面置换，并将3D打印技术用于髋膝翻修术。任凯晶主任率先开展小切口微创膝关节表面置换术，用3D打印治疗股骨干畸形愈合导致的膝关节骨性关节炎。于建华主任先后开展髋臼旋转截骨治疗髋臼发育不良，主编了《人工关节置换与翻修技巧》等著作，并由人民卫生出版社出版。李晓辉率先设计在计算机辅导系统下用自体骨髓移植治疗早期股骨头坏死。郑德志率先应用小切口做髋关节全髋置换。

4. 手及显微外科

天津市手外科创始人为孔令震主任。1964年，完成肩胛带创伤完全离断再植成功一例。1971年迁入天津医院后，手外科与显微外科合并。科主任先后由孔令震、费起礼、高广伟担任，除治疗各种复杂手外伤、手部先天畸形之外，又开展断肢断指再植手术。为加强专业化，将手外科分为显外及手两病区，科主任分别由阚世廉、陈克俊、陆芸（副院长）担任。在应用技术与学术研究方面均高速发展，断指再植成活率达70.6％。孔令震、高广伟游离足趾再造拇指22例，在国际骨科会议上发表。显微外科开展各种皮瓣移植术——岛状皮瓣和指甲移植术、背阔肌皮瓣移植术，均在国内处于领先地位。

阚世廉率先开展游离神经移植治疗周围神经缺损及臂丛神经损伤。陈克俊开展多种带血管皮瓣、肌皮瓣转移治疗四肢软组织缺损及骨缺损。2013年，宫可同接任主任，先后开展游离穿支皮瓣术、复杂拇指再造术、同种异体神经移植术、微型外固定架治疗掌指关节粉碎型骨折，并开展了无止血带阻滞麻醉下治疗手部关节常见手术。

5. 骨肿瘤

早在 20 世纪 50 年代，方先之教授协同李瑞宗、王德延教授编写了《骨与软组织肿瘤分类》一书，是当时骨科、肿瘤科的重要临床参考书。在方、李二位主任主持下，每个月都有两次病理诊断讨论，有骨科、病理科、放射科医师参加，对骨肿瘤诊断起到重要推动作用。

1971 年，原天津人民医院骨科与肿瘤科分家，骨科迁到解放南路，后改名为天津医院，肿瘤科迁入宾水西道成立天津市肿瘤医院，将骨与软组织肿瘤独立成科。科主任先后由张允祥、宋金刚、方志伟担任，是国内第一家骨软组织肿瘤治疗专科。

2008 年，由王国文教授担任该科主任，骨与软组织肿瘤科进一步扩大，已开展全椎体切除重建术、全骶骨切除重建术、半骨盆切除重建术，在巨大软组织肿瘤切除与重建方面居全国领先地位。

该科现有博导 2 名，主任、副主任医师 7 名，年收治来自全国的病人 2000 余人，年手术量 1500 余台。

由原人民医院转到天津医院骨肿瘤科，主任由胡永成博士担任，开展了微波热疗治疗骨转移肿瘤，提高肢体保肢成功率。胡永成的"原位微波灭活在肿瘤治疗中应用及椎体成形术临床与实验研究"获天津市科技进步二等奖。

6. 关节镜科

天津医院自 1983 年开始开展关节镜技术，由王介民、赵力、黄竞敏开展，1998 年正式成立关节镜科。科主任黄竞敏由膝关节开始逐步开展了肩、髋、肘、腕、踝关节镜技术。由关节镜下清理术逐步开展半月板修复、膝关节各种韧带修复，包括人工韧带修复，并开展软骨移植等手术。现在，关节镜科有两个病区，2016 年引进陈德生医师担任其中一个病区主任。全科医师共 16 人，有 72 张病床，每年开展手术约 2000 余台。

7. 小儿骨科

小儿骨科与成人骨科有不同特点，在病理、诊断、治疗上各有不同。1953 年原人民医院方先之、邸建德创建小儿骨科病房，专门收治 12 岁以下儿童。当时，小儿骨科只在上海、北京、天津几个大城市内开展。

邸建德主任专门负责小儿骨科，率先在国内开展发育性髋关节脱位、小儿脊柱侧弯矫正、四肢发育畸形等疾病治疗，使用早期滑膜切除明显降低儿童股骨头坏死发病率。

1982 年，戴祥麒主任应用连衣挽器和挂式支架治疗幼儿先天性髋发育不良，并率先开展先天性垂直距骨治疗。张质彬主任率先开展 Chiari 氏骨盆内移截骨术治疗小儿髋发育不良。

1991 年，杨建平主任由加拿大研修归来，开展闭合复位，经皮穿针固定治疗儿童青少年肱骨髁上骨折，取代小夹板外固定，明显减少术后肘内翻并发症的发生率。应用 Ponseti 技术治疗先天性马蹄内翻，多段截骨矫正脆骨病畸形；应用 Tonnis 三联截骨治疗大龄儿童髋臼发育不良；应用 Ilizarov 外固定架矫正小儿下肢畸形。杨建平曾担任中国医师协会骨科专业组组长。

天津医科大学附属医院

天津医科大学总医院骨科作为天津医科大学校级重点科室，建立于 20 世纪 50 年代。历经刘润田、刘松年、郭世绂、张义修、王沛、马信龙、冯世庆等科主任的传承与奋斗，已成为高水平的医教研全面发展的临床科室。无论是临床技术的革新求精，还是科研教学的相长共进，以及应急救灾的一马当先，无一不彰显着骨科人的担当与进取。目前是教育部长江学者特聘教授团队、天津市创新人才推进计划重点领域脊柱脊髓研究创新团队、天津市国际联合研究中心、国家科技部脊髓损伤国际科技合作基地。

总医院骨科分为脊柱、关节、创伤与骨肿瘤三个病区，目前开放床位 147 张，监护病房床位 24 张，科室现有医生 41 名，其中博士 20 人，硕士生导师 10 人，博士生导师 4 人，并逐渐形成医疗、教学和科研全面发展的天津医科大学重点学科。骨科医生团队承担了大量的临床工作任务，科室年门急诊接诊量超过 10000 人次，年手术量约为 2600 台。近年来，在科室临床医疗方面相继开展了一系列高难新的具有国内外领先水平手术，其中脊柱外科方向开展了脊柱脊髓损伤的规范化治疗，以及脊柱外科微创手术治疗，包括椎间孔镜下髓核摘除术、经皮球囊扩张椎体后凸成形术、经皮骨折定位椎弓根钉内固定术等，随着脊柱融合术的发展，PLIF、TLIF、OLIF 等国际先进微创技术也得以引进并相继开展；关节外科方向开展了微创人工膝关节置换以及髋和膝关节翻修手术，膝关节镜下修复前交叉韧带损伤，以及关节镜下髌骨韧带重建术用于治疗髌骨关节紊乱症等；创伤骨科开展了复杂骨盆髋臼骨折、肢体延长等系列手术项目，尤其是运动医学方向的发展，已开展了多项创伤小、恢复快的微创手术技术。

同时科室重视科学研究，骨科近年来承担国家自然科学基金等不同级别科研课题 80 余项，年科研经费达 100 万元左右。近年来，在国内外发表相关论文 800 余篇，发表 SCI 论文 290 余篇，其中近三年发表 SCI 150 余篇。获得中华医学科技进步二等奖、天津市科技进步一等奖等科技奖励 10 余项。主编或参编著作 15 部。

人才培养方面，骨科现有国家级、市级、校级等各级别新世纪人才 7 名，国务院特殊津贴专家 1 名，教育部长江学者特聘教授 1 名，入选"万人计划"1 名，人事部国家百千万人才工程人选 1 名，教育部新世纪优秀人才 1 名，天津市海河新锐 1 名，天津市青年人才托举工程 1 名，天津市"131"创新型人才：第一层次人才 1 名、第二层次 1 名、第三层次 2 名，已输送多名学术骨干先后到美国、芬兰、德国、日本、澳大利亚等地医院和研究所学习。

天津市第一中心医院

天津市第一中心医院原址在天津市睦南道，后一分为二，大部分迁到复康路，仍称为一中心医院，少部分在原址，改名为天和医院。

一中心骨科在 20 世纪 60 年代由强逸之创建，后由武春敏、游伟、姚树源继任。2002 年由姜文学接任至今。1993 年，游伟主任采用动力髋螺钉治疗转子间骨折，1997年开展交锁髓内钉治疗长管状骨骨折。1999年，姚树源主任开展旋髂深动脉骨瓣治疗早期股骨头坏死，取得良好疗效。同年，又开展肌皮瓣移植治疗外伤后软组织缺损、带血管骨移植治疗桡尺骨骨不连，获市科技进步三等奖。姜文学主任开展微创切除颈椎、腰椎椎间盘脱出，开展自体骨移植联合仿生脉冲电磁治疗早期股骨头坏死，获市科技进步三等奖。姜文学还参与随意髂骨皮瓣临床和实验研究，获市科技进步三等奖，并在天津市首先开展机械人微创手术。张涛主任率先开展微创椎间孔镜治疗腰椎间盘突出及所引发的椎管狭窄和经皮穿刺治疗老年压缩骨折。

一中心骨科已由原来一个科扩大为三个亚病科，治疗范围包括创伤、脊柱、关节病、手足外科，现有主任医师5名，临床医师30多名。

天津市第三中心医院

天津市第三中心医院原名为河东医院，20世纪80年代，骨科成为独立科室，主任为于至梯，继任者为江毅、江汉。于至梯主任在临床工作之外还做了软骨细胞生长的研究。江毅主任将病房扩大，并以脊柱疾病治疗为重点。江汉主任由市人民医院调任至三中心医院后，率先开展了前后路一期手术治疗颈脊髓损伤，同时开展ORION钢板在前路手术中应用。AXIS钢板在颈椎后路手术中的应用填补了我市空白。"脊柱侧弯C-D矫形术失血量及相关因素研究"获市科技进步二等奖。"小学生脊柱侧弯患病率调查表"获天津科技成果认定。

现在骨科共有两个病区，病区主任分别由肖连平、王树森担任，全科临床医师共19人，病床96张。

天津市人民医院

新人民医院建立于2004年，地点在芥园道，是由天津市第二中心医院、天津红十字医院骨科、天津滨江医院（以肛肠病为主）三个医院合并而成。第一任院长为原二中心医院院长吕之光。

原天津二中心医院骨科建立于 20 世纪 60 年代。历代骨科主任有赵继宗、叶锦圣、杨成城、贾世孔。天津红十字会医院骨科主任最早由田成瑞担任，重点以脊柱外科为主，建有脊柱外科中心，其下有江毅、赵春凡、张学利、江汉、田融等医师。三甲医院合并后，骨科扩大为三个部门，即脊柱外科、关节外科（关节镜及关节置换）、创伤外科。脊柱外科又分为三个病区，分别由张学利、田融、夏英鹏担任主任。创伤骨科由贾世孔担任主任。关节科由田孟强、田峥巍担任主任。

脊柱外科有 120 张床位，张学利主任对脊柱退变、椎间盘脱出与遗传因素的关系做了大量临床与基础研究，并开展了颈椎前后路微创治疗。夏英鹏主任在本市率先开展上颈椎、寰枢椎复杂骨折的复位与固定。田融重点以脊柱退行性病治疗为主。贾世孔主任在创伤骨科率先引入国际先进标准对四肢骨折尤其是髋臼骨盆骨折分型及治疗方法，并开展了各种股骨头脱位治疗，取得良好疗效。他研究的"掌指骨折外固定器"填补了天津市空白。关节科田孟强主任在美国纽约关节病医院学习后，与田峥巍主任开展各种膝关节疾病治疗，如膝关节内韧带修复、膝关节表面置换，已做了 6000 余例。

人民医院骨科建立以来，拥有正高级医师 20 余名，骨科病床400 余张，共发表学术论文 200 余篇。

天津医科大学附属肿瘤医院

骨与软组织肿瘤科是国内唯一一家集外科手术、放化疗、功能康复为一体的专科。

1981 年建科后，主任分别为张允祥、宋余刚、方志伟。2008年，王国文博士担任科主任，他继承科室特色不断发展，使本科诊治水平居于国内前列。

王国文主任为世界保肢学会会员，编写了国内第一部《软组织肉瘤现代外科治疗》，获天津市科技进步三等奖。

现在该科共有博导两名，主任、副主任 7 名，年门诊量 17000余人，收治病人 2000 多人，年手术量 1500 余台。在 SCI 刊登文章

33 篇，最高影响因子 8.791，主编骨与软组织肿瘤著作六部。

天津四中心医院

天津四中心医院原名天津铁路医院，曾是我市最早的公立综合医院之一。2004 年改名为天津市四中心医院。骨科主任依次由王熙荣、李宝祺、李超英、王永清担任。

2007 年，王永清主任担任科主任后，开展了膝、髋及肩、肘关节人工关节置换术，关节镜检查和治疗。他设计改良了治疗股骨骨折的锁定髓内针及弹性髓内针。

目前，该院骨科分设两个病区，共 80 余张床位。分为五个专业组，年手术 1200 余例，有医护人员 60 名，其中高级职称医师 12 名，博士生导师一名（王永清），博硕士共 11 名。

天津第五中心医院

天津市第五中心医院前身是塘沽区医院，20 世纪 60 年代已建立独立骨科科室。主要负责塘沽区（今滨海新区）一带居民和企业职工治疗。

2008 年，为了提高医院总体水平，乘着京津冀一体化的东风，该院与北京人民医院联合，由北京人民医院骨科张殿英主任来津担任该院副院长兼骨科主任。10 年来，第五中心医院骨科从临床到科研均取得重大发展。

临床除了治疗严重创伤外，同时开展了脊柱外科、关节外科、运动医学肩肘及足踝外科，病床床位由原 10 余张扩大到 100 多张。在科研上更是取得显著进步。在张殿英主任带领下，每年在 SCI 发表文章 10 篇以上，在天津市骨科对外学术交流中位居前列。

天津武警医院

天津武警医院又称武警部队后勤学院附属医院，是天津市一所大型综合性医院。最初该院骨科是由外科分化出来，仅有 8 张床位。1988 年，王景贵主任调至骨科，骨科开始成为独立科室，骨科床位及病人就诊量逐步扩大。至今，骨科已拥有五个亚病区，300 多张床位，成为天津市骨科系统重点科室。五个亚病区分别为创伤、脊柱、关节、手足外科、关节镜病区，各病区主任分别由刘天盛、王文良、孙明林、苏学涛、王志明、唐烽明担任。

2000 年，该院更名为武警医院，医院规模进一步扩大，集医学、教育、科研为一体。2015 年，原天津医院脊柱外科主任夏群调入武警医院，接替王景贵主任担任该院骨科主任。在他的带领下，脊柱外科得到进一步发展，开展不少脊柱外科新术式，如侧卧位前后联合切口行胸腰椎三维重建术、沙滩椅位颈椎前后入路三维重建术。发表有关论文近百篇，使该院脊柱疾病治疗水平居天津市前沿地位。同时，各亚专科如关节外科（王景贵主任延聘为学科带头人）、关节镜、手足外科也取得很大进展。

现骨科拥有博士、硕士 98 名，来本院进修骨科医生已达 376 名。全科累计在专业期刊中发表论文 937 篇，获科研成果 128 项。

天津港口医院

港口医院位于天津海港港口，建立于 1972 年，最初仅为港口工作人员服务，后逐渐扩大为大型综合医院。骨科成立之初曾与天津医院联合，由张铁良、周静等骨科专家分期赴院指导骨科疾病的诊断与手术治疗。

今在丁尔勤副院长兼骨科主任的带领下，每年择期手术达 1500 余例。其中，脊柱手术近 180 例，关节置换术（膝、髋、肩、肘）200 余例，复杂骨折包括骨盆骨折、关节内骨折每年完成 700 余例，足踝病 100 余例。丁尔勤主任开展了"逆行髓内钉治疗股骨远端骨折""PCCP 治疗股骨近端骨折"等新诊治手段，填补了天津市空白，获天津市新技术引进奖。

现有骨科床位 68 张，具备高级职称的医师占医生总数 1/4。

天津医科大学第二附属医院

天津医科大学第二附属医院是由医大第一附属医院（即天津总医院）于 1972 年分化出来，现坐落在天津市平江道。

二附属医院骨科 1980 年正式成立，骨科主任依次为赵奎宗、盛锡塈，及现在的倪东馗、王凯主任。

骨科以治疗脊柱疾病为重点（包括微创脊柱外科），兼有创伤骨科、关节外科。现有病床 50 张，每年开展各类骨科手术 3000 余例，在 SCI 期刊上发表论文 30 余篇。倪东馗主任的"应用捆绑带治疗粉碎骨折"获市科技进步三等奖。

泰达医院

泰达医院坐落于天津经济技术开发区，担负治疗开发区国内外企业职工的工作。泰达医院是新建的综合医院，骨科有 140 张床位，骨科主任董荣华，下属五个病房，以治疗脊柱疾病为主，以运动医学为重点，董荣华研发的脊柱稳固器用于辅助治疗脊柱爆裂骨折及驼背畸形矫形术后，获天津市科技进步三等奖。副主任韩慧重点治疗运动损伤及膝髋关节病。

西青医院

西青医院原为西郊区医院，2016 年晋升为三级医院，骨科床位 86 张，主要接诊创伤病人。近两年，开展关节置换、脊柱疾病的诊治并取得迅速进展。骨科主任为王可良。

北辰医院

北辰医院原为北郊医院，2016 年晋升为三级医院，骨科已成为该院重点科室，开展了关节外科、脊柱外科。

东丽医院

东丽医院原为东郊医院，该院新建住院大楼，骨科拥有 50 张病床，也是该院重点科室，现已能开展创伤、关节置换、关节镜等手术。

宝坻区医院

宝坻区医院原为宝坻县医院，现在是天津市所属远郊区规模最大的医院。骨科共有 124 张病床，每年骨科手术 4000 余台，其中髋膝置换及脊柱手术 500 余台。全科共有主任医师及副主任医师 11 名，博硕士 10 名，吕守正担任科主任。

迄今为止已在 SCI 发表论文 12 篇，国内中心期刊发表论文 11 篇，承担市级科研课题 10 项。

蓟州医院、宁河医院、武清医院、静海医院均设有骨科,以交通事故、外伤所致四肢骨折为主。外伤患者均可在当地获得良好治疗。武清医院还设有小儿骨科,以治疗小儿脆骨病闻名,接受来自全国各地的小儿患者。

天津市医学会骨科分会

1999 年,天津市医学会骨科分会正式成立,目的是交流市内各医院临床诊治经验,并与国内外骨科做学术交流,以提高我市骨科学术水平。

骨科分会主委张铁良,名誉主委孔令震。副主委王沛(天津医科大学总医院)、周静(天津医院骨科),秘书长游伟(天津第一中心医院)。下属八个学组:创伤学组——组长马宝通,关节学组——组长张学利,关节镜学组——赵力、黄竞敏,手及显微外科学组——组长阚世廉,小儿骨科学组——组长杨建平,骨肿瘤学组——组长胡永成,骨内科学组——组长白人骁。

2005 年,主委张铁良、王沛、游伟,冯世庆兼秘书长。

学术活动:每年开一次年会,市内各个医院骨科医生参会,会期两天。年会内容包括市内外专家讲座、市内各医院骨科医师宣讲论文。另有半天供青年医生宣读论文并演讲,以培养年轻大夫参会能力。骨科年会则轮流由各大医院主办,如天津医院、天津医科大学总医院、人民医院、四中心医院、武警医院、464 医院、宝坻医院等。每月各学科小组自行组织活动(又称骨科沙龙),所有医师可在小组会上畅快交流各自经验。

2013 年,学会任期到期改选,新骨科分会于 2013 年成立,主委马信龙,副主委马宝通、冯世庆、胡永成、姜文学,秘书长夏群。新骨科分会学术交流活动更加频繁,至今每年均有数次聘请国内外专家来津讲座做学术交流。

骨科学专家名录

方先之(1906—1968)——"中国骨圣"、中国骨科医院奠基人

1906 年 2 月出生于浙江省诸暨市。1933 年毕业于北京协和医学

院，获博士学位。在北京协和医院工作，历任
住院医师、总住院医师、主治医师、讲师、教
授等职。曾于 1938 年 8 月至 1939 年 9 月赴美
国大学学习骨科。1942 年，北京协和医院被日
寇侵占，具有强烈民族自尊心的方先之不愿为
日寇工作，毅然离开北京协和医院移居天津。
1944 年 8 月，方先之教授创立了天津骨科医院

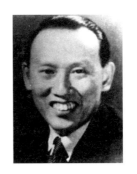

并担任首任院长，为中国近代骨科事业做出了骄人的贡献。

　　方先之教授对于我国骨科事业发展有六大主要学术贡献。一是
于 1951 年在国际上首创治疗骨关节结核的新方法——骨关节结核病
灶清除疗法。二是实现了"切开整复内固定"到"手法整复夹板固
定"的升华。三是骨肿瘤诊断分类。他强调临床、X 线、病理三结
合，打破了国外沿用的按组织来源分类的陈旧观念和方法，其特点
是简明、易记、易懂，适合骨科、放射科和病理科使用，被称为
"方氏分类法"，至今仍为骨科临床医师所称颂。四是倡导并创办骨
科高级医师进修班，为新中国培养了大批优秀骨科医师。五是创办
《骨科进修班通讯》，经过了《天津医药杂志》骨科副刊的发展过程，
成为现在的《中华骨科杂志》，推动了我国骨科医学事业的蓬勃发
展。六是制定了系统的学科建设管理体系，当时就把骨科分成了创
伤、骨疾病、小儿骨科、手外科、骨肿瘤等很多分支。在国内率先
开展脊柱、四肢、结核病、腰椎间盘突出手术，包括小儿、婴儿麻
痹后遗症的治疗以及切开复位及内固定处理关节骨折等。抗美援朝
战争期间不顾个人安危奔赴前线救护伤员。

　　方先之教授德高医粹、严谨治学，为中国骨科事业的发展做出
了卓越贡献。他以卓越、非凡的人格魅力为中国的骨科事业树起一
座丰碑，被誉为"中国骨圣"。

117

　　陶　甫（1913—1982）

　　1913 年初生于浙江省绍兴市。1937 年毕业于河北医学院。1946
年赴美国加州大学海员医院进修。曾在兰州医学院、河北医学院外

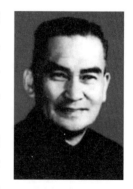

科任教授，曾任天津原人民医院及天津医院副院长、中西医结合治疗骨折研究所所长等职。历任天津市政协常委、天津市九三学社常委、中华全国骨科学会副会长、《中华骨科杂志》总编等职。

20世纪70年代，总结出一整套李氏按摩手法并著书《按摩》《李墨林按摩疗法》两部著作。指导并参与了"从脊神经后支的解剖探讨腰背痛的机制""局麻下第三腰椎横突综合征的手术治疗"研究，填补了治疗腰背疼的一大空白，把骨科同道从1934年由BIRR及MIXTER创建的腰腿疼绝大部分是腰椎间盘突出造成的理论扭转到软组织损伤，即椎管外病变、臀上皮神经受卡压造成的下腰疼一个新真知的新水平。

1953年，受卫生部委托，陶甫与方先之教授共同主持了全国高级骨科医师进修班，并与他人合著《按摩》《临床骨科学》，先后发表论文60多篇。在中医中药治疗感染性、开放性骨折上，获卫生部二级科研成果奖。

郭巨灵（1919—1985）

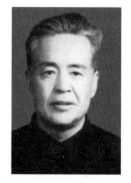

1919年出生于北京市，北京大学医学院毕业。曾任天津医院骨结核科主任、主任医师，《中华骨科杂志》副总编辑，中华医学会天津骨科分会理事。曾担任全国骨科医师进修班班主任二十多年，参加过抗美援朝医疗队和京津唐地区强烈地震救助工作。

郭巨灵教授从事临床研究工作39年，发表学术论文50余篇，在骨科学各个方面有着很深的造诣。他知识渊博，基本功扎实，德高望重。主要有两大学术贡献：一是师从方先之，首创骨关节结核病灶清除术，填补了治疗骨关节结核病的空白，使骨结核治疗达到了世界先进水平。方先之教授逝世以后，他继承先师的事业，对骨结核病灶清除疗法进一步完善和发展，对手术的步骤、方法进行了大胆的改革。对颈椎结核等手术治疗方法进行了改进，使骨关节结核的治疗水平从50年代至80年代始终保持着世界先进水平。他系统总结了骨关节结核病灶疗法，荣获1978年科学大会集体奖。二是在国内领先研究类风湿关节炎病理、诊断和治疗。撰写了《1000例类风湿性关节炎的分型》，填补了我国空白。主编了《骨病学》一书并组织撰写了《骨科手术学》一书。

尚天裕（1917—2002）

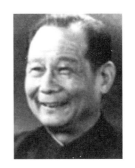

1917年出生于山西省万荣县。1944年毕业于西北医学院（现西安医科大学）。曾任天津原人民医院及天津医院骨科主任医师及天津骨科研究所所长。

1958年，他运用现代科学知识和现代科学技术研究中国传统医药学规律，创造具有我国特色的骨折治疗方法，并提出中西医结合治疗骨折的原则：动静结合，筋骨并重，内外兼治，医患配合。尚天裕是著名骨伤科专家，杰出的中西医结合学者，中国中医研究院资深研究员，中西医结合治疗骨折的创始人和奠基者。共发表骨伤科文章171篇，主编及参与著作34部。1988年荣获世界文化协会授予的爱因斯坦科学奖，1998年获陈立夫中国医药学术奖，1998年当选世界中医骨伤科联合会主席，1999年获中国接骨学最高成就奖，2001年获中西医结合贡献奖。

李瑞宗（1923—1994）

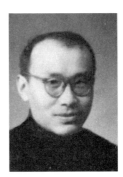

1923年出生于北京市。1945年毕业于北京医学院医疗系。国务院特贴专家，曾任天津医院病理科主任医师、研究员。兼任第四军医大学骨科教授，并担任《中华骨科杂志》《中国肿瘤临床》杂志编委。

从事骨科病理工作以来在国内率先提出了

我国自己的骨肿瘤分类方法。在国内外刊物上发表论文 40 篇，对骨瘤发生、发病特点和规律提出了许多新的见解，其中绝大多数观点属国内首次报道如《250 例骨肿瘤分析》《骨肉瘤 50 例分析》《软骨肉瘤 101 例分析》和《骨肿瘤瘤样病变 12404 例统计分析》，获国家教委科技进步三等奖。参加编写《临床骨科学·肿瘤》《骨关节病理》《外科学》《实用肿瘤学》《中华百科全书》（骨科学）《临床骨科学·骨病》及《骨科手术学》著作。

邸建德（1923—1983）

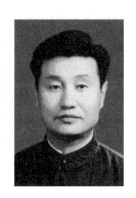

河北省乐亭县人，中共党员。1947 年毕业于山西省川至医专。1952 年在天津市人民医院任骨科主治医师，1980 年任天津医院骨科主任医师、小儿骨科主任兼骨科研究所研究员。任中华医学会天津分会理事、中华医学会天津分会骨科学会委员、《中华骨科杂志》常务委员等职。

他对小儿先天性髋脱位、小儿股骨头无菌坏死、脊椎侧弯、脊椎结核合并截瘫、婴儿瘫后遗症的肌腱旋转手术、陈旧性孟氏骨折、陈旧性肱骨外髁骨折的畸形愈合等都有独特的见解，并开展了第一例小儿股骨头滑膜切除治疗无菌坏死的手术。先后发表论文 30 多篇，其中有 20 多篇论文被骨科专家认为具有国际水平，是我国小儿骨科奠基人之一。

孔令震（1924—2010）

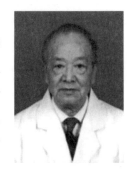

1924 年 10 月出生于浙江省海宁市。1949 年毕业于上海东南医学院。曾先后在天津市人民医院、天津医院工作。任中华医学会骨科分会常委、中华医学会手外科分会副主任委员、天津市医学会副会长、中华医学会天津分会骨科学会主任委员。

孔令震主任一直从事手外科临床工作。1963 年他完成了天津市第一例断肢再植手术，为一位肩胛带离断的患者再植成功，填补了天津市断肢再植的空白。1978年开展游离足趾再造拇指及皮瓣修复软组织损伤，填补了天津市足趾移植的空白。由孔令震领导手外科研制的"外固定牵引支架治疗第一掌骨基底骨折脱位"和"硅橡胶人工指关节在手部的应用"，均获天津市科技进步三等奖。参编著作《临床骨科学》《关节外科学》《现代骨科手术学》《骨科手术图解》《肩关节外科学》《实用手外科手术》《中国医学百科全书》（骨科学）等有关篇章的撰写。

顾云五

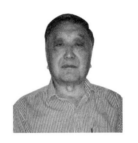

1928年2月14日出生于河北省卢龙县。1953年毕业于河北医学院医疗系六年制，先后就职于二机部太原职工医院、北京积水潭医院、天津人民医院、广西壮族自治区人民医院、天津医院骨科。曾任天津市中西医结合骨科研究所所长兼天津医院创伤骨科行政主任、第一届中华骨科学会全国委员、中国骨伤科学会主任委员、中国中西医结合学会第一和第二届全国委员、中华创伤学会常务理事、《中华骨科杂志》常务编委、《中华创伤杂志》常务编委、天津市中西医结合学会骨伤科专业委员会主任委员、天津市中西医结合学会常务理事、天津市中西医结合学会骨伤科专业委员会名誉主委。顾云五从事中西医结合治疗骨伤近四十年，是中西医结合治疗骨折的创始人之一。

刘润田（1917—1979）——脊柱外科学的奠基人之一

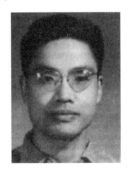

1917年出生于河北省定县。1943年毕业于湖南湘雅医学院。1949年参加革命工作，一直从事医疗、教学、科研工作。曾任天津医科大学总医院大外科副主任、骨科主任。曾担任《天津医药》杂志骨科副刊（现《中华骨科杂志》）副总编辑等职务。参加抗美援朝医疗队和刚果医疗队。

他一生致力于脊柱外科临床和研究工作，创立了脊柱截骨术治疗类风湿驼背，培养青年医生引进断肢再植技术。主编出版了《脊柱损伤》《骨与关节损伤治疗图解》，以及国内第一部《脊柱外科学》，是我国脊柱外科带头人。

郭世绂（1921—2009）

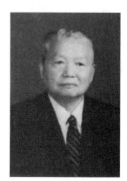

1921年3月出生于江苏省镇江市。1946年毕业于上海复旦大学医学院（上海第二医科大学的前身）。曾任天津医科大学总医院大外科和骨科主任，中华医学会骨科分会常委、副主任委员和中华医学会天津分会骨科学分会主任委员等职务，他还是国际骨质疏松基金会（IOF）科学顾问委员会委员，国际骨科学会、欧洲编辑学会等会员。于1988—1996年担任《中华骨科杂志》总编、《中国脊柱脊髓杂志》名誉主编、《骨关节损伤杂志》《中华外科杂志》《中华老年杂志》等科技期刊的编委。主编及参编《脊柱外科学》《临床骨科解剖学》《代谢性骨病学》《脊髓损伤》《肩关节外科学》《骨科手术学》《骨质疏松基础与临床》等。

费起礼

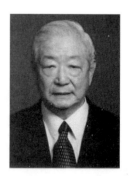

1935年12月出生于上海。1958年9月毕业于上海第二医学院。国务院政府特殊津贴专家。曾任天津医院手外科主任、中华医学会手外科分会第一届委员，第二、三届常务委员，中国康复医学会修复重建外科委员会第二、三届委员，中国康复医学会修复重建外科专家委员会委员、中华医学会天津骨科分会顾问、天津手外科分会名誉主任委员。

张铁良

1937年出生于北京市，1962年毕业于天津医学院。1989年任主任医师、博士生导师，享受国务院特殊津贴。曾任天津医院创伤骨科主任和副院长，中华医学会骨科学会常委、天津市医学会副会长、天津市医学会骨科学分会主任委员、《中华骨科杂志》常务编委。

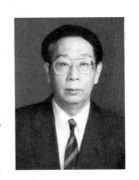

从事骨科临床工作五十余年，青年时期曾受过方先之教授的全面培养。1985年和1995年分别在日本和美国研修骨科，归国后创建了天津关节置换中心。主编骨科著作五部，其中由人民卫生出版社出版的《临床骨科学》全书600万字，已出第三版。在国内外发表论文90余篇。他主持并参与的"跟骨骨折治疗"项目和"踝关节外固定器"项目分别获国家科技发明二等奖和三等奖。另外，肱骨近端骨折力学研究、骨内外联合固定器、经前路颈椎管扩大术等8项成果获天津市科技进步二、三等奖。1988年被人事部授予突出贡献专家。1991年，天津市政府授予创伤骨科专家称号。

周　静

1936年出生于天津市。1962年毕业于天津医学院。国务院特贴专家。曾任天津医院骨肿瘤科、脊柱外科主任，天津市医学会骨科分会副主任委员。

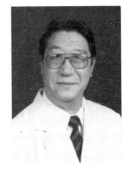

从事骨科临床50年，在骨科疾病治疗和研究有很深的造诣。先后在国内国际会议发表及宣读论文29篇，完成一些疑难病症的诊断与治疗，如胸椎、肿瘤、开胸骨肿瘤切除、人工假体置换，胸骨原发恶性肿瘤切除同种异体髂骨移植术填补了我市空白。

对膝关节假体研制及临床应用、脊柱内固定器研制与临床应用、胸骨骨肉瘤切除同种异体髂骨移植获天津市科技进步三等奖。参与编写《骨科医师手册》《骨病学》《实用骨科手术学》《骨科手术学》《骨科手术技术》等书。

马信龙

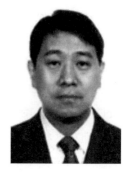

1962年12月出生于天津市。1985年毕业于天津医科大学，2004年于天津大学取得硕士学位。博士生导师，国务院特贴专家。现任天津医院院长兼党委书记、天津市中西医结合骨科研究所所长、天津医科大学骨科临床学院院长、天津中医药大学中西医结合骨科学院院长。兼任中华医学会骨科学分会常务委员、中华医学会创伤学分会委员、中国中西医结合学会骨伤专业委员会主任委员、中国医师协会骨科医师分会常务委员、中国老年医学会骨质疏松委员会副主任委员、中国中西医结合学会科研院所工作委员会常务委员、中华医学会运动医疗分会委员、中国抗癌协会肉瘤专业委员会委员、AO创伤中国委员华北区委员、华裔骨科学会理事、天津市医学会骨科学分会主任委员、天津市医学会运动医疗分会主任委员、天津市医学会创伤分会副主任委员、天津市医师协会常务理事、天津市中西医结合学会副会长、天津市力学学会副理事长兼生物力学专业委员会主任委员、天津市生物医学工程学会副理事长兼生物力学专业委员会主任委员、天津市老卫生科技工作者协会副会长、《中华骨科杂志》副总编辑、《中华创伤杂志》编委、《The Journal of Arthroplasty》（中文版）副主编、《中国中西医结合外科杂志》副主编、《医学参考报》骨科学频道常务编委、《临床骨科杂志》编委、《实用骨科杂志》编委、《中国骨与关节外科杂志》常务编委、《中国组织工程研究与临床康复杂志》执行编委、《中国骨质疏松杂志》常务编委、《天津医药杂志》编委、《生物医学工程与临床》编委、《中国骨伤杂志》编委等。获省部级科技奖4项，科技成果10余项，获国家发明专利9项。发表论文200多篇，SCI收录26余篇，EI收录7篇，主编和参编专著、译著4部。

金鸿宾

1939年4月出生于河北省沧州市。1963年毕业于天津医学院。

博士研究生导师、人事部授衔突出贡献专家、
天津市政府授衔专家，享受国务院特殊津贴。
曾任天津市创伤交通医学研究所所长、天津市
创伤急救中心主任、中国中西医结合学会骨伤
分会主任委员、中华医学会创伤学会常务委员
兼天津市创伤学会主任委员、《中国骨伤杂志》
《中国中西医结合外科杂志》副主编等职务。
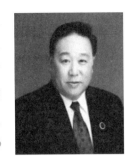
2011年中国中西医结合学会授予中西医结合贡献奖，现为天津中医
药大学中西医结合骨科学院首席专家。

姚树源

1940年出生于天津。1962年毕业于天津中
医学院，毕业后一直就职于天津医院创伤科。
国务院特贴专家，现任天津市第一中心医院骨
科顾问。曾任中国中西医结合学会骨伤委员会
委员、中华中医药学会骨伤分会常务委员、天
津医学会骨科分会委员、《中国骨伤杂志》编委。
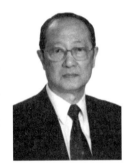

从事骨科临床54年，治疗感染开放骨折、
股骨头缺血性坏死和膝部疾患有较高造诣，获得四项部级科技成果
奖和一项天津市科技成果。中西医结合治疗感染开放骨折的研发项
目，获卫生部优秀科技成果甲等奖。发表论文30余篇。

高广伟 （1937—2013）

1937年2月出生于河北省衡水县，1963年
毕业于天津医学院。国务院特贴专家。曾就职
于在天津市人民医院、天津医院手外科和显微
外科，任天津市医学会显微外科学分会名誉
顾问。

从事骨科临床近40年，20世纪70年代中
期开展断指再植，其中游离足趾移植再造拇指70余例全部成活，断
肢与断指再造成活率90％以上，游离皮瓣移植术成功率达95％以

上，均达到世界领先水平。引进新技术 6 项，其中一项获得局级科技进步三等奖。发表论文 30 余篇，为《临床骨科学》设计绘制图解 200 余幅，参编《中国百科全书》《临床骨科医师手册》《临床骨科学》及《临床外科学》等 9 部著作。

马宝通

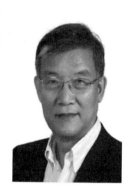

1950 年出生于天津市。天津医院创伤骨科主任，国务院特贴专家，硕士生导师。中华医学会骨科学分会第七、八届委员会全国委员，中国医师协会骨科医师分会第一、二届委员会常委，中国中西医结合学会骨伤专业委员会常委。

从事创伤骨科工作 44 年，主持并参加了大量本专业疑难病、危重症的救治工作及多项科研课题，获天津市科技进步三等奖两项。

冯世庆

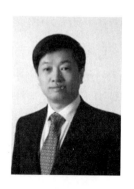

天津医科大学总医院骨科主任，教授，教育部长江学者，博士生导师。曾任天津市医学会骨科分会副主委、天津骨科医师协会主委，主要从事脊柱脊髓损伤诊治工作，现任脊髓基础研究委员会主委，国际神经修复学会（ANR）主席，系首批中组部"万人计划"人才。在 SCI 杂志发表论文 80 余篇。

宋东辉

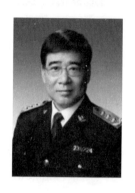

天津医学院医疗系毕业，曾任天津公安医院骨科主任、主任医师，天津医科大学兼职教授，先后担任天津骨科分会、天津骨科医师协会、天津中西医结合学会、天津创伤学会等学组副主委或常委等职，对微创脊柱外科、足外科有较深的造诣。

王景贵

武警后勤学院附属医院骨科主任，原武警部队骨科专业委员会主委，1985 年调入武警医院，系武警医院骨科创始人。天津市骨科学会常委，在骨科专业杂志发表论文 90 余篇，获国家专利一项，武警部队科研进步奖 7 项，全国武警部队津贴专家。

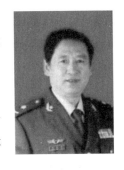

辛景义

1982 年毕业于天津医学院，天津医院骨科主任医师，天津足踝学组组长。SICOT 中国部足踝外科常委，曾获国家科技发明三等奖一项、天津市科技进步奖三项，在足踝外科治疗技术有多项改进。

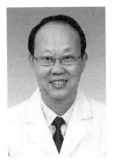

阚世廉

天津医院手显微外科主任，教授，博士生导师。曾任中华医学会手外科副主委、天津市医学会手外科分会主委，发表专业论文 60 余篇，主编《手外科手术操作与技巧》，参编《手外科手术图谱》，主译《上肢外科学》。

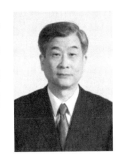

陈克俊

天津医院手显微外科主任，教授，对手外伤后畸形矫正、功能重建、手部肿瘤有较深造诣。发表论文 40 余篇，主编和参编著作 7 部。获天津市科技进步奖 5 项。

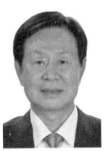

夏　群

1963 年 1 月出生于天津。1985 年毕业于天津医学院。2007 年获硕士学位。曾任天津医院急创科、综合骨科、脊柱外科病区主任，现任武警后勤学院附属医院骨科医院院长、美国哈佛医学院麻省总医院骨科生物工程实验室客座研究员、中华医学会创伤医学分会常委、天津市医学会创伤医学分会主任委员、中国康复医学会骨与关节及风湿病专业委员会常委、中国老年学会老年脊柱与关节病专业委员会常委、中国康复医学会脊柱及风湿病委员会非融合技术创始委员，天津市医学会理事、天津市医学会骨科学分会常委、《中华骨科杂志》《中华创伤杂志》《中华创伤杂志》（英文版）等杂志编委。

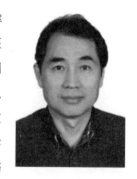

杨建平

天津医院小儿骨科主任、主任医师，1983年毕业于天津医学院医疗系。1991年在加拿大多伦多儿童医院进修5年，师从世界著名的小儿骨科专家 Salter 教授。回国后担任天津医科大学兼职教授，硕士生导师。中国医师协会骨科医师分会小儿骨科专业委员会主任委员、天津市医学会骨科分会常委、小儿骨科学组长。天津市政府授衔突出贡献专家。

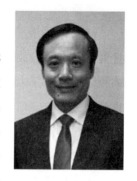

张学利

男，59岁，天津医科大学毕业，从事骨科临床工作30余年，现为天津市人民医院脊柱科主任，硕士生导师，天津市授衔突出贡献专家。

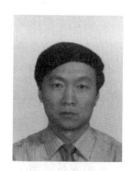

舒衡生

男，52岁，医学博士，主任医师，硕士生导师。现任中国骨科医师协会外固定与肢体重建专业委员会副主任委员、国际肢体延长与重建学会、国际 Ilizarov 技术研究与应用学会中国部副主席、Orthofix 外固定国际讲师、AO 创伤天津分会主席。天津市政府授衔骨科专家。

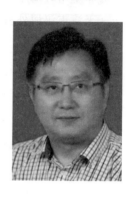

第四节 泌尿外科学

　　天津市泌尿外科专业始于 20 世纪 40 年代，50 年代建立泌尿外科病房。2008 年，天津市 17 所大、中型医院有了独立的泌尿外科，从事泌尿外科的临床医师已达 150 余人。经过半个多世纪、几代人的积累和努力，天津市泌尿外科学专业取得重大成就。现有国家 211 工程重点建设学科 1 个、国家重点学科 1 个，泌尿外科博士学位授权点 1 个、硕士学位授权点 2 个，生物医学工程博士、硕士学位授权点 1 个，临床医学博士后流动站 1 个，生物医学工程企业博士后工作站 1 个，长江学者设置岗位单位 1 个，天津市"重中之重"建设学科 1 个，天津市重点实验室 1 个。获国家科技进步二等奖 1 项、吴阶平医学奖 3 项、保罗—杨森药学研究奖一等奖 1 项、中国人民解放军全军科技进步成果二等奖 1 项等奖项。

泌尿系肿瘤

　　天津市泌尿外科专业始于 20 世纪 40 年代。天津私立恩光医院泌尿科专家施锡恩于 1947 年率先开展使用膀胱镜检查肿瘤等疾病，并施行膀胱取石、尿道修补、膀胱肿瘤等手术。50 年代，天津中央医院泌尿科主任虞颂庭在外科设立泌尿病床，创立胸腹联合切口治疗巨大肾肿瘤新术式，并开展肾上腺肿瘤的外科治疗，使内分泌疾病步入外科治疗的新领域。同期，第一中心医院泌尿科欧阳乾开展经 11 肋间肾肿瘤切除术，建立腹膜外肾切除的新术式，还采用腹股沟腹膜后淋巴清扫术根治泌尿生殖系统肿瘤，提高了癌症病人术后的生存率。50年代中期，膀胱切除后尿流改道成为临床研究重要课题。当时市总医院马腾骧率先开展回肠膀胱术、输尿管半乳头法回肠导管吻合术，解决回肠膀胱尿液返流的并发症。60年代初期，第一中心医院陈宏光施行直肠代膀胱术和桥形皮瓣乳头输尿管造口术，获得成功。同期，第二中心医院陈宜和首先行输尿管直肠、乙状结肠吻合术，使尿液转流术式由外转流改为内转流，提高了术后病人的生活能力，疗效达到国内先进水平。70年代中期，第一中心医院范玉玲又将回肠膀胱、乙状结肠膀胱术改为全腹膜外输尿管回肠、乙状结肠吻合术，缩短了术中时间，避免了术后腹腔感染。这些新的术式技术在《中华外科杂志》《天津医药》杂志等发表后，为国内同行所关注。80年代，本市各大医院应用生物免疫、药物试验、化学疗法，预防和治疗泌尿系统肿瘤的研究取得临床效果。同期，马腾骧应用减毒微生物（BCG）膀胱内灌注预防膀胱肿瘤复发，使肿瘤术后复发率由75%降至5.4%。第一中心医院黎宝连采用膀胱黏膜下注入抗癌药物缓释微胶囊预防，使膀胱肿瘤复发率降低。市泌尿外科研究所开展大剂量双疗程（BCG）灌注治疗浅表性膀胱肿瘤，总有效率为93.2%。虞颂庭采用BCG与丝裂菌素联合灌注疗法预防膀胱肿瘤复发，临床效果显著。

1989年，天津医学院第二附属医院（1994年改为天津医科大学第二医院）在国内首先建立泌尿系统肿瘤生物化学治疗中心。1999年，天津医科大学第二医院开展了解剖性前列腺根治性切除术。天津医科大学总医院开展腹腔镜肾上腺肿瘤切除术，至今已完成近500例，其中腹腔镜切除腹主动脉旁嗜铬细胞瘤及腹腔镜再次肾上腺手术为国内首先报道，在国内有较大影响。随着腹腔镜手术技术的不断提高，天津医科大学第二医院和天津医科大学总医院等相继开展腹腔镜前列腺癌根治术、肾癌根治术。天津医科大学第二医院泌尿外科手术治疗肾癌、膀胱癌治愈率名列天津市前茅。天津市各医院又陆续开展了巨大腹膜后肿瘤切除术、复杂的腔静脉瘤栓取栓术、血管超选择性栓塞止血或治疗肿瘤等。

泌尿系统结核与结石

泌尿系统结核与结石症为天津市多发病之一。天津私立恩光医院泌尿科专家施锡恩于1947年率先开展使用膀胱镜施行膀胱取石、尿道修补等手术。50年代中期，天津医学院附属医院较早开展肾结核病灶清除术与肾部分切除术，及对保留肾器官术式的研究，获得成功。这些新的治疗方法在当时亦属开创性的。后来采用肠管扩大膀胱治疗结核性挛缩膀胱，为晚期膀胱结核病人解除了永久性尿液转流及长期带管的痛苦。70年代，天津医学院第二附属医院对中药排石汤作用于输尿管动作电位进行研究。1987年开展经皮通道肾镜碎石术治疗鹿角样结石，获得成功。又采用液电压碎石术治疗膀胱巨大结石等，在临床和理论上都有显著进展。该院于1989年建立碎石中心后，采用体外冲击波碎石机、气压弹道碎石机及输尿管镜诊治结石症，10年来，共治疗各类结石病2500人次，疗效满意，使治疗该病进入无创的新阶段。超声碎石亦在多所大医院普遍开展。

其他泌尿生殖系统疾病

解除外伤性后尿道狭窄和前列腺增生所致的排尿障碍是泌尿外科探索研究的课题。20世纪40年代，施锡恩在私立恩光医院率先开展前列腺摘除术治疗下尿路梗阻。50年代初期，他采用钻孔术治疗外伤性后尿道闭锁，恢复了病人的正常排尿通道。此后，不少人采用前尿道索引套入法治疗外伤性后尿道缺损成功。70年代，天津对女性原发性尿道癌尿道全切后实行膀胱肌瓣一次尿道成形术，重建患者的排尿通路。80年代，天津医学院第二附属医院、天津医学院附属医院应用冷刀尿道内切开、热刀瘢痕切除联合方法治疗外伤性后尿道狭窄，获得成功。同时，开展膀胱颈内切开治疗截瘫性神经原性膀胱，使高龄前列腺增生患者及截瘫病人解除了长期膀胱瘘管的痛苦。80年代中期，第二中心医院又创立带蒂阴茎皮条翻转埋藏法治疗尿道下裂一次成形术，总有效率为100%，一次成功率90%以上。该成果达国内先进水平。1989年，市第二中心医院成立了尿道外科治疗中心，治疗尿道下裂 800 余例，其中带蒂阴茎斜行皮条法治疗尿道下裂一次成形术获天津市多项科研奖项，在国内有较大影响，并作国际学术交流。

20 世纪 80 年代以来，天津市开展经尿道前列腺切除术治疗前列腺增生症，以天津医学院附属医院、天津医学院第二附属医院、空军医院、东郊医院、市第一中心医院应用较为广泛，其中天津医学院附属医院韩树楠已完成该手术 2000 多例，居国内领先水平。1990年，天津医学院第二附属医院率先引进激光设备及汽化电极、专用高频发生器，开展经尿道激光前列腺切除术。同期，天津医学院第二附属医院与市第一中心医院先后开展腹腔镜手术，成功完成精索静脉结扎、高位隐睾的检查与切除术，填补天津市空白。1991 年，市第一中心医院开展了显微镜下睾丸自体移植。1997 年后，第二五四医院、天津医科大学第二医院、天津医科大学总医院、市第一中心医院陆续开展了原位新膀胱、去带盲结肠膀胱和 Mainz 手术。同期还开展了保留性神经的全膀胱切除术。1999 年，天津医科大学第二医院开展外解剖性前列腺根治性切除术。同年，天津医科大学总医院引进新的尿流动力学仪器，开始对下尿路梗阻性疾病进行比较系统的临床研究。2003 年，天津医科大学第二医院方平采用局麻下尿道吊带术治疗女性压力性尿失禁取得成功，至今已完成 180 余例，疗效非常满意。

肾替代与其他新技术

1961 年，马腾骧实施了天津市第一例同种异体肾脏移植术。1978 年，天津医学院第二附属医院广泛开展同种异体肾脏移植术，并开展胸导管引流术减轻对肾脏移植的排斥反应。1980 年，美国加州大学 Joseph. H. Kaplen 教授来天津医学院附属医院传授 TURP 及 TURBT 技术，这也是该技术传入我国的起始点。该院韩树楠在国内最早开展了该技术，到目前为止已施行 5000 余例。2001 年，第二中心医院成功完成同种异体手术治疗，同年 5 月，实施天津市首例父女间活体亲属间肾移植手术。2002 年，天津医科大学总医院泌尿外科成功实施 2 例肾脏移植。

1980 年，天津医学院第二附属医院建立了国内第一个大型血液透析中心，当时有血透机 24 台，现有 100 余台国际一流血液净化设备。1999 年以来，天津市大型综合医院都开展了血液透析。

2002 年和 2004 年，天津医科大学总医院举办了 2 期全国泌尿外科腹腔镜学习班，李黎明先后到上海、北京等省市的百余所医院举办手术讲座或示范手术，为推广此项技术做出贡献。天津医科大学第二医院和天津医科大学总医院相继开展了许多高难度腹腔镜手术，如前列腺癌根治术、肾癌根治术、肾部分切除术、肾盂成形术、全膀胱切除术等，以及复杂肾鹿角样结石微创手术、钬激光及两微米激光手术。天津医科大学第二医院建立了国内技术先进的泌尿外科介入超声诊断治疗中心。

近年，随着泌尿系 MR 水成像、CT 三维成像、PET 等影像学技术的发展，推动了天津市泌尿外科的发展。

泌尿外科学专家名录

施锡恩（1904—1990）——著名泌尿外科专家、医学教育家，中国泌尿外科创始人之一

1904 年 出 生 于 江 苏 苏 州。1929 年毕业于北京协和医学院，获博士学位，擅长泌尿外科。1931 年至 1942 年在协和医学院任副教授，1936 年被选为国际泌尿科学会会员，1939 年被选为美国自然科学荣誉会员。

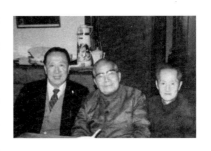

施锡恩和他的学生吴阶平（左）和欧阳乾（右）

中华人民共和国成立后，先后担任天津市第三、第四医院、解放军二五四医院以及中纺医院（天津市第一中心医院前身）顾问，指导临床工作。天津市第一中心医院成立后，被聘为一级教授，担任泌尿科主任。他参与创建天津医学院并担任外科学教授。他还先后当选为中华医学会理事、中华泌尿外科学会常委。

在临床工作的同时，施锡恩非常注重医学人才的培养，他的学生吴阶平、欧阳乾等都成为中国泌尿外科的著名专家。施锡恩与吴阶平合著的《泌尿外科学》是新中国第一本泌尿外科专著。1978年再版发行时，获得全国科学技术大会奖。

虞颂庭（1914—2010）我国泌尿外科著名专家

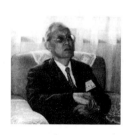

1914年出生于浙江省慈溪市。1939年毕业于协和医学院，获医学博士学位并留校任外科助理住院医师。抗日战争期间，曾辗转多地为抗战服务，抗战胜利后不久赴美国芝加哥大学研修，师从国际著名的泌尿外科专家、前列腺癌内分泌治疗的开拓者、诺贝尔奖获得者 Charles Huggins 教授。1948年回国，就职于天津中央医院，任外科主任。1950—1952年兼任协和医学院助理教授。同时，在津积极参与创建天津医学院，1954年任天津医学院外科学教授，历任中华外科学会委员、中华医学会泌尿外科学会副主任委员、国际外科学会资深会员、中国生物医学工程学会常务理事、中国生物医学工程学会天津市分会理事长、《中华外科杂志》编委、《中华泌尿外科杂志》副总编辑等职。

他从医执教60余载，一直致力于外科、泌尿外科的临床医疗、教学和科研工作，在泌尿外科的许多方面造诣颇深，涉及膀胱癌血型相关抗原与膀胱癌恶性度及预后关系的研究，膀胱癌细胞DNA倍体、细胞核形态学多参数分析与膀胱癌预后关系的研究，应用分子生物学技术研究涉及癌基因与抑癌基因、肿瘤转移相关基因、端粒酶、染色体微卫星不稳定性与泌尿系统肿瘤发生、浸润和转移的关系领域。培养研究生30余名，发表研究论文100余篇，这些研究成果曾获得天津市科技进步二等奖一项。主编、主译或参编外科学和泌尿外科学等方面的著作10余部。

马腾骧

《中华泌尿外科杂志》顾问、《透析与人工器官》杂志主编、博

士生导师、国务院特贴专家，现任
天津市泌尿外科研究所名誉所长。

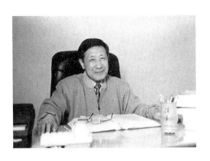

20 世纪 70 年代末创建天津市
泌尿外科研究所，80 年代初创立
了国内第一个大型血液净化中心，
建立了泌尿外科科研基地，确立了
肾脏替代、泌尿系肿瘤、泌尿内分泌三个主要科研方向。近年来，
承担国家、省部级科研课题 50 余项，通过鉴定 22 项。获国家科技
进步二等奖 1 项，获天津市科技进步奖 12 项，出版专著 5 部，发表
学术论文 100 余篇。科研成果达到国际、国内先进水平。1994 年为
表彰他在泌尿外科领域中所做出的突出成就，授予他全国第一届吴
阶平医学研究奖，保罗—杨森药学研究奖一等奖。

孙 光

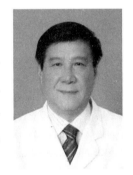

1951 年出生于河南。1974 年毕业于天津医
学院，1983 年获硕士学位，曾任天津医科大学
第二医院泌尿外科主任、中华医学会泌尿外科
分会副主任委员、天津市医学会泌尿外科学分
会主任委员、天津市医学会男科学分会主任委
员、大津市医学会理事。具有丰富的临床经验，
尤其擅长男科学疾病、泌尿系肿瘤等方面的诊
断和治疗。2008 年，被 CUA 任命为中国泌尿外科学院（CSU）副
院长，荣获 2009 年度吴阶平泌尿外科医学奖。长期担任《中华泌尿
外科杂志》《中华外科杂志》等杂志编委，《现代泌尿生殖肿瘤》杂
志的第一届编委、副主编。先后承担或参与国家、省部级课题 20 余
项，发表论文百余篇。

徐 勇

1955 年出生于河北深县。1983 年毕业于天津医学院医学系，
1988 年获硕士学位，1994 年获美国 IOWA 大学泌尿肿瘤博士及博
士后学位，国家级重点学科带头人，曾任天津医科大学第二医院副

院长、天津市泌尿外科研究所所长、中华医学
会理事、天津市医学会副会长、中国医师协会
常务委员、中华医学会泌尿外科分会常务委员、
天津市抗癌协会常务理事、天津市泌尿外科学
会主任委员、天津市抗癌协会泌尿系统肿瘤专
业委员会主任委员、国家肿瘤临床医学研究中
心学术委员会委员，此外还担任《中华泌尿外
科杂志》《天津医药》杂志等多家学术杂志编

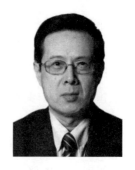

委。擅长前列腺癌根治术、泌尿外科微创手术、尿流改道手术，先
后在国内外专业刊物发表学术论文 200 余篇，SCI 收录 60 余篇。主
编专著 4 部，参编专著 8 部。获国家科技进步二等奖 1 项，天津市
科技进步一等奖 1 项，二等奖 2 项。

第五节 心脏外科学

天津心血管外科始于 20 世纪 40 年代中期，1946 年中央医院（天津医学院附属医院）吴英凯、张天惠施行心包剥离术、心包切除术、动脉导管未闭等手术获得成功。50 年代，第一中心医院、河东医院等相继开展此类心外科手术。同期，天津总医院开展了二尖瓣闭式分离术、半身体外循环施行法乐氏四联症根治术、低温阻断心内直视手术，均获成功。在国内首创术中播放背景音乐，减少病人术中痛苦。张天惠主编《胸部外科手术图解》出版，随后张天惠与王源昶又开展胸壁外心脏按摩术，较国外的 Kouweneoren 学术报告早 11 年。60 年代，该院参与华北心血管外科协作组，创立低温合并半身体外循环心内直视手术，在十九届和二十届国际外科学术会议上宣读了该论文，此手术成为国际上所采用的心脏手术基本术式之一。1962 年设立心血管外科研究小组，应用选择性低温与选择性人工心肺体外循环综合疗法，为 18 名先天性心脏病、四联症、室间隔缺损病人施行心内直视手术，获得成功。

1963 年第一结核病院（今胸科医院）建立心外科，开展心脏手术，同年 8 月，在全身体外循环下行鲁登巴赫氏征根治术成功。1975 年后，本市有天津医学院第一和第二附属医院、第一中心医院、儿童医院、韶山医院先后建立心外科，开展了体外循环手术。1977 年，在胸科医院基础上筹建天津市心血管病研究所，由张化新主持

137

工作，该所配合临床工作，首先研制氧合袋成功，填补了我国的空白，为开展体外循环提供了条件。胸科医院在市内率先成立心外监护病房，1978年3月施行首例瓣膜替换术成功，至1981年共做此类手术200余例，效果满意。该所在深低温停循环下对婴幼儿行室缺修补成功。经102例心内直视手术，成活率为89.2%，曾在北京国际胸心血管外科学会及第5次全国学术会议宣读论文。同期，开展人工血管移植术、完全性肺静脉畸形连接、完全性房室通道、右室双出口、爱勃斯坦畸形根治术均获成功。1985年，该所第一例冠脉搭桥术施行成功，今已成常规手术。1986年又开展心律失常外科手术治疗，并有论文发表。该所张化新等主编《先心病动脉导管未闭的外科治疗》《风心病二尖瓣狭窄外科治疗》等专著出版，在国内有一定影响，并在《中华临床心血管杂志》《天津医药》等杂志发表学术论文50余篇。

20世纪六七十年代是中国心血管外科起步开创的年代，80年代是中国心血管外科开始普及的年代，90年代是我国心血管外科领域形成"走出去、请进来"，大量医学技术人员与国际广泛学习交流快速发展的10年。进入21世纪后，是开花结果不断迅速提高的时期。天津市心血管外科的发展也是这样。

市胸科医院在全国有一定知名度，是全国为数不多的以胸心外科出名的专科医院。心外科主任张化新是新中国第二代专家，与天津医科大学总医院著名心外科专家张天惠同属天津市第一代专家。那时，全市能独立从事心血管外科手术的专业医师不足10人。20世纪80年代，以市胸科医院心血管外科为主要代表，在天津心血管外科领域作为主力军开拓发展，并肩负起培养天津市第二代心血管外科技术人才的重担。当时，市内能零星少量初步开展心脏手术的医院总数不过五六所，有市胸科医院（主任张化新）、天津第二医学院韶山医院（主任尹树珍）、市儿童医院（主任韩茂堂）、天津医科大学总医院（主任鄢盛尧）、天津市第三中心医院（主任钱庆达）等。

20世纪80年代，心血管外科收治的病人以先心病、风湿性心脏病为主。全市年心脏手术总量 300～400 例（全国 1 万例左右），市胸科医院心脏手术量要占天津市的 80％以上。在复杂先心病手术治疗上（如法鲁氏四联症、右室双出口、大血管转位、完全性心内膜垫缺损、肺动脉闭锁等），与北京阜外医院、上海胸科医院、原沈阳军区总医院等国内一流医院还有一定差距。因受医学理论、医学技术、医药产品、设备条件均较低的诸多因素局限，当时中国心血管外科整体技术水平与国外也存在着很大差距，特别是冠心病外科技术才刚起步。

进入 90 年代，市胸科医院、天津医科大学总医院、市儿童医院都先后派出一些心外科医生赴欧美进修学习。特别是市胸科医院，积极与联合国开发署（UNDP）及世界卫生组织（WTO）合作，在其资助及市科委、市卫生局支持下，逐渐添置了一些当时开展冠心病外科急需的先进医疗设备，如美国、德国、日本、法国、丹麦等国出产的体外循环机、呼吸机、麻醉机、心血管造影机、观片机、手术器械、手术台、手术放大镜、监护床、主动脉内气囊反搏机、血气机、心脏彩超仪等，同时选派了一组 10 名骨干医护人员（包括心外科医生、心内科医生、麻醉医生、体外循环医生、术后监护医生、护士）赴澳大利亚悉尼新南威尔士大学 St. Vencenst 医院心脏中心培训学习。导师是国际著名华裔心血管外科专家张任谦教授（Pro. Victor Chen，当时受过总书记胡耀邦接见，受聘于中国卫生部兼任中国医学科学院客座教授）和方思沃斯教授（Pro. Alen Fanswoth，天津市卫生局授予其为天津市胸科医院名誉院长），并与之建立了长达十年的合作关系。国外专家组每年均来天津市胸科医院进行手术、讲学交流。此后，医院又陆续派出心外科医生出国进修学习。这种国际交流对市胸科医院，乃至天津市的心外科、心内科事业均发挥了极大的推动促进作用。

整个 20 世纪 90 年代，以市胸科医院为代表的天津市心血管外科专业，在科主任左景珍、李庆和带领下，床位增加到 70 余张，监护床 12 张，专业心外科医师 20 余人，并有了专职体外循环组医师 7

人，监护医生 2～3 人，心脏手术间 4 间。从原有传统只上午手术，到上下午连台手术，不但心脏手术有了量的发展，更有了质的飞跃。市胸科医院年心脏手术量从 90 年代前期的 300～400 例，中期的 500～600 例，到 2000 年突破 1000 例，按手术量已居全国各开展心脏手术医院（全国约 400 余所）的前十几名之列。这一时期主持这一项目的李庆和（赴澳大利亚学习成员）、文其祥（赴澳大利亚学习成员）分别任中华医学会胸心血管外科分会委员、体外循环学组委员，天津市医学会胸心血管外科学分会副主任委员及体外循环分会主任委员，使天津心血管外科在全国学术领域有了一席之地。

20 世纪 90 年代，是中外学术交流极其活跃的时期。市胸科医院李庆和、文其祥在市卫生局与医院支持下，共同积极推动天津市心血管外科专业与国内外先进单位进行广泛学术交流，与北京、上海的医院，以及与美国、德国、日本、法国、澳大利亚等国医院就心血管外科技术（包括手术示范）领域多方位往来交流。同时，也走出去帮助其他省市，如赴广西、河南、河北、山东、湖北等地医院培训医护人员，开展心血管手术，传帮技术，受到那些单位的好评。这种开放的、活跃的学术氛围是天津以往从未有过的，对这一时期天津市心血管外科专业的大发展起到了巨大推动作用。这一时期也陆续填补了多项技术空白，其中一些获局、市级成果奖，如冠脉搭桥手术（1993 年独立成功完成天津市第一例冠脉搭桥手术）、室壁瘤切除手术（1994 年）、常温体外循环心脏不停跳单瓣膜和双瓣膜置换手术（1994 年）、升主动脉大血管根部置换手术（1996 年）、婴幼儿复杂先心病手术、新生儿（出生 1 个月以内）心脏手术（1997 年）、夹层动脉瘤大血管支架手术（1998 年）等。李庆和荣获天津市总工会"八五"立功奖章。

20 世纪 90 年代，天津市有少数几所能开展心脏手术的医院，如天津第二医学院韶山医院心胸外科（由原市胸科医院心外科尹树珍为首，包括麻醉师、监护医生调去组建），年手术近 100 例；天津医学院第二附属医院心外科（由原市胸科医院心外科顾瑞华从澳大利亚进修学习归来后，包括儿内科医生、手术室护士调去组建），年手术达 100 例左右；天津医科大学总医院心胸外科（先后分别由鄢盛尧、白人俊从国外学习回来主持）年手术几十例。市儿童医院（郑捷）年手术近 100 例。1995 年前后，韶山医院随天津第二医学院并入天津医科大学系统而变迁，心外科渐停。约 1998 年，天津医科大学第二医院心外科解体。1998 年后，天津医科大学总医院心胸外科由张鹏主持，在北京医院心外科医生帮助下，开展了一些冠脉搭桥、心脏瓣膜置换手术，并于 2001 年在北京阜外医院吴清玉教授和福建协和医院陈道中教授共同主刀协作下，进行了天津市首例心脏移植获得成功，该例病人也是国内首例应用人工心脏救治成功后又心脏移植病例。市儿童医院心外科由郑捷接替韩茂堂任主任，尚能继续开展部分儿童先心病手术。

作为国内代表各地区心脏外科技术水平的冠脉搭桥手术，在 20 世纪 90 年代，市胸科医院在市卫生局有力支持下，不断克服起步及刚开展时期的诸多艰难，从一年几例，到十几例，逐步发展。2000 年后，市胸科医院心外科新秀郭志刚从澳大利亚学习回来，心外科成立了冠心病外科专业病区（近 30 张病床），他任病区主诊医师（负责医师），在院、科大力扶持和各方协作下，逐渐使这项技术真正发展成为继北京等少数先进医院之后，天津市又一新的成熟并能规模化开展的临床技术（国内许多医院因自己不能完全独立开展，需请北京医生帮助），冠脉搭桥手术数量得到迅速提升。至 2005 年后，年冠脉搭桥手术达 1000 台，占全科年心脏手术总量的近 60%（北京阜外医院心外科约占 20%～30%，更多医院只占 10% 左右），其中非体外循环不停跳搭桥又占 90% 以上（国内大多数医院达不到），这些指标在国内均名列前茅。

2000 年后，天津市许多医院为开展心血管外科，陆续引进心血管外科技术人才，使天津市心血管外科又有了新的发展。

2002 年，国内著名心外科专家刘晓程来天津经济技术开发区，2003 年建立天津泰达国际心血管病医院，刘晓程任院长。经过几年发展，年手术数量迅速突破 1000 台。其病人来自全国各地，还有许多病人自国外慕名而来。2004 年，他们成功独立开展了多例心脏移植（包括国外病人），先后为市内及外地残疾孤儿进行了先心病手术治疗，其中不少为复杂先心病，开创了中国先心病儿童救治新模式。2008 年，该院又建立了国内第一个现代化"杂交"手术室（手术间内安装大型 X 光影像机、手术台、麻醉机等先进设施，可同期进行多种心血管介入及实施体外循环心脏一站式手术）。该院已成为国内外著名心血管外科医院。

武警后勤学院附属医院自 2000 年后，引进汪刚（原解放军四医大西京医院心外科医生）及于洪泉（原北京协和医院心外科医生），他们组建了武警医院心外科并开展了卓有成绩的心外科医疗，在先心病治疗方面有一定特色。

2005 年，市第三中心医院引进李彤（原解放军四医大西京医院心外科医生）组建心外科，并于 2007 年开创性组建了天津市第一个整合了心内科、心外科各项治疗技术，内外科协作和行政管理在一起的心脏中心。在李彤主持下，开展了多种心脏病综合治疗新技术，如多瓣膜置换、全胸腔镜下心脏手术等。特别是在国内率先成功并规模化开展 ECMO（体外膜肺循环、呼吸生命支持）技术，救治了许多重症垂危病人，使 ECMO 这项技术处于国内先进水平。

2006 年，刘建实自德国（在德国学习获博士学位）调入市胸科医院心血管外科，成为继李庆和之后新一届心外科大科科主任。突破性开展新生儿复杂心脏病手术，如大血管转位调转手术、肺动脉闭锁根治手术等，最小年龄为出生仅几十小时的新生儿。

在这一时期引进的优秀心外科技术人员还有孔祥荣（原黑龙江省牡丹江市心血管病医院副院长），调往市第一中心医院组建了心血管外科。留学归来的魏民新（芬兰学习心外科）被引进，重新组建了天津医科大学总医院心血管外科，使该院心血管外科技术水平得到快速提升。

2000 年以来，技术人才的大量引进、加入，使天津市心血管外科专业，在总体规模（医院数量 10 余所，床位总数达 400 张）、技术力量、技术水平、手术数量、手术病种等各方面都得到长足发展和提高，综合实力已处于国内上游。我市自身培养了一批名医师，如市胸科医院郭志刚（澳大利亚进修学习）、姜楠（德国进修学习）、王连群（澳大利亚进修学习）等。天津市心血管外科专业从业医护人员已从 20 世纪 90 年代初全市不足 100 人，发展到 2008 年超过 400 人。

在学术方面，以往仅少数主任参加国内外学术会议。2002 年以后，在学会委员的积极推动下，在各医院大力支持下，每年年底均召开天津市胸心血管外科学术年会，活跃了学术氛围，有了争鸣交流的平台，在学术层面上对天津市医学会胸心血管外科学分会的工作和心血管外科技术发展起到了推动作用，使天津地区心血管外科专业队伍焕发出崭新的面貌。天津市医学会胸心血管外科学分会被评为天津市医学会优秀分会，并受到中华医学会胸心血管外科分会表彰。

总之，这一历史时期，随着我国改革开放的深入发展，天津的心血管外科事业也逐渐从小到大；从一家独秀，到多家竞放；从限于地区性，到走向国内外；从简单数量型，到技术含量型，走上快速发展时期。天津心血管外科又重新焕发出天津历史上（20 世纪五六十年代）老一辈专家（张天惠、张化新、王源昶等）曾有过的辉煌，并开创出新的辉煌。

心外科专家名录

张化新

1920 年 1 月出生于河北省清苑县。1947 年国立西北医学院医学专业毕业。曾任天津市胸科医院心外科主任、主任医师、副院长。还曾任天津市心血管病研究所副所长、研究员、中华医学会心血管病学会委员，中华医学会胸心血管外科学会委员。研制出鼓泡式人工肺。在天津市率先成功地进行了二尖瓣膜置换术、去动脉瓣置换术。在深低温停循环下为 3 岁以下婴幼儿做心内直视手术，结束了我国婴幼儿先心病不能手术的历史。在天津市率先完成了冠脉搭桥手术，对心律失常症开展了外科治疗。多项研究成果在医学领域和临床实践上取得重大突破，1989 年获卫生部科技进步三等奖。发表论文 50 余篇。

张天惠

1921 出生于辽宁省沈阳市。1942 年毕业于小河沿医学院（后辽宁医学院），1943 年 11 月师从吴英恺教授学习。1946 年到天津中央医院工作，开展胸部外科手术，1955 年 12 月，他成功完成了二尖瓣分离术，1963 年开展四联症根治术。他不仅在心血管外科方面有许多建树，而且在食管外科、肺脏外科等胸部外科方面，以及麻醉方面、心血管系统和呼吸系统的生理病理方面都有很深的造诣。他在国内首先应用经横切口双侧开胸行心包切除术的技术来治疗缩窄性心包炎，取得了良好效果。他还与王源昶教授在国内首先应用双腔导管气管支气管内麻醉术。从事心胸血管外科工作 40 多年，在各种医学刊物上发表论文 50 余篇。主编及参与编写著作、译著 5 部。

左景珍

1938 年出生于河北省，1963 年毕业于天津医学院医疗系。曾任天津市胸科医院心脏血管外科主任、天津市心血管病研究所心外研究室主任、天津市医学会心胸外科学会委员、天津医科大学硕士生导师，市卫生系统高级职称评审委委员。

李庆和

1970 年毕业于天津医学院（6 年制），曾任胸科医院心血管外科大科科主任、天津心血管疾病研究所副所长，并受聘为中华医学会胸心血管外科分会委员，天津市医学会理事、天津市医学会胸心血管外科分会副主任委员。在国内率先研制出天津型鼓泡式人工肺、天津型生物心脏瓣膜，通过省部级鉴定，在全国推广应用。在天津率先开展了多瓣膜置换、成行、冠脉搭桥、大血管人造血管移植及其他复杂危重高难度手术，发表论文二十余篇。

刘晓程

1949 年 7 月出生于黑龙江省佳木斯市，1977 年毕业于哈尔滨医科大学，1982 年获协和医科大学硕士学位。曾任北京阜外医院主治医师、牡丹江心血管病院长、中国医学科学院协和医科大学党委书记兼副院长、副校长，现任泰达国际心血管病医院院长。兼任中华医学会常务理事、中国医师协会常务理事、中国医师协会心血管外科分会副会长、天津市医学会副会长。1992 年 7 月，他

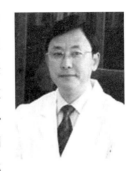

在 6 天中连续为两位晚期心脏病患者进行了心脏移植手术；同年 12 月，又完成了我国首例心肺移植手术。发表论文、论著

张　逊

1953 年 12 月出生于天津，1982 年毕业于河北医科大学，1987 年获硕士学位。现任天津市胸科医院胸外科主任。曾兼任中华医学会胸心血管外科学分会副主任委员、中国医师协会胸外科医师分会会长、天津市医学会胸外科学分会主任委员、中国医师协会胸外科微创专家委员会副主任委员、《中国胸心血管外科临床杂

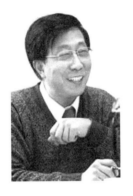

志》副主编、《Journal of Thoracic and Cardiovascular Surgery》（中文版）副主编。

擅长胸外科的微创手术治疗（如胸腔镜肺切除术、胸腔镜纵膈肿瘤摘除术等）、食管癌的外科治疗（颈胸腹三切口食管癌切除术、腹部＋右胸二切口食管癌切除术、左胸切口食管癌及贲门癌切除术、残胃癌切除结肠代食管手术等）、食管良性疾病的外科治疗（经腹食管裂孔疝修补术、经腹 Heller＋改良 Dor 治疗贲门失弛症、巨大食管平滑肌瘤摘除术、食管憩室切除术等）、气管肿瘤切除及隆突成形术、巨大纵膈肿瘤切除＋人工血管置换术、脓胸纤维板剥脱术等各类胸外科高难度手术。在国内外发表学术论文 130 余篇，其中第一作者论文 80 篇，有 7 篇论文被 SCI 收录、3 篇论文被 Medline 收录。先后获得各级科技成果奖 10 项。参编著作《实用胸部外科学》《现

145

代胸外科急症学》《现代胸外科学》。

周清华

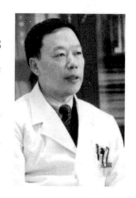

1955年10月出生于四川省自贡市，1978年毕业于四川医学院医学系，1984年毕业于华西医科大学研究生院，获外科学硕士学位。曾任天津医科大学副校长、天津市肺癌研究所所长，四川大学华西医院/华西临床医学院外科学、肿瘤学主任医师、博士生导师，中华人民共和国卫生部肺癌早诊早治专家组组长，美国NH－EDRN/CARNY FOUNDATION肺癌专家组成员，国际肺癌学会、美国癌症学会等国际肿瘤组织会员，中国抗癌协会肺癌专委会主任委员、中国抗癌协会肿瘤转移专委会候任主任委员，《中国肺癌杂志》《Thoracic Cancer》主编。承担国家"十一五"项目2项、"863"项目2项、"973"项目2项、国际合作重大项目1项、国家自然科学基金重点项目2项，天津市科技支撑重点项目2项、天津市"十一五"重点学科建设项目（胸心外科）等共计15项省部级项目。在国内外学术期刊发表论文500多篇，其中SCI收录70余篇，主参编专著30余部，发明专利5项。获2007年度天津市科技进步一等奖、2007年国际肺癌学会巡回奖、2008年亚太国际肺癌巡回奖、2011年世界肺癌大会奖等24项国内、国际学术奖励。在长期的临床工作中独创了40余项局部晚期非小细胞肺癌外科手术术式，并提出了多项新理论、新概念所创立的局部晚期非小细胞肺癌外科术式，迄今大多数术式国内外尚无人涉及。

刘建实

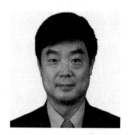

1959年出生于辽宁省，1978年毕业于第四军医大学，2002年获德国洪堡大学医学博士学位，现任天津市胸科医院心脏外科主任，天津市医学会心血管外科学分会第一届委员会主委。

第六节　烧伤外科学

　　天津市烧伤医疗始于 20 世纪 50 年代，中国医学科学院输血及血液病研究所（天津）、市第一中心医院、天津医院先后建立烧伤病房。1988 年天津医院烧伤科整建制搬迁，成立天津市第四医院，设烧伤病床 110 张，属国内最大的烧伤临床基地，邓诗琳任院长。1992 年该院成立了天津市烧伤研究所和天津市烧伤急救中心。市第四医院作为天津医科大学烧伤外科学研究生培养单位，为烧伤专业培养了一批高级临床研究人员。天津市第四医院烧伤整形科是天津市重点学科。

　　1989 年武警后勤学院附属医院烧伤整形科被正式批准为武警部队烧伤外科中心，2006 年被批准为武警部队烧伤整形外科中心，现在为特色专科和重点发展学科。

烧伤治疗

　　1959—1964 年，医科院血研所共治疗各类烧伤病人 894 例，治愈率 92.8%。其中抢救治愈大面积烧伤病人周世海成功，烧伤总面积 89.5%，三度烧伤面积 50%；患者李新朝烧伤总面积 95%，三度烧伤面积 50%。1958 年第一中心医院在外科建烧伤病床，抢救工人赵明山，烧伤面积 89.5%，三度烧伤 60%，是继上海广慈医院抢救邱财康之后，国内最大最重的烧伤病例。此后又成功地抢救 1 例烧伤面积 93%、三度烧伤 90%、合并呼吸道烧伤的病人。该院至 1989 年

147

共治疗烧伤 3840 例，总治愈率 97%。荣获"全国卫生红旗先进单位"。

天津医院自建立烧伤科至 20 世纪 80 年代，抢救各类烧伤病人 2140 例，治愈率 97.4%。同期，该院在国外引进呼吸机、空气悬浮床及多种烧伤设备，抢救烧伤面积 90% 以上，三度烧伤 90% 以上共 10 例，其中一例烧伤面积 98%，三度烧伤 92%，为全国首例。1988 年烧伤科整建制搬迁，建立市第四医院，至 1990 年，共治疗烧伤 1890 例，总治愈率 97.88%，死亡率 2.12%，按国际惯例统计，LA50 死亡率为 50% 时，统计烧伤总面积 93.4%，LA50 三度烧伤面积为 73.8%，该院的治愈率达到国内领先和国际先进水平。

1980 年，天津医科大学总医院建立了烧伤整形外科，抢救了两例特重的烧伤病人，一例烧伤面积 93%，三度烧伤 84%，另一例烧伤面积 97%，三度烧伤 90.5%，两例病人均获得治愈。天津市职业病防治院，1970 年建立以化学烧伤为主专业病房，在国内尚属首创，每年治疗化学烧伤约 100 余例。20 世纪 80 年代至 90 年代，大港油田医院、大港医院、冶金医院等先后建立了 10—20 张烧伤病床，在上级医院技术指导下开始收治烧伤病人。天津儿童医院自 70 年代建立烧伤专业至 1990 年，共收治烧伤病儿 2392 例，其中二度烧伤面积 40%、三度烧伤 11%～25% 的共 210 例，治愈率 87.3%，死亡率 1.5%。

烧伤研究与临床应用

中国医学科学院血液病医院 1958—1960 年，在国内首先研制成功中、低分子右旋糖酐、羟乙基淀粉代血浆（706 代血浆）应用临床，防治烧伤休克。用浸浴疗法结合浸浴，早期处理及覆盖三度烧伤创面，为国内首创。20 世纪 70 年代，该院进行同种皮肤移植研究、中药绿豆甘草汤对烧伤作用机制的探讨、烧伤病人抵抗力、免疫功能变化的观察及烧伤斑痕治疗等研究，其成果曾发表多篇论文。20 世纪 80 年代，天津医院与和平制药厂合作，研究应用氨基酸山梨醇注射液，氨复命系列复合氨基酸注射液等，作为氮源进行静脉高营养，为烧伤病人营养支持开辟国产新药。同期，第一中心医院进行烧伤病人维生素代谢研究，开展多种复合组织瓣修复烧伤骨、关节外露创面，获得成功，减轻了病人的伤残程度，获市科技成果奖。同期，各大医院进行烧伤病人静脉营养、维生素代谢及营养需要量的研究，并进行能量代谢监测、全营养混合液配制等临床研究，有学术论文在《中华整形烧伤外科杂志》等国内外刊物上发表，全市烧伤代谢营养研究成果，居国内先进水平。

市第四医院以救治危重烧伤合并脏器功能障碍为重点，配备有悬浮床、全自动呼吸机、血液过滤设施。血液净化技术在危重患者救治中发挥了很好的作用，尤其在烧伤炎性反应综合征合并呼吸功能障碍及肾功能障碍患者的救治中取得了明显疗效。临床上积极采用综合抗休克措施，早期切痂、MEEK微小皮片植皮术及水刀清创系统治疗技术，不断改进创面修复技术，在治疗大面积危重烧伤患者中发挥了重要作用。辐照生物辅料脱细胞异种皮、脱细胞异体皮等的组织工程学的研制及临床应用，获得市科委科技进步三等奖及发明专利。在大面积烧伤患者的早期切痂后创面覆盖手术中提供了优良的覆盖物，提高了大面积烧伤患者救治率。科室配备有电子支气管镜，在吸入性损伤诊断及治疗方面，临床研究及基础研究相结合，在重度吸入性损伤救治上位于国内领先水平。配备间接测热仪，在代谢营养支持方面开展了深入的基础及临床研究，使大面积危重烧伤的救治水平得到很大提高，位于全国领先水平。应用皮神经营养血管皮瓣修复手部及其他功能部位的深度损伤，并总结出一套完整的治疗经验在国内推广。近年来应用负压修复技术及各种生物敷料，对各种复杂难治创面进行临床探索，收到了很好的治疗效果。应用各种皮瓣进行组织修复、功能重建和器官再造。开展了扩张器在全身各部位深度损伤的早期预制应用以及开展大面积烧伤后期康复的临床研究。三十年来，科室承担并完成各类国家省市级科研课题50余项，取得国家级成果10项，省市级成果8项，省部级科技进步奖20项，引进新技术填补市空白50项，发表学术论文1000余篇，承担国家级及省市级继教项目30余项。每年接收外省市进修人员 8～10 人，每年培养研究生 4～5 人。在救治烧伤患者早期即开展心理治疗、康复治疗，保障患者预后功能及重新进入社会的能力。开展烧伤临床数据库的建设，达到烧伤临床救治数据信息化，提供临床指导，提高科研能力。

天津市第一中心医院是我国最早开展皮肤软组织扩张器的研究及应用单位。在我国率先开展危重烧伤的营养支持治疗方面的研究，研究论文在国际《Burn》杂志上发表。每年科室在国家核心期刊发表论文 1～2 篇，引进和开展新技术 2 项。科室参与和完成国家级、省市级科研项目共 2 项，荣获科技成果奖 5 项。科室为天津医科大学，天津中医药大学等实习生和研究生培养基地，还承担了天津医科大学的整形外科授课任务。

2008 年，武警部队建立烧伤治疗网络和分级救治的规范化体系；持续血液净化在严重电接触烧伤早期复苏中应用；脱细胞异体真皮联合自体皮一期修复面部严重烧伤；隐神经逆行皮瓣修复足踝皮肤软组织缺损；对症治疗烧伤后应激心理障碍简单程序化。2009 年，广泛应用软组织撕脱伤异体皮和自体皮嵌入修复；在大面积烧伤感染期应用持续血液净化；2010 年，在成批大面积烧伤感染期应用持续血液净化；在烧伤持续血液净化抗凝中应用单纯枸橼酸钠；在烧伤持续血液净化抗凝中应用肝素联合枸橼酸钠；2011 年，轴型或随意皮瓣修复颈部严重烧伤后皮肤软组织缺损；在大面积烧伤患者双手毁损修复中应用异体真皮支架；在儿童特重度烧伤后瘢痕修复中应用脱细胞异体真皮。2012 年，建立临床高渗糖盐和丙酮酸电解质液治疗烧伤伤员液体需求的方案；进行异种皮下微粒皮的应用前景可行性研究。森林、草场火灾烧伤员的流行病学研究；森林、草场火灾现场烟雾性质及致伤特点研究。森林灭火防护设备的研制：（1）武警森林官兵单兵防火携带装备器材、药品配置的研究；（2）武警森林官兵单兵冬季作训卫生装备器材、药品设置的研究；（3）森林、草场火灾应急防烟雾口罩的研制。森林灭火防灼伤药膜的研制：（1）防灼伤药膜的药品配方的研究；（2）通过动物试验证实防灼伤的有效性的研究；（3）将防灼伤药膜制成适合部队特点的便携、易使用的制剂的研究。森林灭火烧伤药膏的研制：（1）对符合森林部队烧伤特点的新型银锌霜的研制；（2）对新研制的改良银锌霜的疗效进行试验验证；（3）将改良银锌霜制成适合部队特点的便携、易使用的制剂的研究。2013 年，气管镜下肺泡活性药物灌洗对重度吸入性损伤的治疗；烧冲复合伤肺损伤、血凝障碍的机理与综合防治方案；游离旋髂皮瓣在难愈合创面修复中的应用；电接触右手截肢后弃肢食指转接截除左手坏死拇指；三甲医院成批烧伤、烧冲复合伤救治体系和技术操作规范；分析高 PEEP 对重度吸入性损伤治疗效果；研究镇静、镇痛药物对大面积烧伤患者血动力学的影响。

烧伤整形外科

20 世纪 50 年代至 60 年代．天津开展烧伤疤痕挛缩畸形的整复手术。如颌面整形，进行软骨移植鞍鼻整形术等。70 年代，天津医院等开展多种游离皮瓣、肌皮瓣、筋膜皮瓣移植修复皮肤、肌肉缺损，带血管神经足趾游离移植拇指再造手术。并进行了大功率二氧化碳激光切除三度烧伤焦痂植皮等成功。80 年代，第一中心医院和解放军 254 医院，以显微外科应用超薄皮瓣进行烧伤畸形整复手术，克服了过去单纯应用传统皮瓣的局限性，使烧伤整形疗效，达国内先进水平。

第一中心医院全面开展各种整形外科治疗，天津市第一中心医院整形与烧伤外科经过 50 余年的发展，科室从外科的一个烧伤治疗组，发展至今已经具有烧伤、整形、美容、伤口治疗、激光治疗等多个亚学科的烧伤整形科，开展各种皮瓣的修复，显微外科的治疗，颅面外科的实施，尤其是在耳郭、乳房、手指等体表器官修复再造、瘢痕治疗更具特色。现已全面开展了各项医学美学、美容治疗，在鼻部、眼部美容、面部年轻化治疗上独具优势，是本市唯一三甲医院的医疗美容科室，唯一具备颌面外科准入的科室。该科于 2013 年引进了当今国际上最先进的激光和强光设备，拥有在治疗皮肤色素性疾病、血管性疾病和光子嫩肤改善肌肤多种问题方面金标准的治疗平台，并结合整形、美容的优势技术为广大爱美人士提供了最佳治疗手段。

伤口治疗

市第四医院、人民医院、第一中心医院、医大总医院均先后引进伤口治疗"湿性愈合理论"和"创面床准备的TIME理论"，应用大量新型敷料和治疗手段，对于各种伤口进行专业化、个性化治疗。开展伤口治疗，对烧（创）伤后难治创面修复，以及伤后外观损毁及各种先天畸形进行修复、重建及治疗。第一中心医院于2011年在天津市率先成立了伤口治疗中心，设有专门病房，承担门诊和全院各病房的各种伤口的换药工作。对于各种伤口进行专业化、个性化治疗。尤其对于各种慢性伤口例如糖尿病足、压疮、各种下肢动静脉性溃疡、创伤和手术后复杂难愈伤口等治疗有着较高的治愈率。在就诊人群中，慢性伤口患者占有约70%，得到广大患者的信任和好评。每年就诊患者达万余人次，并逐年快速增长。伤口治疗中心主办多次专业学术会议、讲座，并成为华北伤口治疗培训基地，接收多批外省市学员进行参观、学习。

烧伤外科学专家名录

邓诗琳

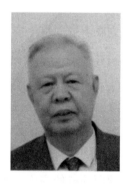

1955年毕业于广州中山医学院，原任天津市第四医院副院长，天津市烧伤研究所所长，曾任中华医学会烧伤外科学分会副主任委员，天津市医学会烧伤外科学会主任委员，中华烧伤杂志副总编、中国临床营养杂志副总编。长期从事普外科、烧伤科工作，在危重症烧伤救治、代谢营养、危重症医学领域具有丰富临床经验和较深的学术造诣，是我国著名烧伤专家和临床营养、危重症医学专家。发表论文100余篇，主编及参编著作18部。

王其芳

1937 年出生于山东省蓬莱，1961 年毕业于天津医科大学。曾任天津市第一中心医院烧伤整形科主任，中华医学会烧伤外科学分会委员，天津市医学会烧伤外科学分会副主任委员，《中华整形烧伤外科杂志》编委。从事专业医、教、研工作 53 年，国内外发表论文 52 篇，获市科技进步奖 6 项，参编《腹部外科实践》等 6 部著作。

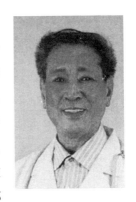

王玉莲

原任天津市第四医院烧伤整形科主任医师，曾任天津市第四医院院长、天津市烧伤研究所所长，兼任中华医学会烧伤外科分会常务委员，《中华烧伤杂志》等杂志的编委及审稿专家，天津市医学会烧伤外科学分会委员、主任委员，天津医科大学硕士生导师，在烧伤休克复苏治疗、防治肠黏膜缺血缺氧性损害、烧伤营养代谢方面进行研究。撰写论文 10 余篇，参与 7 部医学著作的编写。

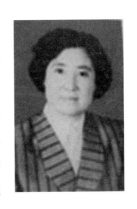

刘　群

1956 年出生于天津，原任天津市第四医院烧伤整形科主任、院长，曾任中华医学会烧伤外科学会委员及常委，天津市医学会烧伤学分会副主任及主任委员，天津市医学会整形外科分会副主委，《中华烧伤杂志》及《中华损伤修复杂志》编委，长期从事烧伤及整形外科工作。在危重症救治、大面积烧伤、吸入性损伤，各种复杂创面修复等领域具有丰富的临床经验。发表论文 50 余篇，参编著作 3 部，获卫生部天津市科技进步奖 8 项（两项为第一完成

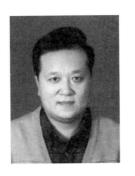

人），获国家级和省市级科技成果 11 项。

冯世海 1984 年毕业于天津医科大学，现任天津市第四医院烧伤整形科主任，兼任中华医学会烧伤外科学分会委员、天津市医学会烧伤外科学分会主任委员。天津市医学会整形外科学分会副主任委员。发表论文 15 篇、获天津市科技进步三等奖 2 项、发明专利 1 项、参与市级科研成果 1 项。

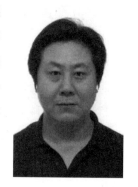

第三章 妇产科学

引　言

中华人民共和国成立后，于 1951 年在天津市 6 所综合医院建立了妇产科，共有病床 154 张，专业技术人员 131 人，1952—1976 年，天津市妇产科的病床和专业人员逐年增加。1978 年后，全市县及县以上综合医院均设妇产科，并在部分区县新建、改建一批产院和妇幼保健院亦设此科，妇产科学有了很大的发展。至 1989 年，全市妇产科病床发展到 4133 张，医生 2037 人。1991 年，全市妇产科病床3276 张，年门诊量 1510224 人次，出院 81211 人次。2008 年底，病床增加为 4714 张，门急诊量 3725055 人次，出院 743747 人。妇产科专业队伍也有所发展。

天津市妇产科专家云集，20 世纪 50 年代有杨珂、柯应夔、林崧、俞霭峰、顾学勤等，他们为天津乃至全国培养了一批专业人才。并开展该专业的医疗、教学、科研等，都可称为先驱者。1955 年，柯应夔的《生理产科学》《病理产科学》是我国产科学首著。

第一节 围产医学

　　围产医学是 20 世纪 70 年代发展起来的一门新兴学科，它涵盖产科学和新生儿学。围产医学是在产科基础上诞生的，在此之前产科医生的主要任务是保障母亲安全、降低孕产妇死亡率，而对于宫内的胎儿一无所知。围产医学与产科的最大区别是让我们通过各种手段，可以"看见"和了解宫内的胎儿。进入围产医学时代，临床的主要任务也发生了相应的变化。围产医学在关注孕产妇死亡的同时，也开始关注胎儿和围产期新生儿，开始重视降低围产儿死亡率。随着新生儿科诊疗技术的发展与提高，围产儿死亡率明显下降，这主要归功于早产儿存活率的上升和新生儿窒息复苏水平的提高，以及相应技术的普遍推广。

　　2010 年卫生部临床重点专科评审标准中，第一次明确将产科分为普通产科、母体医学和胎儿医学。

　　天津市医学会围产医学分会的成立，围绕孕产妇和新生儿保健、疾病诊治、降低孕产妇和围产儿死亡率，做了许多卓有成效的工作。

普通产科

　　从 20 世纪 80 年代末期开始，市中心妇产科医院大夫王淑雯对中国妇女的产程进行监护和研究，发表了适合中国妇女的产程图。产程的"一区三线"以及警戒区数值，特别适用于基层单位，为难产产妇及时安全转送提供了非常宝贵的理论与实践经验。

1992 年，市中心妇产科医院姚天一主持研究非药物镇痛的水针减痛分娩。该方法方便安全、无并发症及副作用，获市科技进步奖，并向全国推广，收到良好社会效益。

1993 年，由市中心妇产科医院岳瑽、王淑雯主持的产科生理常数研究获卫生部科技进步二等奖。这些生理常数包括中国女性骨盆研究、中国新生儿头径研究以及中国妇女产程研究。这些研究成果均达到国际先进水平，是极其宝贵的针对中国妇女的生理常数。

1994 年，天津医科大学总医院产科大夫牛秀敏在市内第一个开展多普勒测定胎儿脐动脉血流速度评价胎儿窘迫，填补了天津市医药卫生新技术项目空白。1996 年，牛秀敏在市内第一个开展后穹窿注入前列腺素 E2 凝胶促宫颈成熟和引产，填补了天津市医药卫生新技术项目空白。1996 年开始，市中心妇产科医院将分步子宫血管结扎止血防止产后出血应用于临床。此技术的应用很大程度减少了产后出血及由此导致的并发症，包括子宫切除等。

1997 年，天津医科大学总医院在市内第一个开展产科领域的高难手术——腹壁横切口腹膜外剖宫产术，完善了剖宫产手术方式，缩短手术时间，该术式在 1999 年中华医学会手术创意研讨会上受到同行好评。同年，天津医科大学总医院王国林从国外带回镇痛泵，开始进行硬膜外麻醉分娩镇痛，此后陆续开展，并规模化用于临床。该院还开始进行选择性子宫动脉栓塞治疗剖宫产术后出血，为成功保留患者子宫开辟了新路。

1998 年起，市中心妇产科医院开展新生儿抚触及新生儿听力筛查。听力损害是新生儿常见的异常之一，将严重影响患儿语言、认知和情感发育。新生儿出生 72 小时后，用瞬态耳发射仪进行听力初筛，可在早期发现听力异常的新生儿。

1999 年，市中心妇产科医院开展坐式分娩的临床应用，填补了天津市卫生医药新技术空白。

进入 21 世纪，普通产科更注重人性化的产前、产时服务模式。市中心妇产科医院、天津医科大学总医院等相继推出胎儿远程监护、导乐分娩等。市中心妇产科医院同期还开展"一对一"全程责任助产，即产妇从正式临产至产后 2 小时安全返回病房的全过程，由 1 名专职助产士全程助产。同时按照 WHO 要求，产时不剃阴毛，极大缓解了孕妇心理压力。

2002 年，天津医科大学总医院产科大夫牛秀敏在本市第一个开展"应用羊水中板层小体计数预测胎肺成熟度"，填补了天津市医药卫生新技术空白。

2006 年，作为卫生部"十年百项"推广项目中的适时分娩技术由市中心妇产科医院向全国推广，先后在国内各级医院进行技术推广，培训医生超过 1000 人次。

从 2007 年开始，随着新生儿窒息复苏技术在我市广泛推广，覆盖面达到各级有产机构，提高了新生儿救治水平。目前各级有产医院实现了每一个孕妇在分娩时均有具备新生儿复苏技术的人员在现场保驾护航，降低了新生儿窒息的死亡率和伤残率。

近十多年来，全国剖宫产率呈上升态势，随之出现的严重母儿并发症也逐年升高，因此，严格掌握剖宫产指征，降低无指征剖宫产率成为体现围产医学水平一项重要指标。天津中心妇产科医院率先实施麻醉医师 24 小时进驻产房，分娩镇痛（药物性和非药物性）实施率逐渐增加，使患者在安静祥和的氛围下完成分娩的艰巨任务，改善产妇分娩体验，对促进自然分娩起到积极作用。麻醉医师 24 小时进产房的还可在 5 分钟紧急剖宫产得以实施，为自然分娩保驾护航。

2014 年 7 月，中华医学会妇产科分会产科学组发布了《新产程标准及处理的专家共识》，新产程标准在全市的推广，对促进自然分娩，降低剖宫产率起到积极作用。

2014 年 12 月，市中心妇产科医院率先开展第三产程延迟结扎脐带，提高了新生儿红细胞压积和血红蛋白浓度，对于早产儿减少了近、远期的并发症，改善了早产儿的预后。

2008 年，中国加入国际助产士联盟，中华医学会也成立了助产分会。2014 年，天津市医学会围产医学分会成立助产学组，对提高助产技术水平，保证母婴安全起到促进的作用。2015 年，天津医科大学护理学院助产专业及天津市中心妇产科医院成为全国首批助产士教育及培训基地，为培养我市助产人员提供了良好条件。

母体医学

母体医学关注的是高危妊娠的管理，保障母亲孕期和分娩期的安全，降低孕产妇死亡率。天津市围产分会自成立以来，不断强化、推广产科危重症抢救流程、妊娠期特发性疾病诊疗常规、高危妊娠识别与管理，为降低天津市孕产妇死亡率做出了贡献。

妊娠期糖尿病是影响孕妇身心健康的重要产科并发症，影响糖尿病孕妇子代的一生健康。1998 年，天津医科大学总医院开始进行妊娠期糖尿病临床研究，并逐渐将孕 24—28 周 50g 葡萄糖筛查列入产前必查项目。在市内第一个建立妊娠期糖尿病门诊，完善了诊断及治疗体系，大大降低了围产期母婴的风险。

2007 年，天津医科大学总医院产科牛秀敏主持的妊娠期糖尿病与磺脲类药物受体基因 I 多态性的相关性研究，获该校科技成果奖。

2013 年，天津市成立 7 家市级孕产妇抢救中心，包括：天津市中心妇产科医院、天津医科大学总医院、天津医科大学第二医院、天津市第一中心医院、天津市第三中心医院、天津市南开医院、天津市人民医院。7 家抢救中心承担全市危重症转诊任务，危重孕产妇救治水平不断提高，为降低我市孕产妇死亡率做出了贡献。

近年来，随着世界围产医学的发展，围产期疾病的预防越来越多受到关注，妊娠早期高危孕妇的筛查和评价越来越得到重视。目前我市筛查项目包括：子痫前期、早产、妊娠期糖尿病、妊娠期甲状腺疾病、巨大儿、胎儿生长受限。这种围产保健模式对减少母儿并发症和改善妊娠结局具有重要意义。

重视孕期营养评估与指导，进行孕期的体重管理是近些年来倡导的健康的孕育模式，通过孕期 280 天健康的体重管理，可以避免妊娠期的并发症，使母亲更健康，儿童更安全。目前孕期营养管理已经作为一项系统工程在市内各级产科机构开展，为降低妊娠期并发症，如高血压、糖尿病、巨大儿等起到了积极作用，保障了母婴安全。

胎儿医学

胎儿医学的理念是"胎儿也是病人"，胎儿医学始于出生缺陷的产前筛查与产前诊断。胎儿医学涉及胎儿疾病的诊治，是集遗传学、生物学、生化学、产科学、儿科学、外科学、影像学、伦理学等于一身的新兴产科亚专科。近 20 年来，胎儿医学在母体医学的基础上，以胎儿为着眼点，在胎儿疾病的筛查、诊断、宫内治疗、多胎妊娠的管理以及胎儿发育生物学、胎儿起源疾病研究等诸多方面取得了突飞猛进的发展。

早在 1970 年，天津市成立了天津市第一家医学遗传室，1972 年完成市内第一例因两性畸形而进行外周血染色体的检测。1980 年又建立本市第一个遗传咨询门诊，由专业医生进行遗传咨询和优生优育指导。1982 年，对第一胎是唐氏综合征的孕妇进行了本市第一例羊水染色体检测。经不断探索，羊水细胞培养的成功率达 99％以上，细胞遗传学诊断准确率 100％。1986 年，建立了孕早期绒毛染色体的 G 显带方法，获卫生部科学技术进步三等奖和天津市科技进步成果三等奖。随后，又建立了酶解法制备绒毛染色体技术，为世界首创，获市科技进步成果三等奖，当年将该成果应用于临床，完成了市内第一例经阴道抽吸绒毛进行胎儿染色体检验。举办了 2 期全国学习班推广绒毛染色体制备技术。目前该技术仍处于国际先进水平。

1990 年，B 型超声对诊断早期先天性胎儿畸形研究获天津市科技进步三等奖，为国内首创。之后开展的胎儿中孕期产前系统超声检查和胎儿心脏病筛查为出生缺陷的预防起到了重要作用。

进入 21 世纪，天津市妇幼系统开展孕中期唐氏综合征产前筛查工作。2004 年，经市卫生局批准，市中心妇产科医院、天津医科大学总医院以及市第一中心医院成立市级产前诊断中心，对产前筛查存在染色体异常高风险的孕妇进行介入性产前诊断。

2004 年，开展超声介导下脐血管穿刺术。超声介导下脐血管穿刺术产前诊断染色体异常填补天津市卫生医药新技术空白。

2006 年，开展孕 11—13＋6 周超声检查胎儿颈项透明层厚度，使天津市在开展孕早期胎儿染色体病筛查方面走在全国前列。之后又率先在国内开展孕早期胎儿非整倍体异常联合筛查，唐氏综合征检出率 89％，假阳性率 2.3％，达到国内先进水平，且获得新技术填补天津市空白。

2007 年，开展经腹绒毛取材技术，并用于孕早期产前诊断。

目前天津市胎儿医学发展迅速、规范，开设孕前及孕期咨询、遗传咨询门诊；开设双胎门诊，对复杂双胎监护、管理；开展胎儿医学多学科会诊，对胎儿疾病的诊断、治疗、预后提供全方位咨询；影像学（超声、核磁）对胎儿结构畸形筛查与诊断发挥着重要作用；介入性产前诊断技术（经宫颈或经腹绒毛取材技术、羊膜腔穿刺技术、胎儿脐带血穿刺技术），配合实验室筛查、诊断技术（外周血染色体检查、绒毛及羊水染色体检查、FISH 技术，无创产前筛查技术）越发成熟，达到国内先进水平。胎儿宫内手术如多胎妊娠减胎术（射频消融术、心内注射氯化钾）、羊水减量术的开展标志着我市胎儿医学巨大的飞跃，为下一步胎儿镜宫内治疗打下良好基础。

新生儿学

作为儿内科的亚专业之一，20 世纪 50 年代天津市儿童医院内科由周秦玉建立新生儿专业组，并建立新生儿病房。1981 年，韩伟峰建立新生儿重症监护室（NICU）。1981 年以后，新生儿床位增加到 70 张，并正式成立新生儿科。病种包括新生儿的呼吸系统疾病、消化系统疾病、心血管系统疾病、泌尿系统疾病、血液系统疾病、神经系统疾病、内分泌代谢系统疾病等，是全国较大的新生儿病房之一，集临床、教学、科研于一体。

20 世纪 80 年代以来，除市儿童医院外，医科大学第二医院、医科大学总医院、市中心妇产科医院都有一定规模的新生儿病房。各区县医院及区县妇幼保健院亦设有新生儿病房，部分医院设有

NICU。2004年，医科大学第二医院新生儿病床由15张增至23张。2008年，市中心妇产科医院新生儿病房病床由30张扩大至48张。2010年以后市中心妇产科医院迁入新址，新生儿病房床位增加到115张，其中NICU 35张，成为目前国内规模较大、设备精良的新生儿科病房之一。

市儿童医院自1960年开始进行新生儿水、电解质代谢研究，制订了新生儿液体治疗方案，为危重新生儿救治打下了良好基础。1961年，开始研究新生儿高胆红素血症、溶血症换血疗法，天津是继上海之后在全国第二个开展换血疗法的城市。1981年，率先在天津市应用气管插管及人工呼吸机抢救呼吸衰竭新生儿在国内居先进水平。每年机械通气治疗200余例。

1999年，市儿童医院率先应用外源性肺泡表面活性物质治疗新生儿呼吸窘迫综合征。2002年底，医科大学第二医院开始在产房和手术室内早期预防性应用外源性肺泡表面活性物质，结合经鼻CPAP技术的应用，即INSURE技术，大大改善了极低体重儿的成活率及近远期预后。

2001年，在新生儿水、电解质代谢研究方面，市儿童医院徐琦新的"新生儿三重酸碱失衡医源性因素及对策研究"和"新生儿医源性高血糖预测评分与干预"获天津市卫生局科技进步等奖。

2003年，医科大学第二医院开展了应用经外周中心静脉置管技术（PICC）保证极低出生体重儿外周营养支持。同年，开展了应用食道下端pH值连续监测技术诊断新生儿胃食道反流。

2004年，市儿童医院开展新生儿感染性疾病的早期诊断指标前降钙素、中性粒细胞CD11b与CD64表达、细菌16S rRNA基因检测研究，均通过市科委成果认定，为败血症早期快速诊断提供了可靠方法。2005年，该院开展高频振荡通气治疗新生儿呼吸衰竭技术。

2007年，医科大学第二医院、市中心妇产科医院都开展了应用一氧化氮吸入疗法治疗新生儿持续肺动脉高压技术，取得了良好效果。

天津市的早产儿成活率不断提高。早产儿完好成活的最低胎龄24周，最低体重510克（市中心妇产科医院）。

在新生儿危重症急救方面，市中心妇产科医院开展了急性肾功能衰竭的腹膜透析治疗技术，新生儿缺血缺氧性脑病亚低温治疗术，与胸科医院联合开展了急性呼吸窘迫综合征合并PDA早产儿床旁导管结扎术，与神经外科联合开展Ommaya储液囊埋植引流治疗新生儿脑积水技术，重症新生儿在脐动脉置管下有创血压连续监测技术、呼末二氧化碳监测技术、经皮无创血气监测技术，实施NO治疗时的高铁血红蛋白监测技术及24小时视频脑电监测术。

在危重症新生儿院前急救与转运方面，天津市中心妇产科医院购置了新生儿转运暖箱及转运呼吸机等一整套专业设备，并备有专业转运队伍24小时待命，与天津市急救中心联合建立了新生儿院前急救与转运系统，其辐射范围涵盖了全市各区县及河北省周边地区，对降低我市及周边河北省地区新生儿死亡率发挥了积极作用。

第二节　普通妇科

子宫内膜异位症

天津市中心妇产科医院从 1980 年开始探索性治疗重度盆腔子宫内膜异位症，历经 26 年，总结设计出 3 种术式：20 世纪 80 年代中期，在设计出直肠低位前切除端—端套式吻合术的基础上，1993 年又设计出李—张氏术式，即李宝森与张庆荣合作的术式：手术切除直肠子宫内膜异位症病变、防止肠吻合口瘘的发生。该术式清除盆腔内异症病变干净彻底，操作简单，出血少，曾在市内及外省市 13 所医院推广应用，观察随访 198 例，达 5～10 年，未发生肠吻合口瘘及吻合口狭窄现象。1997 年，获天津市科技发明二等奖及国家科委颁发的技术成果奖。

1994 年，天津医科大学第二医院开展筋膜内脱袖法行全子宫切除术，该术式对内异症及盆腔炎症粘连严重者行全宫切除，为避免子宫周围脏器损伤更有优势。

显微外科

1983—1995 年，由市中心妇产科医院岳琏、郑天强牵头，先后在上海、天津医院及湖南湘雅学习显微外科技术，将显微外科技术应用于输卵管吻合术中。开展手术数千例，术后妊娠率 89.77%，1995 年获天津市科技成果及科技进步三等奖。

腔镜技术

1997 年 7 月，由德国 WOLF 公司赞助邀请德国妇产科专家来市中心妇产科医院进行 2 例宫腔镜黏膜下肌瘤电切术。同年，市中心妇产科医院、天津医科大学总医院等多所三甲医院开展宫腔镜电切术，首例为黏膜下肌瘤患者。后逐渐将宫腔镜技术应用临床，行大量宫腔镜检查术及宫腔镜手术，包括宫腔镜下子宫内膜切除术、子宫黏膜下肌瘤切除术、子宫纵膈切除术、子宫内膜息肉切除术等。该技术逐步在市内三级医院开展，特别是宫腔镜检查技术在二、三级医院妇产科得到广泛应用。随着腔镜技术发展和第二代子宫内膜切除术技术的应用，市中心妇产科医院 2006 年开展热球子宫内膜轻破坏术在治疗功能性出血方面取得了良好效果。

1992 年，市中心妇产科医院派医师进修学习后，在天津医学院附属医院开展单孔腹腔镜检查术的基础上，开始将电视腹腔镜检查广泛用于临床诊断，并逐渐扩展到简单的镜下治疗，如向输卵管妊娠部位注射甲氨蝶呤、卵巢冠囊肿穿刺抽液注入无水酒精等。1997 年，使用双极电凝镜下卵巢囊肿剔除及输卵管切除。1998 年，天津医科大学总医院在市内最早开展妇科全子宫切除。此后，天津医科大学第二医院、市第一中心医院、塘沽医院应用腹腔镜及宫腔镜进行微创手术的治疗，陆续开展了腹腔镜下的卵管切除术、孕中期宫颈环扎术、腹腔镜下的子宫切除术、宫腔镜下的诊断术、宫颈电环切除术。

从 2004 年开始，天津医科大学总医院开展子宫腹腔镜联合手术治疗各种生殖道畸形及性发育异常，包括各种纵膈子宫的矫治、残角子宫切除、子宫斜膈的诊断、阴道斜膈综合征的诊断与矫治、染色体异常患者性腺切除等。

随着国内腹腔镜技术蓬勃发展，2001 年初，市中心妇产科医院开始尝试了腹腔镜辅助的阴式子宫切除术（II 型）4 例、筋膜内子宫全切术。同年下半年，该院派医师外出进修腹腔镜手术，引进了无气腹套管针穿刺技术、单极电凝、超声刀、镜下内套圈结扎、镜下缝合以及肌瘤旋切等技术，并在市内首次开展完全腹腔镜下子宫全切术。2003 年，市中心妇产科医院开始实施腹腔镜下腹膜阴道成形术,并在市内首先研制出腹腔镜用腹膜推进器并获专利。至今,该术式与植皮式阴道成形术并列,为广大患者所满意,并免除了植皮之苦。2005年,塘沽医院成为天津市第五中心医院,开展了新的微创手术:腹腔镜下宫颈癌根治术、腹腔镜下子宫内膜癌全面分期手术、腹腔镜下卵巢癌肿瘤细胞减灭术、宫腹腔镜联合探查术加输卵管复通术。同年,本市三甲医院先后开展腹腔镜筋膜内子宫切除术、高级别的腹腔镜阴式子宫切除术、腹腔镜全子宫切除术及肌瘤剔除术等较为复杂的镜下手术。2008年,天津医科大学总医院开展悬吊式腹腔镜宫切除及肌瘤剥除术。从此,腹腔镜手术操作技能和完成病例数量均有长足进步。

盆底障碍性疾病

在盆底障碍性疾病的诊疗方面,1958年,柯应夔通过手术实践研究出一套完整的子宫脱垂修复手术加固了盆底组织,取得了卓越的成效,曾三次以手术队下县开展此项手术,使200多例患者恢复了劳动力。吴钟瑜为适应地区手术条件对术中麻醉进行创新,以逐层局麻代替了腰麻,增加了各临界组织解剖的清晰度,提高了手术的安全性,减少了出血,疗效佳,著有《子宫脱垂手术局麻方法》图谱。

2006年开展"盆底功能障碍性疾病POP-Q分度法"。天津医科大学总医院、天津医科大学第二医院及市第一中心医院等妇产科与泌尿科联手,运用吊带、补片等技术治疗尿失禁和阴道前后壁膨出。

1956年,中心妇产科医院顾学勤开展了先天子宫阴道缺陷患者施行阴道成形术,采用股内侧皮瓣阴道植皮,解决了无阴道病人的生理缺陷。为提高植皮的成功率.顾学勤设计出顶端带孔的玻璃模型替代了既往的木制模型,手术无一例失败。此后该院周日序将此项手术用于不全阴道闭锁和阴道疤痕挛缩病人,并采用短期抗炎皮质激素辅助治疗,以防阴道挛缩,不全阴道闭锁病人植皮后经阴道自然分娩者有先例。1975年后,该院岳琏继续开展此项手术。1956年,顾学勤开展膀胱阴道瘘及直肠阴道瘘修复术获得成功,并有论文发表。天津第二中心医院在此术式的基础上进一步完善了此疑难手术，并到外省市手术示教。

在其他方面。1991年，天津医学院附属医院开展半腹膜外子宫切除术，填补了天津市新技术空白。2006年，市内多所三甲医院开展"介入辅助下子宫切口妊娠的治疗"。2008年开始，应用左炔诺孕酮宫内缓释系统治疗功血，均取得良好效果。

第三节 妇科肿瘤

近年来，妇科肿瘤临床诊治工作执行 FIGO（国际妇产科联合会）的妇科肿瘤分期和临床指南，以及我国中华医学会妇产科学会妇瘤学组结合我国国情编写的《妇科常见肿瘤诊治指南》，参考 NC-CN（美国国立综合癌症网络）的诊治指南，使患者获得规范化、标准化的诊治方案。

卵巢肿瘤

1962 年，天津中心妇产科医院周日序对良性卵巢黏液性肿瘤，采用羊网膜移植术获得成功。1970 年，林梧桐发表了《132 例卵巢癌预后因素分析》的文章，提出卵巢癌术后生存率高低与病理分型、切除彻底性和年龄均有关系，对临床医疗有一定意义。同期，曾作荣写的《灰阶超声检查对卵巢癌 249 例总结》，认为此检查是早期诊断的重要手段之一。1983 年，吴钟瑜应用超声仪对赘生物性卵巢瘤创立"五种分类法"，为确诊此病提供科学依据，该技术已在全市推广（见肿瘤章）。1991 年开始，对卵巢癌患者采用标准分期手术或肿瘤细胞减灭术，辅以术后化疗，根据不同临床期别、不同病理类型采用相应的治疗方案，不仅延长了患者生存期，也更加注重患者的生存质量。近十多年，紫杉醇＋卡铂应用于上皮性卵巢癌化疗，显著延长了晚期卵巢癌总生存期，目前已成为上皮性卵巢癌标准一线化疗方案。新化疗药物，如拓扑替康、吉西他滨、脂质体阿霉素等作为二线化疗药应用于复发耐药卵巢癌，延长了患者的生存期。近20年来，年轻的卵巢恶性生殖细胞肿瘤患者多采用保留生育功能手术治疗，术后辅以 BEP 金方案化疗，提高了患者的生存质量并有效地延长了生存期。

宫颈癌及癌前病变

1954 年，天津中心妇产科医院的柯应夔等人对早期和Ⅱa期宫颈癌施行子宫广泛性切除术加盆部淋巴结清扫术，1958 年，对Ⅱb期施行放疗。同期，柯应夔与上海的林元英合作总结了津沪两地777例子宫颈癌广泛性切除术的疗效，5 年的生存率为 91.3%，基本消灭了手术死亡，并发症亦减至最低限度。1962 年 6 月，柯应夔主编《子宫颈癌广泛性切除术》。同年，他参加了莫斯科第八届国际抗癌会议，该著作为国家科技文献在会上交流，获得广泛好评。1954—1960 年，天津人民医院（今肿瘤医院）的金显宅、金家瑞等人共做早期宫颈癌 46 例，1970 年，该院对 175 例宫颈癌进行术后追访，其中Ⅰ期 5 年健在的 97.6%，Ⅱ期 5 年健在的 68.7%。1980 年后，天津医学院两个附属医院和第一、第二中心医院等均开展宫颈癌手术，术后加放疗和化疗疗效显著。1980 年，中心妇产科医院引进铯-137后装机，成俊芝等对宫颈癌治疗以后装机代替子宫内镭放疗法，在柯应夔、杜梓伯专家的经验基础上，探索出放疗—手术—化疗治疗程序，使宫颈癌Ⅲ期病人占 80%，五年生存率达国际水平。

1991 年，天津医学院附属医院开始采用 PCR 方法检测 HPV，发现高危型 HPV 持续感染与宫颈癌发生的因果关系具有重要的里程碑意义，使宫颈癌筛查工作多了一个更为有效的手段——高危型 HPV 筛查，其对宫颈癌的阴性预测作用几乎达到了 100%。1998 年，天津医科大学总医院开始应用荧光定量 PCR 方法对 HPV6、11、16、18 分型检测，使临床医生能够对高危型患者给予关注。2007 年，该院开始采用 PCR 反向点杂交 HPV 分型检测法能够对 21型的 HPV 病毒分型，为临床和科研提供更详尽的资料。市中心妇产科医院从 2008 年开始应用唯一经 FDA 认证的杂交捕获二代技术

（HC-Ⅱ）检测 13 种高危型 HPV，为宫颈癌及高危人群的筛查提供了有效检测手段。在宫颈细胞学诊断方面，市中心妇产科医院于 2000 年、天津医科大学总医院于 2002 年先后采用宫颈细胞学描述性诊断（TBS）报告，天津医科大学总医院"TBS 报告在宫颈脱落细胞学诊断中的应用"为 2004 年天津市卫生系统引进应用新技术，填补了空白。TBS 报告系统使宫颈细胞学诊断更全面、更客观地表达出细胞病理医生对涂片的分析，与临床医生有深入的沟通，提高了宫颈病变检出率。

此外，薄层液基细胞检测技术（TCT）的准确率显著高于传统的宫颈细胞涂片检查，市中心妇产科医院于 2005 年在市内率先应用此技术，天津医科大学总医院 2006 年引进了 Auto Cyte PREP 全自动薄层细胞制片机，为细胞学医生提供了清晰、可靠的细胞学涂片，大大降低了由制片原因导致的假阴性率，是制片技术的一次革命。目前 TCT 已广泛应用于市内各医院门诊检查中。

近年，宫颈癌及宫颈癌前病变的治疗也有显著进展。宫颈癌前病变治疗，依据病变轻中重，采用与国际治疗标准相一致的严密观察或物理治疗、LEEP 术、冷刀锥切术等治疗手段，疾病得到有效治疗的同时，也为患者保留了生育功能，提高了生活质量。早在 20 世纪 90 年代初，天津医科大学总医院已应用光学阴道镜对 HPV 感染所致的尖锐湿疣及宫颈病变进行诊断。市中心妇产科医院和天津医科大学总医院分别于 1998 年和 2002 年先后引进了电子阴道镜。2006 年，市中心妇产科医院又引入光电一体阴道镜，阴道镜与细胞学、病理学联合应用，对宫颈癌前病变及宫颈癌的形态学基础研究起着重要作用，在宫颈癌前病变治疗上有特殊应用价值。市中心妇产科医院和天津医科大学总医院在天津市率先开始 LEEP 治疗宫颈癌前病变，使患者得到有效便捷的治疗，减少了患者的治疗时间和医疗费用。

宫颈癌根治术广泛应用于宫颈癌手术治疗中，并注意患者生存质量，同时行阴道延长术。同步在宫颈癌治疗中应用放化疗技术，使中晚期宫颈癌的治疗效果明显提高。化疗应用于晚期或复发宫颈癌治疗，延长了患者的生存期。1992年，天津医学院附属医院开始应用铱-192颗粒源多功能后装治疗机（HY HDR-18）临床应用宫颈癌的治疗。2000年，市中心妇产科医院将已应用20年之久的铯-137后装机更换为铱-192后装治疗机。

子宫内膜癌

绒毛膜癌与恶性葡萄胎。1960年后，滋养细胞病人增多，天津中心妇产科医院首先建立绒癌病房。1971—1972年，杜梓伯、张毓华共收治绒癌、恶性葡萄胎210例，其中接受化疗116例。对该病实行以化疗为主、手术为辅的综合疗法，并开展"双抢""三抢"和大剂量"冲击疗法"，提高了疗效。1975年，经三年的近期疗效观察，绒癌患者的死亡率下降，部分病例存活率在20年以上。1980年后，天津中心妇产科医院引进了单克隆抗体试检方法，应用于滋养细胞疾患的病情监测，使该病的诊治水平有了新的提高。同期，该院吴竖平、余章秋对此类患者的全身化疗采用多种化疗药物联合用药，对宫壁及宫旁组织转移灶行5-氟尿嘧啶局部注药，缩短了全身用药的疗程，减少了病人的耐药性及毒副反应，并保留了希望再育患者的子宫取得显效。恶葡和绒癌的治愈率分别达到100%和90%。此法已推广使用。

2002年，天津医科大学总医院等各大医院陆续开展内膜癌分期手术，包括腹主动脉旁淋巴结切除术，天津医科大学总医院于2002年开始进行遗传性子宫内膜癌临床研究，研究成果"遗传性子宫内膜癌的临床及生物学研究"获市科技进步三等奖。

外阴癌

1996年，天津医科大学总院开展保留大隐静脉的外阴癌根治术，填补了天津市新技术空白；2004年首先在市内开展采用腹股沟横切口进行外阴癌腹股沟淋巴结清扫术。

介入治疗

1996年，天津医科大学总医院首先在市内开展超选择动脉化疗，治疗盆腔恶性肿瘤。

妇科内分泌

1970年，天津医学院附属医院俞霭峰对妇科内分泌进行研究，在国内为期较早，1973年后主编《妇产科内分泌学》和《阴道细胞涂片图谱》。在她领导下所进行的垂体—甲状腺—性腺轴放射免疫法、催产素及其受体分析与生殖轴多功能研究等均取得显著成效，并应用于临床，在国内处于领先地位。

1997年，天津医科大学总医院率先开展微波去除子宫内膜治疗功能失调性子宫出血。2000年，天津医科大学总医院及市中心妇产科医院参与卫生部举办的全国绝经后激素替代治疗学习班天津地区活动。2002年开始，天津医科大学总医院率先在市内进行多囊卵巢综合征子宫内膜病变的相关临床及研究，承担并完成研究课题2项，在《中华妇产科杂志》发表论文3篇，其他核心期刊发表相关论文5篇；参与国家"十一五"科技支撑项目课题"多囊卵巢综合征诊断及防治新技术新方法的研究"，圆满完成天津地区该发病情况流行病学调查。2004年以来，天津医科大学总医院等多所医院开始对年轻子宫内膜不典型增生及早期子宫内膜癌患者行保守治疗，使多例患者成功治愈并妊娠分娩。2005年，天津医科大学总医院新术式"保留阴蒂头及其背血管神经束的阴蒂缩小成形术"，填补了市内医学新技术空白。为推广普及妇科内分泌疾病的规范化治疗，天津医科大学总医院于2006年、2007年举办2期实用妇科内分泌学习班。

第四节 生殖医学

1997 年，市中心妇产科医院在全市最早开展辅助生殖技术攻关，天津市首例试管婴儿于 1999 年 1 月 18 日出生，该试管婴儿为男性，体重 2870 克，母子平安。这例试管婴儿的出生，标志着天津市生殖与助孕技术水平进入全国先进行列。以后天津市首例卵胞浆内单精子注射（ICSI）试管婴儿、首例多胎妊娠减胎术试管婴儿、首例冻融胚胎移植（FET）试管婴儿分别于 2000 年 8 月、2002 年 9 月及 12 月在天津市中心妇产科医院生殖医学中心诞生。

天津医科大学总医院实施的天津市第一例囊胚移植试管婴儿于 2001 年 12 月 29 日顺利降生。2004 年首次测定天津市男性精子正常值，帮助中国男性生殖资源数据库建立。

2005 年，市中心妇产科医院生殖医学中心成为天津市第一家通过卫生部"体外受精—胚胎移植技术"资质认证的医疗研究机构。2006 年，天津医科大学总医院妇产科生殖医学中心通过试管婴儿技术资质认证。

至 2008 年底，市中心妇产科医院生殖医学中心年周期取卵数超过 1000 例，解冻移植周期 455 例。

第五节　计划生育

1990 年，天津医学院附属医院首家使用 10MG 米非司酮用于紧急避孕。1992—1997 年，天津医科大学第二医院参与完成国家计生委科研基金课题"中国妇女对 Norplant 皮下埋植避孕法可接受性研究"，获国家计生委科技进步二等奖，并以此为契机，推广开展皮下埋植避孕方法的应用，为广大育龄妇女提供更可靠的避孕选择。目前，天津医学院附属医院为市内唯一一家提供皮下埋植剂放置及取出服务的医院。

1992—1993 年，市中心妇产科医院参与全国 8 省市近 2 万例"米非司酮＋米索前列醇"药物流产科研项目，无一例宫外孕发生，此项目获国家计生委科技进步二等奖。在此科研基础上，将此药应用到中期妊娠引产、滞留流产的临床，亦收到良好效果。

1994 年，天津市开展技术标准化，参与全国联查。1995 年，天津医科大学总医院率先参加全国课题、在华北地区放置吉妮 IUD，包括月经间期及产后。1996—1997 年，天津市推广应用吉妮（Fix）固定节育器。优点脱环率低，妊娠率低。

1996 年，天津医科大学总医院在市内首家应用母体乐 IUD 用于紧急避孕；率先开展含铜宫内节育器紧急避孕，并首先采用吸入麻醉开创天津市镇痛人工流产术。1997 年，天津医科大学第二医院、天津医科大学总医院相继开展静脉复合麻醉实施无痛人工流产术，并不断积累经验，麻醉方法由最初的丙泊酚和笑气联合应用的静脉吸入复合麻醉逐步改进为丙泊酚和芬太尼联合用药的静脉复合麻醉。每年施行的无痛人工流产手术例数在市内处于领先地位，目前每年约施行 5000～6000 例，市内二、三级医院均已开展此技术。

2002 年，天津医科大学总医院承担 WHO15066 课题，为分中心负责人，首家系统应用米索前列醇用于人工流产预处理。同年，天津医科大学总医院承担 WHO15078 课题，为分中心负责人，与上海 1 所医院共同为国内首先应用 2 种剂量米非司酮与 2 种间隔米索前列醇终止 7～9 周妊娠。

2003 年，随剖宫产率升高，再次妊娠出现切口妊娠者增多，市中心妇产科医院等多所医院开展介入疗法＋药物综合治疗，米非司酮或 MTX（氨甲蝶呤）后行清宫术，保宫效果好，保留妇女生育能力。也可妊娠局部用药，促使胚胎死亡后行清宫术。同年，天津医科大学总医院首次在市内开展人工流产后 PID 发生率和危险因素研究，以及避孕器具放取手术并发症防治技术研究。

2004 年，市中心妇产科医院、天津医科大学总医院将药物环左炔诺孕酮宫内缓释系统（曼月乐）临床应用，该环为塑料外形，内含孕激素，在避孕的同时治疗月经量过多、功血、子宫内膜异位症等疾病。

2005 年，天津医科大学总医院在市内率先进行宫内节育器脱落相关因素及预防对策研究，为全国首家进行宫腔内压测定参考放置宫内节育器的机构。

2006 年开始，市中心妇产科医院利用宫、腹腔镜微创技术进行困难、异位环的取出，取得了令人满意效果。

2007 年，天津医科大学总医院进行含铜宫内节育器生物学评价；同年，天津医科大学第二医院妇产专业荣获国家食品药品监督管理总局认定的药物临床试验机构资格，是天津市第一所也是目前唯一具有妇产专业药物临床试验机构资质的医院，并陆续参加了多项国家级科研项目，包括 2008 年参加国家计生委课题"宫内节育器生物学评价"、国家"十一五"科技支撑计划项目——抗早孕新技术研究项目:"避孕节育新技术和新方法的研究"及"催经止孕与常规药流的比较研究"等。

2008 年,天津医科大学总医院率先进行皮埋技术,药流后减少阴道出血。同年,天津医科大学第二医院和市中心妇产科医院合作完成局级课题"未婚重复人工流产青少年心身行为及生殖健康状况研究",率先在天津市医疗机构实施流产后服务项目。天津医科大学总医院也实施了流产后服务项目。

妇产科专家名录

柯应夔

1904 年出生于福州,上海沪江大学毕业后,入北京协和医学院,获博士学位。为美国妇产科专家学会会员。曾任北京协和医学院妇产科住院医师、助教、讲师,河北医学院妇产科教授,天津医学院妇产科教授,天津天和医院院长、妇产科主任,天津市中心妇产科医院主任。著有《生理产科学》《病理产科学》等。

林 崧

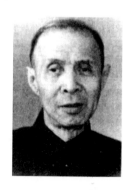

福建省仙游县人。一级教授、妇产科专家。1932 年毕业于北京协和医学院,获博士学位。1932—1942 年任北京协和医学院住院医师、助教、讲师、副教授,并于 1932 年和 1937 年分别到法国、英国研修深造。1942—1950 年任天津恩光医院妇产科主任,1956—1999 年任天津市第一中心医院妇产科主任。他对女性恶性肿瘤研究造诣很深,倡导妇产科临床与病理相结合,是我国妇产科病理学的先驱者和奠基人。1982 年编著《妇产科病理学》,获 1986 年全国优秀科技图书一等奖。1994 年享受政府特殊津贴。先后为中华医学会会员及中华妇产科学会常务委员、天津市医学会妇产科学分会主任委员。

杨　珂

1909 年出生于天津，市总医院妇产科创始人之一，我国著名妇产科专家，天津市中心妇产科医院创建人。1937 年毕业于香港大学医学院医疗系。1942 年任南京中央医院妇产科主任。1945 年回到故乡天津，1946 年任天津中央医院妇产科主任。1952 年 5 月他参与筹建天津市中心妇产科医院并任首任院长。医术精湛，有丰富的临床科研和教学经验。

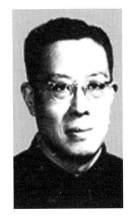

俞霭峰

1910 年 6 月出生于浙江省镇海县。1935 年毕业于南京金陵女子大学，获理学学士学位。1939 年毕业于北平协和医学院，获博士学位。1946 年赴美国芝加哥大学医学院留学，1948 年任天津中央医院妇产科主任。1953 年受聘为妇产科教授。1981 年带领创办天津市计划生育研究所并担任名誉所长。1984 年成为天津医科大学博士生导师。曾任中华医学会妇产科学会主任委员，卫生部医学科学委员会委员，世界卫生组织妇婴卫生委员会顾问，天津市妇联副主席，《中华妇产科》杂志副总编。

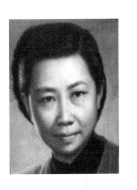

杜梓伯

1939 年毕业于湘雅医学院。1952 年任天津市市立妇产科医院副主任医师。1953 年后任天津市中心妇产科医院主任医师，院长、名誉院长。享受政府特殊津贴。曾任天津市计划生育领导小组副组长，中华医学会妇产科学会委员、天津分会主任委员，天津市妇产科研究室主任；国外医学《妇产科计划生育分册》副主编、《天津医药》编委。

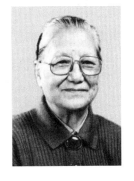

张毓华

1943 年毕业于北京大学医学院，于天津市中心妇产科医院、河东医院任医师、主任医师。1975 年任天津市妇女保健所所长。1992 年享受政府特殊津贴。从医 50 多年，擅长妇产科手术。

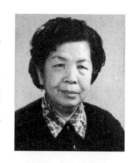

周曰序

1943 年毕业于西北医学院。1953 年调天津中心妇产科医院担任产科副主任。1981 年任产科主任。从医工作 60 年，在防治妇女多发病、常见病方面有很大造诣。1987 年研制"多功能妊娠计算盘"和"绒毛取材器"，均获得天津市科技成果三等奖。曾协助柯应夔编写了《病理产科学》《生理产科学》等书，翻译了日本医学专家小林充尚的《妇产科超声波检查图解》。撰写了《胎儿畸形 25 年回顾性分析》一书。1992 年被评为享受政府特殊津贴专家。

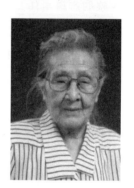

岳　琏

1943 年毕业于北京大学医学院。1953 年到天津市中心妇产科医院工作。担任妇科主任期间，主持开展"妇科显微手术""妇科腹腔镜"等新技术，是该院放射学科首任科主任，开创了妇产科 X 线诊断工作。1954 年，参加柯应夔主持的中国女性骨盆研究，获 1978 年国家科技大会奖。他研究的"重度子宫内膜异位症的手术治疗"获 1991 年天津市科技进步二等奖。1992 年天津市卫生系统第二届科技大会获伯乐奖。著有《滴虫性阴道炎》一书。

王淑雯

1920 年 10 月出生于河南省，1944 年毕业于日本东京女子专门学校。1953 调天津市中心妇产科医院工作。从事妇产科临床工作 60 余年，经验丰富，尤其对急救与产科疑难危重病症有独到之处。撰

写《中国妇女产程的研究》一书。曾参加柯应
夔主编《生理产科学》《中国女性骨盆》《临床
妇科学》等著作的编写工作。撰写《中国妇女
产程的研究》，首次提出鉴别难、顺产的五项指
标，该论著获卫生部科技成果甲级奖。1992年
享受政府特殊津贴。1993年获得天津市卫生局
伯乐奖。1998年获得中国优生优育奉献奖。兼
任《中国实用妇科与产科》杂志编委会顾问、
《现代妇产科进展》杂志编委会常务编委。

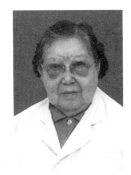

吴淑熙

1950年毕业于北京大学医学院医疗系。
1992年享受政府特殊津贴。天津医学院附属医
院妇产科研究员，她和胡自正负责的妇科内分
泌实验室，成为当时全国检测专业生化项目最
全的实验室之一，长效口服避孕药远期安全性
研究获"六五"委级攻关课题二等奖，获"七

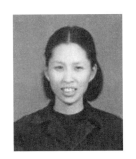

五"委级科技攻关成果二等奖。曾获全国计划生育先进个人奖。发
表论文40篇，参加著书9部。曾任《国外医学计划生育分册》副主
编，《生殖与避孕》杂志编委。

张丽蓉

出生于辽宁省新民县。1952年毕业于天津
市产科医专。在女性不孕症、妇女更年期、妇
科常见病等方面有独特的见解和秘方，医治了
数以千计的不孕症患者。先后出版了《中西医
结合治疗常见妇科疾病》《中西医结合治疗常见
产科疾病》《中西医结合治疗更年期综合征》

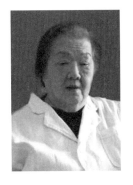

《中西医结合治疗不孕症与不育症》《求子必读·
妇宝良方》《助孕求子必读》等专著。主持的科研有六项获国家和市
级科技成果奖。

张静姿

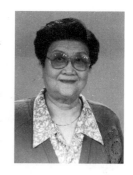

吉林省长春市人，1948 年毕业于国立长春医学院医疗系。曾就职于天津市立第一医院、市立产科医院、天津市立妇产科医院。1958 年7 月调入天津市河东医院，为妇产科创始人之一。1986 年兼任天津市计划生育技术指导所所长。1992 年享受政府特殊津贴。她精通日文、英文，曾翻译《国外医学》妇产科分册文章 20 余篇和国外先进技术资料 10 余万字，发表论文 13 篇。

陈有仲

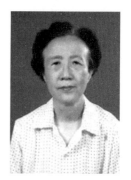

1948 年毕业于沈阳医学院，1949—1950 年在天津市立妇产科医院工作。从医工作近 60 年，对技术精益求精，积累了丰富的临床经验。发表于国内外专业期刊论文数十篇。参与编著柯应夔教授主编的《临床妇科学》，主持"关于巨检、放大巨检和冰冻切片诊断妇科肿瘤的研究"等多项科研工作，均获天津市科技进步奖。曾任全国妇产科学会妇产科病理组委员和抗癌学会宫颈癌组委员。

焦书竹

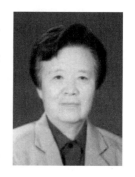

1948 年毕业于辽宁医学院医学系，毕业后在北京协和医院妇产科工作，于 1953 年调入天津市立总医院。是我国著名的妇产科学专家、妇产科学教育家。1982 年担任妇产科主任，1983 年晋升为教授，1985 年被聘为博士研究生导师，1991 年享受国务院政府特殊津贴，2009 年被中华医学会妇科肿瘤分会授予杰出贡献奖，

2012 年荣获中国医师协会妇产科医师分会第一届中国妇产科医师奖。《国际妇产科杂志》主任委员，参编《中华妇产科学》《妇产科学》等作品，承担国家自然科学基金资助项目 1 项，天津市教委、科委

科研项目以及天津市自然科学基金项目 6 项，在国家核心期刊发表论文 27 篇，获得天津市科技进步奖 4 项。

成俊芝

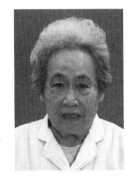

1929 年出生，主任医师。享受政府特贴专家。1954 年毕业于河北省医科大学医疗系，后调入天津市中心妇产科医院。1983—1991 年担任天津市中心妇产科医院院长，从事妇产科临床工作近 60 年，擅长各种妇科疾病的诊治，特别是在宫颈癌的早期诊断、早期治疗，子宫内膜癌的放疗方面有着深入的研究，积累了大量的临床治疗经验。

沈世芳

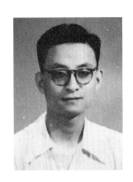

浙江省吴兴县人，中共党员。1953 年 9 月毕业于天津医学院医疗系，后于天津市中心妇产科医院任医师。1983 年到天津市工人医院妇产科任科主任，主任医师。1993 年享受政府特殊津贴。发表译文 3 篇，论文 2 篇，其中一篇被评为 1991 年局级科技进步二等奖。曾为中华医学会天津分会理事、妇产科学会委员。

姚天一

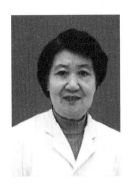

1954 年毕业于苏北医学院。1958 年调到天津市中心妇产科医院，享受政府特殊津贴。从事妇产科临床工作近 60 年。科研成果：《水针减痛分娩的临床研究》，该项目获局级科技进步三等奖。参编著作 14 部，主编《妊娠期特发性疾病》一书。于核心期刊发表论著 40 余篇。被《中国实用妇科与产科》杂志社授予高被引作者

奖。兼任《国外医学》编辑、《中国实用妇科与产科》杂志社编委会常务编委、顾问。是天津市围产协作组技术顾问、中华医学会医疗

事故鉴定专家。

胡云霞

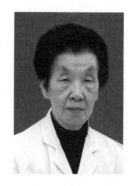

1959 年毕业于上海交通大学医学院。1962 年调入中心妇产科医院。从事妇产科临床工作 50 多年。参与编写《临床产科学》《天津市急救医学》《高危妊娠临床指南》等多部学术专著，先后发表妇产科专业论文 50 余篇。中华医学会围产医学会天津学会主任委员。

朱楣光

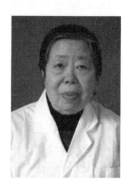

1955 年毕业于上海第一医学院医疗系妇产科专业，（现为复旦大学医学院），在天津医学院总医院妇产科做临床医师。1982 年，在哈佛大学医学院 Brigbam 妇女医院进行博士后研究工作。研究方向为生殖内分泌学。20 世纪 80 年代，牵头成立免疫同位素生化及细胞遗传实验室，为围产医学及妇产科内分泌腺素测定服务。1996 年，负责组建试管婴儿团队及实验室。1999 年，中心妇产科医院第一例试管婴儿诞生。2000 年初，第二代试管婴儿诞生，为生殖中心的建立打下了基础。曾任中华医学会妇产学分会内分泌组副组长，主编《国外医学计划生育分册》。

张士伟

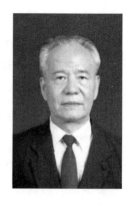

1956 年毕业于天津医学院医疗系。主任医师，硕士生导师。曾任第 4—7 届中华医学会妇产科分会委员、中华医学会天津妇产科分会副主任委员，《中国实用妇科与产科杂志》顾问、《国外医学妇产科分册》常务编委、《现代妇产科新进展》和《国外医学计划生育分册》编委。享受国务院政府津贴。参编著作《妇科手术学》《实用病理产科》《阴道细胞学图谱》《妇产科内分泌学》（下册）《英汉妇产科学计划生育词汇》《医学考试指南》等9部专业著作，撰写论文和综述40余篇。

宋　时

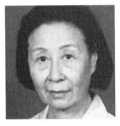

1954年毕业于上海第二医科大学，原圣约翰大学授予理学士、医学博士学位。天津市第一中心医院妇产科，多年来一直从事妇产科临床、教学及科研工作。擅长各种妇产科疑难重症的诊断与处理，包括各种产科高危妊娠难产的手术治疗、各种妇科良性与恶性肿瘤的手术治疗。

吴钟瑜

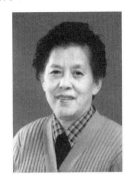

1958年毕业于天津医学院医疗系，同年分配到天津市中心妇产科医院。1993年享受政府特殊津贴。1979年11月撰写并出版了《子宫脱垂》一书。1981年应WHO项目选派赴美国SANDIEGO加州大学医学院学习。1983年1月成立天津市中心妇产科医院超声诊断科室。自1990年至今共出版6部著作。曾任中华医学会超声学分会主委；天津市医学会超声学分会主委，2012年被中国超声工程学会授予"优秀超声医学专家"荣誉。

王懿贤

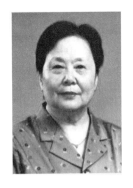

1958年毕业于复旦大学。1994年享受政府特殊津贴。从事妇产科基础与临床工作50余年，临床上以早孕咨询、产前诊断为主。主持课题有《中期妊娠羊水过少临床治疗的研究》，获科技成功三等奖；《淋巴细胞化学发光测定在妇产科中的应用》获三等奖；《脂质自由基连锁反应与胎儿生长发育的相关研究》获二等奖。参与编写临床产科学中《受孕和胚胎发育》和《妊娠同种免疫》两章及高危妊娠临床指南书《临床生化》等均已出版。

李宝森

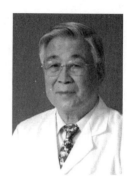

1962 年毕业于天津医科大学医疗系，同年分配到天津市中心妇产科医院。历任科主任、副院长、院长。从事妇产科临床工作 50 年，擅长妇产科肿瘤的诊治。多项成果获得天津市科技进步三等奖及国家科委颁发的科技成果证书。曾主编《急救医学临床诊断和治疗》《妇产科麻醉学》《妇产科危重急症抢救手册》，在国家级刊物发表论文 45 篇。曾担任《中国危重症急救医学》《中西医结合实用临床急救》《国际妇产科学杂志》《天津医药》编委。1992 年享受政府特殊津贴。

糜若然

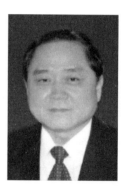

1962 年天津医科大学医疗系本科毕业后留院，在妇产科工作。1991 年晋升为教授，1992年评为博士生导师，1996 年任妇产科主任。从事妇产科医疗、教学、科研近 50 年，在妇科肿瘤综合性诊治方面有丰富的经验。多项成果获天津市科委科技进步奖；发表学术论文 80 余篇，主编《最新妇产科治疗手册》等 9 部医学著作；参编《英汉妇产科计划生育汇编》等多部著作。

涂持坤

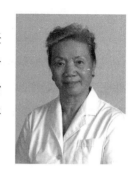

1963 年毕业于天津医科大学医疗系。主任医师，教授，国务院特贴专家。从事妇产科专业近 40 年。擅长妇科各种疑难病症的诊断与治疗，特别是妇科癌瘤的综合治疗，国内首先将骨髓移植技术应用到妇科癌。

杜建秋

1963 年毕业于天津医科大学医疗系，同年分配至天津市中心妇产科医院。擅长诊治计划生育各项病种与疑难杂症，不孕症与生殖健康的诊治。1978年参加王淑雯主任科研项目《中国妇女产程研究》，文章发表在《天津医药》杂志，获国家科技进步二等奖，获天津市科技进步一等奖；参加全国计划生育研究所项目《药物终止早孕的研究》，获国家科技进步二等奖；参加上海计生所"γ型宫内节育器与Tcu220宫内节育器对比研究"获卫生部二等奖。1992年主持编写了《妇女病——家庭防治精选100问答》一书。

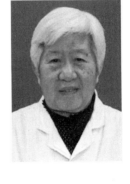

高企贤

1963年毕业于天津医学院医疗系。1995年7月调入天津市中心妇产科医院，担任院长并兼任妇产科研究所所长。从事妇产科临床、医教研及医院管理工作近50年。1996年主持开展辅助生殖助孕工作并建立天津市第一家辅助生殖助孕中心，成功完成天津市第一例试管婴

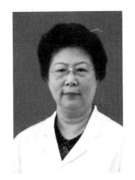

儿、第一例第二代试管婴儿、冻融胚胎等助孕技术。主编及参与编写妇产科专著10部，发表论文20余篇。曾任中华医学会妇产科分会第六届委员、第七届常委，中华医学会妇产科事故技术鉴定专家、《国际生殖健康·计划生育》杂志编委会主任委员。

曲芃芃

1985年7月天津市医学院医疗系毕业，同年分配中心妇产科医院。擅长各种妇科良恶性肿瘤及癌前病变的诊治。曾任《国际妇产科学杂志》常务编委，《中国妇产科临床杂志》编委，《天津医药杂志》编委；中华医学会妇科肿瘤学分会常委，天津市抗癌协会理事会理事；

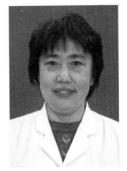

天津医科大学博士生导师、硕士研究生导师。曾获天津市科技进步三等奖和全国第三届人文医学荣誉奖和第四届中国医师奖。

第四章 儿科学

引　言

儿科分为小儿内科和小儿外科专业。小儿内科包括的亚专业有：呼吸、心血管、新生儿、消化、肾脏、内分泌、神经、血液、免疫、急救（儿科重症）、感染、遗传等专业。小儿外科包括的亚专业有：普通外科、新生儿外科、泌尿外科、神经外科、骨科、心脏外科、胸外科、烧伤等专业。

在 1990—2008 年，天津市儿童医院（专科医院）有儿科床位521 张；市区内天津医科大学总医院、天津医科大学第二医院、天津市人民医院、天津市第三中心医院、天津中医药大学第一附属医院、天津中医药大学第二附属医院等设有儿科病房。区县医院中，蓟县医院、静海县医院、宁河县医院、宝坻区医院、塘沽医院（后升为天津市第五中心医院）的儿科均被医院定为重点科室，其中蓟县、宁河县医院儿科病床均近 100 张。武清医院、大港医院、汉沽医院、汉沽中医院及企业医院中的港口医院、大港油田总医院、渤海石油医院都设有儿科病房。中国医学科学院血液病医院设儿科病房设 86 张床位。天津市中心妇产科医院及市内、区县妇幼保健院都设有新生儿病房。小儿外科除儿童医院有各亚专业专科和病房外，第五中心医院亦开设了小儿外科病房 26 张床位。天津医院设有小儿骨科病房、天津市肿瘤医院设有小儿肿瘤病房、天津市胸科医院和天津泰达国际心血管病医院设有小儿心脏外科病房。天津市环湖医院、天津医科大学总医院、市第一中心医院设有小儿神经外科专业队伍和病区。至 2008 年底，全市二级以上医院共有儿科病床 1664 张。

2000 年，市儿童医院新楼建成。年门诊量突破 100 万。床位仍设 521 张，但实际开放床位达 600 张。小儿内科设呼吸、心血管、新生儿、消化、肾脏、神经、内分泌、血液、免疫、急救（儿科重症）科；小儿外科设普通外科、新生儿外科、泌尿外科、心脏外科、神经外科、骨科、微创外科、急创外科、烧伤和胸外科；其他科室有小儿耳鼻喉科、眼科、皮肤科、口腔及正畸科、康复科、心理科、麻醉科、病理科、放射科等，院内有检查中心及检验中心。医院附设天津市儿科研究所，研究所含遗传（分子遗传及细胞遗传）、免疫、生化、血液、病毒、药物监测及病生理研究室。1992 年，天津市儿童医院与加拿大温尼伯儿童医院建立了姐妹医院的关系，多次互访。1995 年，范崇济、孙文榕、黄敬孚受邀在加拿大温尼伯儿童医院做学术报告，天津市儿童医院接受了温尼伯儿童医院捐赠的医疗设备。

天津医学院附属医院儿科在 1984 年成为天津市首个招收儿科硕士研究生单位；1990 年获天津市首个儿科硕士学位授权点；2006 年成为天津市招收儿科博士研究生单位。

2008 年 11 月，天津市第五中心医院成为北京大学医学部与塘沽区政府共建医院，第五中心医院儿科为北京大学第一医院儿科参与共建科室。

第一节　小儿内科学

新生儿内科专业

作为儿内科的亚专业之一,天津市儿童医院内科 20 世纪 50 年代由周秦玉建立新生儿专业组,并建立新生儿病房。1981 年,韩伟峰建立新生儿重症监护室(NICU)。1981 年以后,新生儿床位增加到 70 张,并正式成立新生儿科。病种包括新生儿的呼吸系统疾病、消化系统疾病、心血管系统疾病、泌尿系统疾病、血液系统疾病、神经系统疾病、内分泌代谢系统疾病等,是全国较大的新生儿病房之一,集临床、教学、科研于一体。

20 世纪 80 年代以来,除市儿童医院外,医科大学第二医院、医科大学总医院、市中心妇产科医院都有一定规模的新生儿病房。各区县医院及区县妇幼保健院都设有新生儿病房,部分医院设有 NICU。医科大学第二医院新生儿病床 2004 年由 15 张增至 23 张。市中心妇产科医院新生儿病床 2008 年由 30 张扩大至 48 张。

市儿童医院自 1960 年开始新生儿水、电解质代谢研究,制定了新生儿液体治疗方案,为危重新生儿救治打下了良好基础。1961 年开始进行新生儿高胆红素血症、溶血症换血疗法研究,天津市儿童医院是全国第二个开展换血疗法的医院,多年来,在治疗新生儿溶血症状伴重度高胆红素血症方面取得良好效果。1981 年,率先在天津市应用气管插管及人工呼吸机,抢救呼吸衰竭新生儿在国内居先进水平。每年机械通气治疗 200 余例。

1999 年，市儿童医院率先应用外源性肺泡表面活性物质治疗新生儿呼吸窘迫综合征。2002 年底，医科大学第二医院开始在产房和手术室内早期预防性应用外源性肺泡表面活性物质，结合经鼻 CPAP 技术的应用，大大改善了极低体重儿的成活率及近远期预后。

在新生儿水、电解质代谢研究方面，2001 年，市儿童医院徐琦新"新生儿三重酸碱失衡医源性因素及对策研究"及"新生儿医源性高血糖预测评分与干预"获天津市卫生局科技进步奖。

2003 年，医科大学第二医院开展了应用经外周中心静脉置管技术（PICC），保证极低出生体重儿外周营养支持。同年，开展了应用食道下端 pH 值连续监测技术诊断新生儿胃食道反流。

2004 年，市儿童医院开展新生儿感染性疾病的早期诊断指标前降钙素、中性粒细胞 CD11b 与 CD64 表达、细菌 16S rRNA 基因检测研究，均通过市科委成果认定，为败血症早期快速诊断提供了可靠方法。2005 年，该院开展高频振荡通气治疗新生儿呼吸衰竭技术。

2007 年，医科大学第二医院、市中心妇产科医院都开展了应用一氧化氮吸入疗法治疗新生儿持续肺动脉高压技术，取得良好效果。

天津市的早产儿成活率不断提高。早产儿完好成活的最低胎龄 26 周（医科大学第二医院），最低体重 630 克（市中心妇产科医院）。

呼吸内科专业

早在 1956 年，市儿童医院内科由叶明德、范永琛成立小儿结核专业组，设专科门诊及病房，病床 30 张，开始对小儿结核病进行专业化管理，是全国小儿结核病防治中心之一。1962 年，范永琛与耳鼻喉等科组成了小儿支气管、肺结核科研协作组，开展对支气管淋巴结结核及其症状的临床和病理研究，并在国内首先进行了小儿支气管镜检查及支气管碘油造影。同时对婴儿肺、支气管淋巴结结核的临床、诊断和治疗系统观察，处于全国领先地位。1986 年，市儿童医院正式成立呼吸科，设 36 张病床。1992 年，范永琛小儿慢性上颌窦炎及小儿哮喘发病的研究获市卫生局科研成果奖。1997 年，万丽雅在全国儿科界率先引进了强迫震荡技术肺功能检测技术，目前已在全国推广使用，成为肺功能检查的标准设备。呼吸科积极开展了儿童肺功能相关科研，率先完成了天津地区 3～14 岁 IOS 正常值测定，获市科技进步三等奖。2006 年，陆续引进了激发试验和潮气功能检测设备，肺功能检测范围已涵盖所有儿童，对功能和气道反应的检测水平居全国领先地位。

在小儿哮喘治疗方面，天津医科大学第二医院早在 1970 年由韩忠建立了国内最早的小儿哮喘专科门诊。20 世纪 90 年代中期至 2000 年，开展了儿童哮喘的规范性治疗，应用和推广了 GINA（全球哮喘治疗建议）。医科大学第二医院和市儿童医院开展了天津市小儿哮喘的流行病学调查，并参与了卫生部组织的全国哮喘流行病调查。2008 年，市儿童医院参与了全国范围的肺炎链球菌肺炎的流行病学调查，相关成果已成为卫生部选择肺炎疫苗的主要依据。

肾脏专业

小儿肾脏专业为小儿内科的亚专业之一。市儿童医院在 1957 年由姚迈华、张心如等人成立了小儿肾脏病专业组，设有专科病房和专科门诊，1987 年正式成立小儿肾脏科，对小儿各类肾小球肾炎、肾病综合征、IgA 肾病、急性肾衰、慢性肾衰、肾小管酸中毒、溶血尿毒综合征、泌尿系感染等进行诊治，并开展小儿腹膜透析。该院 1961 年进行了全市第一例腹膜透析，1982 年后对各种原因引起的急性肾衰患儿进行腹膜透析。

1992 年，市儿童医院开展了小儿经皮肾穿刺，进行肾活检，对小儿肾脏疾病的诊断、治疗及预后的判断起到积极作用，填补了天津市技术项目空白，并参加了中华医学会儿科学组组织的全国性小儿肾活检资料调查，曾获中华医学会儿科学分会授予的优秀论文二等奖。特别是采用 TEMNO 自动活检术后，患儿的取材成功率为100%（高于国内报道的 92%～94%）达到国内先进水平。至 2008 年已累计进行了 200 余例。1994 年，VAHS 的临床分型与氯喹疗效获市卫生局科技成果三等奖。2003 年，局灶节段性肾小球硬化模型的建立及中西医结合治疗的实验研究获市科技进步三等奖。2004年卡托普利和黄芪治疗小儿难治性肾病及高脂血症的研究、2006年儿童原发肾小球疾病病理积分与临床参数中医辨证的研究、2008年多靶位防治局灶节段性肾小球硬化的实验研究均为天津市科技成果。

2008年，中华医学会儿科学分会肾脏病学组的全国儿科常见肾脏诊治指南——儿童IgA肾病诊断治疗指南，天津市儿童医院张碧丽为执笔人。

心血管内科专业

作为小儿内科的亚专业之一，20世纪60年代初，市儿童医院由路雪英、张季鸿等建立了小儿心血管专业组，设有心内科专科门诊和专科病房。80年代，正式组建心脏内科。90年代初，在范崇济领导下，小儿心源性休克的治疗及暴发性心肌炎人工心脏起搏方面走在全国的前列。同期开展了小儿心导管及电生理检查技术，为日后开展的小儿先天性心脏病介入治疗及快速心律失常射频消融治疗奠定了基础。范崇济的小儿急性心肌炎引起Ⅲ°房室传导阻滞的起搏治疗和小儿室上性心动过速的电生理学研究分别于1994年和1997年获市卫生局科技进步奖，有关论文分别在《中华儿科杂志》等发表。2000年，开展了小儿先天性心脏病动脉导管未闭介入封堵术及肺动脉瓣狭窄球囊扩张术。同年，张宏艳率先开展了小儿快速心律失常的射频消融治疗，并于2004年开展小儿先天性心脏病房间隔缺损、室间隔缺损介入封堵手术，至2008年已完成各种封堵手术近300例，成功率95％。

1986年，范崇济代表中华医学会儿科分会在第89届日本儿科学会儿科分会做学术报告《Two-dimentional echocardiography in diagnosis of PDA in infants and children》；1988年，范崇济在美国乔治顿大学医学中心做学术报告《DC Cardioversion in termination of PSVT in infants and children》；1995年，范崇济在加拿大温尼伯医学中心做学术报告《Infantil dilated cardiamyopathy》。

神经内科

作为小儿内科的亚专业之一，市儿童医院1957年开设小儿神经内科专科病房和专科门诊，1987 年正式建科，并建立专业梯队，同时为全国各地及市区县医院培养了相当数量的专业进修医生。2000 年以后，宁河县医院、第五中心医院（塘沽医院）、蓟县医院等都开设了小儿神经专科门诊。

1994 年，市儿童医院成立神经电生理室，率先在天津开展儿童肌电图、神经电图及诱发电位检测，使儿童运动障碍性疾病及感觉障碍性疾病诊断在华北地区达到先进水平，获 2004 年及 2006 年天津市新技术引进项目。2000 年建立视频脑电图室，开展 24 小时脑电图项目，使儿童癫痫及发作性疾病的诊断及治疗居全国先进水平。从 20 世纪 90 年代起应用头 CT、MRI 及 DSA 等为癫痫提供影像学依据。2007 年开展儿童难治性癫痫耐用药机制研究，使难治性癫痫治疗有很大提高，获市级科研成果 3 项，局级科研成果 1 项。叶露梅编著《小儿癫痫近代诊断与治疗》。2008 年神经电生理室开展皮肤交感反应测定。

神经免疫性疾病方面，1987 年制订了急性感染性多发性神经根炎（格林-巴利综合征）诊断、鉴别诊断、并发症处理等常规。20 世纪 90 年代末引入大剂量静脉丙种球蛋白治疗急性感染性多发性神经根炎。急性小脑共济失调、重症肌无力、急性播散性脑脊髓膜炎、视神经脊髓炎、多发性硬化等诊断治疗与国际接轨，对儿童重症肌无力进行 HLA 检测，有多篇相关论文发表。

神经系统遗传代谢病方面，20 世纪 80 年代发现国内首例 Menke's 综合征。2000 年起开展儿童脊肌萎缩症、进行性肌营养不良、结节性硬化基因诊断，Wilson 病基因突变检测和分析。诊断甲基丙二酸血症、丙酸血症、戊二酸血症状尿素循环障碍等 10 余种疾病，11 篇文章发表在《中华儿科杂志》《中国实用儿科杂志》及《天津医药》等杂志。

脑血管病方面，应用头 CT、MR、DSA、TCD 技术使儿童出血性及缺血性脑血管病诊断水平提高。有 6 篇文章发表在《中国实用儿科杂志》《实用儿科临床杂志》等杂志。

神经系统感染性疾病方面，对病毒性脑炎长期随访，探讨继发癫痫危险因素。并对不同年龄化脓性脑膜炎致病菌及耐药性进行研究，2003 年后有 13 篇相关论文发表在《中华儿科杂志》《中国实用儿科杂志》及《天津医药杂志》等杂志。

儿童发育障碍性疾病方面，从 20 世纪 80 年代初开设多动症门诊、智能低下门诊。5 篇文章发表于《中国神经精神科杂志》《中国实用儿科杂志》等杂志。

内分泌专业

作为小儿内科的亚专业之一，1959 年市儿童医院成立了内分泌专业组，设病房及专科门诊。1987 年正式成立内分泌科，建立专业人员梯队，设床位 33 张，并在儿科研究所设有相应实验室。20 世纪 90 年代，天津医科大学总医院、市南开医院、市第四医院均开设了小儿内分泌专科门诊，对小儿内分泌病进行诊治。

从 20 世纪 60 年代开始，市儿童医院包美珍等人开始开展糖尿病、先天性甲状腺功能低下的早期诊断和治疗，并进行系统管理，同时对小儿肥胖病及先天性肾上腺皮质增生症等进行诊断治疗。80 年代后期开展多种内分泌代谢疾病诊断及检查，诊断出不少罕见的内分泌代谢疾病。包美珍参编了诸福棠主编的《实用儿科学》的内分泌疾病章节。1984 年及 1994—1996 年分别进行了天津地区小儿糖尿病发病率调查，其中 1984 年的调查结果发表于《Diabetes in East Asia》，获 WHO 赞许，这也是我国第一篇有关 I 型糖尿病研究，对比中美小儿 I 型糖尿病与遗传基因的关系，研究结果发表在《Laneet》。

1982 年，天津医科大学总医院李宝爱与医科大学内分泌研究所合作，率先在天津市开展先天性甲状腺功能低下和苯丙酮尿症的筛查。

1993 年，市儿童医院开展重症糖尿病酮症酸中毒改良小剂量胰岛素疗法，使许多重症病人的生命得以挽回，此方法当时居国内领先水平。1996 年，使用国产生长激素治疗生长激素缺乏症的儿童并进行临床观察，接受国产生长激素治疗的儿童，平均每年身高增长达 12.68 厘米，此项技术在国内广泛推广。2001 年与全国儿科 Turner 综合征协作组联合完成中国 253 例 Turner 综合征患者自然生长曲线研究工作。2003 年，孙桂香、高文英开展先天性肾上腺皮质增生症基因研究，获市科技进步三等奖。2006 年开展天津地区肥胖病发病率调查，获卫生局科技成果奖。

2005 年，天津医科大学总医院胰岛素样生长因子及结合蛋白对宫内发育迟缓诊断及应用，2007 年中国人腕骨发育标准 CHN 法在骨龄测定和身高预测的应用，填补了天津市新技术空白。2007 年，该院刘戈力参与制定我国《中枢性（真性）性早熟诊治指南》，2008 年参与制定我国《小儿矮身材儿童诊治指南》。

消化专业

市儿童医院自 20 世纪 50 年代起，在院长范权主持下，对小儿水电解质代谢、婴幼儿腹泻、液体疗法等方面的研究居国内领先地位，并为以后消化专业的建立和发展打下良好基础。至八九十年代，天津市第二医院王凤文和市儿童医院李宝诚在天津市积极推广了口服液治疗婴幼儿腹泻的世界卫生组织（WHO）方案。市儿童医院 1993 年成立消化专业组，开设消化专科门诊，1994 年由徐晓华正式成立消化科。十几年来已发展成为具有消化专业病房、门诊、胃镜室及胃肠功能检查中心等设施的综合实力很强的专科门诊。消化专科门诊年接诊量约 1200 余人次，病房床位 33 张，年收治病人 1360 余例。多年来，主要开展有关儿童消化性溃疡、慢性胃炎、幽门螺杆菌感染、小儿胃镜检查及治疗、胃肠功能紊乱、胃食管反流、婴幼儿腹泻、婴儿肝炎综合征、儿童再发性腹痛、小儿食物不耐受及食物过敏等方面的临床及课题研究。逐步完善和制定了小儿溃疡病、Hp 感染相关性胃炎、上消化道大出血、婴幼儿腹泻脱水、酸碱平衡紊乱、小儿食物不耐受及食物过敏等的规范化诊断治疗方案。尤其在腹泻病的病因诊断方面先后开展了轮状病毒、星状病毒、诺如病毒、大肠杆菌 O157H7 等的检测，并对轮状病毒胃肠外损害深入研究。在儿童幽门螺杆菌感染方面，是国内儿科界最早开展此项研究的医院之一，相继开展了血幽门螺杆菌抗体（Hp-IgG）、胃液 Hp-PCR、粪便 Hp 抗原及 13C 尿素呼气试验 Hp 检测，其诊断和治疗水平居国内先进水平。

1994 年市儿童医院建立胃镜室，完成胃镜检查 3000 余例，对儿童溃疡病、胃炎、上消化道畸形、食道静脉曲张等的诊断水平有了明显提高，尤其是婴幼儿胃镜检查和上消化道异物的处理在全市领先。针对上消化道大出血，开展了急诊胃镜检查，使病因确诊率达98％，胃镜下直视喷药止血疗效确切。1997 年《幽门螺杆菌感染与儿童胃十二指肠疾病关系的研究》一文在第二届全国幽门螺杆菌专题学术研讨会上大会宣读。同年，《应用聚合酶联反应检测胃液诊断幽门螺杆菌感染》一文发表在《中华儿科杂志》上。1998 年，《儿童再发性腹痛与幽门螺杆菌感染关系的探讨》在《中国实用儿科杂志》发表，并被《中国医学论坛报》转载。同年，《儿童急性胃黏膜病变的急诊胃镜检查》发表于《中华消化内镜杂志》，是年，急诊胃镜检查在小儿上消化道出血的应用填补了天津市医药卫生的新技术空白，该文在第二届全国小儿消化疾病学术研讨会大会宣读，相关文章于2000 年发表在《中华儿科杂志》。对于小儿少见的先天性幽门前瓣膜征、布-加氏综合征、PJ 综合征进行了临床诊断、治疗及研究，论文发表在《中华消化内镜杂志》《中华儿科杂志》上。

1999 年，市儿童医院开展了包括新生儿在内的各年龄组患儿有关胃肠动力疾病的检测，包括 24 小时胃食管动态 pH 监测和直肠肛门测压等。2000 年，《1442 例儿童幽门螺杆菌感染状况及相关性疾病分析》发表于《中华流行病学杂志》。天津市儿童幽门螺杆菌感染状况探讨课题获市卫生局科技进步三等奖。同年，在国内儿科界又率先开展粪便 Hp 抗原检测研究，此项研究 2001 年通过市级科技成果认定，相关论文 2002 年发表于《中华儿科杂志》。

血液专业

作为内科亚专业之一，市儿童医院血液专业组由周朗建立于

1957 年，并有血液专科病房和专科门诊。20 世纪 70 年代末，周朗在河西医院建立了小儿血液病房。1987 年，市儿童医院正式成立血液科，有血液病床 28 张，其中百级层流病房 2 张，并在儿科研究所设有血液研究室。除收治急性白血病、再生障碍性贫血、溶血性贫血、血小板减少性紫癜等血液系统疾病患儿外，还对 Langerhan 组织细胞增生症、噬血细胞性淋巴组织细胞增生症（HLH）等多种疾病进行诊断和治疗。

1996 年 10 月，中国医学科学院血液病医院成立了儿科病房，主要收治急性白血病、再生障碍性贫血、溶血性贫血、血小板减少性紫癜等血液系统疾病患儿。2007 年 9 月，儿科病房扩建，开放床位 83 张，千级层流室 6 张，并更名为儿童血液病诊疗中心。

1997 年，市儿童医院率先在天津对儿童 ITP 患者进行细小病毒 B19、巨细胞病毒感染等相关病原的检测，1998 年开始采用大剂量糖皮质激素治疗儿童血小板减少性紫癜，并对该类患者的临床特点及治疗做了有益探索，提高了临床疗效。1998 年，率先在天津市开展对儿童急性淋巴白血病患者的大剂量 MTX 治疗，取得了良好疗效；1999 年，与天津市儿科研究所药物监测室合作，采用高效液相色谱法在天津首先开展对大剂量 MTX 治疗后患者的血药浓度监测，该技术填补了天津市空白，为儿童白血病患儿的临床安全有效用药提供了保证。

1999 年，中国医学科学院血液病医院开始建立儿童急性白血病的诊疗规范，在儿童急性淋巴细胞白血病 BFM-90 方案的基础上，制定了一套完整的、适合我国国情的治疗方案，并在临床实践中不断修改完善。相关研究总结发表在 2008 年的《中华血液学杂志》。

2004 年 6 月至 2005 年 9 月，中国医学科学院血液病医院负责并完成了一项 120 例多中心、开放、随机、阳性药平行对照的培门冬酰胺酶的临床试验，验证了培门冬酶注射液治疗急性淋巴细胞白血病的临床疗效和安全性，使这一在欧美发达国家应用了 10 年之久的治疗急性淋巴细胞白血病的关键药物开始在我国自主生产，并经国家药监局批准上市。为我国儿童急性淋巴细胞白血病治疗提供了可靠药物，尤其对以往常规剂型（大肠杆菌来源的左旋门冬酰胺酶）药物过敏患者提供了安全有效的替代药物，保证了治疗的延续性，从而提高治愈率。

2005年，市儿童医院开始对儿童HLH患者应用HLH2004方案进行诊断及治疗，使患者的生存率有了明显提高。

2005年，中国医学科学院血液病医院应用单细胞凝胶电泳试验丝裂霉素C和诱导的染色体断裂试验，从全血细胞减少的儿童病例中筛选出无躯体畸形的先天性再生障碍性贫血（Fanconi贫血）患儿，提高了儿童Fanconi贫血的精确诊断率，避免了误诊误治。该技术已被全国多所医院应用。同年，开始对ATG治疗方案进行改良与完善，并应用于儿童患者，随着临床诊治经验日益丰富，重型再生障碍性贫血的临床疗效亦稳步提升，已达国际先进水平。2006年，该院将流式细胞仪微小残留病监测技术应用于儿童急性淋巴细胞白血病治疗后监测微小残留病，并参与白血病危险度分组，进一步提高了急性淋巴细胞白血病的诊疗水平。同年还开展了深静脉置管术（PICC）。2007年在国内率先开始探索、开展了大剂量环磷酰胺治疗重型再障的新方法，初治患者获80%左右疗效，与一线方案联合环孢素A治疗效果相当，此方法可大大降低治疗费用，适于我国广泛开展。2008年，参加全国儿童急性淋巴细胞白血病治疗协作组采用CCLG-2008方案，并在临床实践中不断完善。急性髓系白血病的诊治方面，借鉴该院成人急性髓系白血病诊治经验，根据染色体核型进行分组治疗、强调大剂量化疗的应用，以期降低难治耐药病例的发生、缩短治疗周期、提高长期生存率。目前，儿童急性白血病的长期无病生存率达到国际水平，保持国内领先。

风湿免疫专业

作为小儿内科的亚专业之一，早在20世纪70年代末至80年代初，由著名儿科免疫专家、中华医学会儿科分会免疫学组第一任组长周尚仁领衔，在天津市儿科研究所建立了免疫实验室和研究室，在原发性免疫缺陷病和临床免疫治疗方面取得重要成果。当时在市儿童医院血液病房内设有免疫专业病床。1981年出版了由周尚仁主编的我国第一本儿科免疫专著——《小儿免疫缺陷病》。1997年天津市儿科研究所免疫室免疫球蛋白G亚类测定方法及临床应用填补天津市新技术空白，推动了天津市对免疫球蛋白亚类的研究工作。1998年市儿童医院正式成立风湿免疫科。2000年改扩新楼建成后，风湿免疫科床位逐渐达到标准化（33张床位）。2001年胡坚的《儿童系统性红斑狼疮重要内脏受累特点和治疗》专论在《中华儿科杂志》发表，其序贯疗法获得了很好的中远期疗效。2006年，胡坚在国内首次报告《儿童幼年类风湿性关节炎合并巨噬细胞活化综合征》，并发表于《中华儿科杂志》，引起国内小儿风湿病专家和小儿临床免疫学界广泛关注。

小儿重症医学专业

天津市儿童医院于1974年在全国最早开始应用人工呼吸机抢救呼吸衰竭患儿，并取得良好成果。自1974年起，每年将重症格林-巴利综合征集中在一个病区进行人工呼吸机治疗，形成全国最早的PICU雏形。1987年，由黄敬孚正式建立了小儿重症医学科（即PICU），当时称急救中心和急诊科。20世纪90年代以来，在抢救小儿呼吸衰竭，特别是治疗小儿格林-巴利在全国处于领先地位，病死率降为零。1994年，黄敬孚全血交换治疗重症格林-巴利综合征获市科技进步三等奖，并在1996年日本第100届儿科学会学术大会上代表中华医学会儿科分会做学术报告。2000年以后，开展了对脓毒症的治疗研究。2003年，黄敬孚在中华医学会儿科分会第十三届全国学术大会做儿科脓毒症学术报告。李晓卿在2005年中华医学会儿科分会中青年全国学术大会上发表的有关脓毒症实验研究的论文获一等奖。2006年，黄敬孚在中华医学会儿科分会第十四届全国学术大会做儿童侵袭性真菌感染的治疗对策学术报告，并参与制订中华医学会儿科分会《小儿肺部侵袭性真菌感染诊治指南》。2007—2008年市儿童医院PICU参加全国小儿ARDS治疗协作组和全国小儿脓毒症治疗协作组的多中心研究，研究成果在国内外期刊上发表。

1985 年、1995 年、2002 年，天津医科大学总医院儿科李宝爱、周佩珍、叶大勋分别参编了诸福棠主编的《实用儿科学》第五版、第六版、第七版"真菌性疾病"章节的撰写。

感染学科专业

早在 20 世纪 80 年代初，天津市儿科研究所就设有病毒研究室。80 年代末开始引进先进的 PCR 技术，以分子生物学及免疫学方法研究小儿易感病毒和其他病原体感染，建立了完整的生物分子学技术，承接市内及外省市医院的送检标本。杨洪江对微小病毒 B19 的研究在全国处领先地位，对微小病毒 B19 的研究获市科技进步奖，有关文章在《中华儿科杂志》等发表，推动了全国儿科界和天津市对微小病毒 B19 感染的认识，特别是与小儿血液病发病关系的认识。

从 20 世纪 90 年代初，市儿童医院成为 WHO（世界卫生组织）和国家卫生部的流感检查哨点，为天津市以及全国、全球的流感防控工作提供重要信息，2002 年，WHO 官员在天津视察时对这一工作予以表扬。

2008 年，安徽阜阳地区爆发了 EV-71 手足口病。受国家卫生部委托，天津市派出了由市儿童医院和市传染病院医务人员组成的医疗队赴阜阳地区参加救治。2008 年 5 月，天津市第一例重症 EV71 手足口病患儿亦由这两所医院医务人员抢救痊愈。

作为儿内科的亚专业之一，2008 年市儿童医院正式建立感染科，并设立专科病房及重症监护室，建立专业队伍，负责 EV71 手足口病及其他一部分感染性疾病的诊治。

遗传专业

天津市小儿遗传专业的发展始于市儿童医院院长范权直接领导下的儿科研究室。该研究室于 20 世纪 70 年代先后开展了尿黏多糖电泳、血清铜蓝蛋白测定等实验诊断黏多糖贮积症和肝豆状核变性遗传病，为临床遗传病的诊断提供了依据和治疗监测手段。

1981 年，在院长叶明德主持下，儿科研究室增设细胞遗传学研究室，由高文英带领开展了外周血染色体核型分析，后增置染色体核型-FISH分析处理系统，至今已分析近6000例染色体核型，其中阳性病例24%，几乎涉及每一条染色体。除了发现多个新核型外，还从近30年的工作经验中总结出约63.8% Turner综合征患者不具有蹼颈和肘外翻症状，因此总结出临床体征，提示应做染色体核型分析以排除各种类型Turner综合征。该项工作的开展不仅为临床疑难病症给出明确的诊断，还为临床医师筛选病例、减少误诊漏诊提供参考，已形成天津地区小儿染色体病诊断中心。

1987年儿科研究室升格为天津市儿科研究所，于20世纪90年代初分别建立了生化遗传室和分子遗传室，开设遗传咨询门诊，购置高效液相色谱分析仪、核苷酸合成仪、DNA扩增仪等设备，先后开展了遗传性氨基酸代谢病、先天性皮质增生症、溶酶体代谢病、部分红细胞酶缺陷病的生化水平诊断研究，以及性反转、进行性肌营养不良、苯丙酮尿症、肝豆状核变性、脊肌萎缩症等遗传病分子水平的诊断研究。

1993年，市儿童医院完成小儿先天性智力低下染色体脆点表达结构及临床意义的探讨、性分化异常机制的细胞及分子遗传学研究、应用荧光定量法诊断经典型半乳糖血症等课题，均获市卫生局科技进步三等奖。同年引进应用PCR-SSCP技术进行苯丙酮尿症的基因诊断、天津地区儿童葡萄糖-6-磷酸脱氢酶活性正常值测定、溶酶体缺陷性遗传代谢病酶活力测定研究等新技术，填补了天津市空白。

1994年，天津市儿科研究所引进开展PKU、DMD快速基因诊断技术。宋力等人完成小儿遗传氨基酸代谢病和PKU杂合子的氨基酸分析研究课题，获市卫生局科技进步三等奖。1995年引进反相高效液相快速检测苯丙氨酸和酪氨酸方法，为开展群体苯丙酮尿症杂合子筛查研究奠定基础；高文英等人引进血标本染色体DNA提取新方法，大大提高了DNA提取工作效率。1997年，高文英等人完成18对引物检测DMD基因缺失及6对重复双核苷酸序列多态性检测DMD携带者课题，获市科技成果三等奖；同年，陈悦等人引进

DNA 提取的 TLS 新技术、宋力等人引进苯丙氨酸羟化酶基因内短串联重复序列多态性应用分析新技术，填补了市内空白。1998 年开展 HLA-B27 PCR 技术辅助诊断幼年强直性脊椎炎等新技术，填补了市内空白，为儿童关节疾病的鉴别提供信息。同年完成葡萄糖-6-磷酸脱氢酶缺陷病人常见基因突变的分析课题，并首次在北方地区开展葡萄糖-6-磷酸脱氢酶基因突变研究；单忠敏等人完成固相萃取和液相色谱法测定 17-羟孕酮等六种激素及其临床应用课题，为先天性肾上腺皮质增生症的诊断和治疗效果的评估提供依据，均确认为市级成果。1998 年，孟英韬等人引进应用二甲基美-Tris 法定量测定尿氨基葡聚糖，填补市内空白。1999 年，宋力等人承担完成天津市自然科学基金项目婚孕群体苯丙酮尿症杂合子筛查研究，获 2000 年市科技进步三等奖和 2006 年市人口和计划生育科技成果奖。2000 年，单忠敏引进儿童型脊髓性肌萎缩症基因诊断新技术，为临床脊髓性肌萎缩患者提供了可靠的检测方法。2002 年，高文英等人与医院内科合作完成先天性肾上腺皮质增生症-21 羟化酶缺陷基因诊断，获市科技进步三等奖；陈悦等人承担完成 Wilson's 患者基因突变的初步研究课题，获 2004 年市卫生局科技进步二等奖。2002 年，遗传实验室引进用于分子生物学中 DNA 快速提取技术的研究和 PKU 患儿快速产前基因诊断及早期干预新技术，填补了市内空白。2005 年，宋力等人完成天津市自然科学基金项目苯丙酮尿症杂合子高危人群的基因型研究，获市科技进步三等奖。2006 年，承担完成天津市自然科学基金项目小儿遗传性代谢缺陷病筛查诊断，对遗传性代谢缺陷病高危患儿和部分新生儿尿液进行代谢物测定与分析，协助临床诊断甲基丙二酸血症、高甘油血症、高乳酸血症、丙酸血症、戊二酸尿症、二羧基酸尿症、果糖 1，6-二磷酸酶缺陷病、酪氨酸血症 I 型、枫糖尿症、苯丙酮尿症、多种羧化酶缺乏症和 β-氨基异丁酸尿症等多种遗传代谢病，总诊断阳性率为 10.4%，有力推动了天津市儿科遗传代谢病临床进展。完成 AmAn 致病相关 mtDNA1555 位突变基因的筛查研究，提示该位点突变阳性者应禁用氨基糖苷类抗生素，以减少药物致聋的发生。2007 年完成结节性硬化症基因突变研究，为病人的诊断提供了更翔实的依据，还发现了一种国内外未见报道的罕见错义突变。2008 年完成 STR-PCR 在唐氏综合征诊断中的应用，提供了快速诊断唐氏综合征的方法，具有极高的临床应用价值。

多年来，天津市儿科研究所遗传研究室和市儿童医院内科及有关科室共发表小儿遗传专业方面的学术论文 100 余篇，20 余篇参加国内外学术会议交流，为天津地区的医学遗传学发展起到重要作用。

第二节 小儿外科学

小儿普通外科专业

小儿普通外科是小儿外科中最主要的亚专业。市儿童医院小儿普通外科专业在 1956 年建科，到 1990 年发展为技术全面、临床手术日趋成熟、基础研究逐步深入的专业学科，目前已跻身国内同类专业前列。到 1990 年，根治先天性巨结肠 145 例、随访 108 例，术式手术时间短、出血少，其成果在 1990 年第四届全国小儿外科学会年会报告。1991 年开展显微外科手术，并完成胎儿肾上腺移植手术 1 例。1992 年开展胸骨压迫法治疗小儿鸡胸，胸骨悬吊带技术治疗漏胸获市科技进步三等奖。同年开展尿 VMA 点片法筛查神经母细胞瘤，用于小儿神经母细胞瘤的早期筛查技术，通过市级鉴定为市级先进水平。詹江华 1996 年开展先天性巨结肠病因学研究，证实先天性巨结肠的发生与 RET 基因和 GDNF 基因的缺失表达密切相关，其成果在第 29 届亚洲及太平洋地区小儿外科年会（PAPS）上发表，并刊登在 1999 年《美国小儿外科杂志》上（被引用 11 次），2000 年获市卫生局科技成果三等奖。1998 年开展纤维内镜治疗消化道出血 29 例，2000 年开展选择性动脉造影用于肝脏肿瘤治疗，电化学治疗仪用于特殊部位血管瘤的治疗。2001 年应用腹腔镜技术进行先天性巨结肠根治手术以及未触及睾丸的腹腔镜探查。2002 年开展小儿黄疸患儿术中造影技术，大大提高了胆道闭锁病人的早诊率，并开展胆道闭锁 Kasai 手术，其成果发表在《中华小儿外科杂志》。2003 年开展胆总管囊肿术造影技术，改善了胆总管囊肿切除范围，避免操作胰管；改良胆肠吻合方式，其成果发表在《天津医药》上。2004 年开展小肠闭锁研究，证实小肠闭锁盲端中神经节细胞的数量与术后肠道功能恢复差密切相关，2008 年获市科技进步三等奖。2004 年，有关先天性巨结肠病因的研究在亚洲小儿外科年会上发表，论文分别刊登在《亚洲外科杂志》《中华小儿外科杂志》及《天津医药》上，2006 年通过市科委鉴定，达到国际领先水平。

1999 年，市儿童医院在院长谷继卿指导下，建立以腹腔镜为主要治疗手段的普外科室（即微创小儿外科），是我国小儿外科微创化的发源地之一。至 2008 年底，治疗范围从小儿急腹症扩展到小儿外科的大部分领域，平均每年收治 1000 例患儿，治疗病种达到 30 余种，包括急性阑尾炎、先天性幽门肥厚性狭窄、十二指肠狭窄（闭锁）、肠旋转不良、胆囊炎及胆囊结石、脾肿大、阑尾炎、美克尔憩室、肠重复畸形、腹外伤、消化道溃疡穿孔、先天性巨结肠、结肠冗长症、隐睾症、腹股沟斜疝、腹膜粘连、肠梗阻、卵巢囊肿、卵巢畸胎留、输卵管囊肿、黄体破裂出血、精索静脉曲张、腹腔内及腹膜后肿瘤、消化道息肉病、胃石症、肠石症、胃内异物、漏斗胸、甲状腺瘤、腹内疝、大网膜囊肿、肠系膜淋巴管瘤、肠套叠等。突破了严重的腹腔膜粘连、肠回转不全、胸腔及腹腔肿瘤、巨大脾、腹膜炎、阑尾周围脓肿、肝部分切除、胆囊及胆道穿孔等既往被认定为腔镜手术的相对或绝对禁忌证。崔华雷等人进行了儿童胃十二指肠溃疡急性穿孔的微创治疗、儿童结肠冗长症的微创治疗、腹腔镜技术在小儿肠旋转不良根治术中的应用等，填补了天津市空白。同时将本学科微创治疗小儿急腹症、腔镜下缝合打结技术、分阶段序贯投药防治腹膜粘连等技术经验和理论，以培养进修医师和会议演示形式向全国推广，目前已成为我国小儿外科的首选诊疗方案和技术。

2001 年，崔华雷建立了基础研究实验室，拥有手术显微镜、呼吸机、细胞培养箱、生理记录仪、酶标仪、蛋白电泳、体外循环机、超速离心机、倒置显微镜等设备。2007 年正式定为天津市儿科研究所的病生理实验室、细胞生物学及细胞移植实验室。天津市儿童医院微创小儿外科已成为我国儿科微创诊疗、理论、技术和科研工作的核心单位之一。

新生儿外科专业

新生儿外科是小儿外科重要的亚专业之一。市儿童医院自 1983 年组建独立的新生儿外科科室以来,得到北京儿童医院院士张金哲的指导,经韩茂棠、房志勤、胡银莲等几代人努力,成为在全国有一定知名度的新生儿外科疾病诊疗中心。1990—2008 年,每年收治患儿约 500 例,年专科门诊诊治患儿近 3000 人次。自该专业成立以来,诊治各类先天性畸形患儿数千例,诊治成功率逐年上升,救治成功率达 90% 以上,最小收治生后 1 小时入院,生后 2 小时即成功进行手术治疗的先天性脐膨出患儿,救治成功 1.2 千克早产低体重合并多种发育畸形的患儿。1992 年开展天津市第一例连体婴儿分离术。1997 年引进十二指肠菱形吻合手术方法治疗环状胰腺引起的十二指肠梗阻,临床治愈率明显提高。1997 年开展了直肠测压法对新生儿先天性巨结肠的早期诊断。1998 年开始对新生儿肛周脓肿进行一次性挂线根治手术,降低患儿继发肛瘘的发病率。以上项目均填补了天津市空白的新技术引进项目。1999 年应用 PROXIMATE 直线型切割吻合器行新生儿先天性巨结肠根治术,降低术后并发症,免除患儿术后扩肛的痛苦,此项成果获 2001 年市科技进步三等奖。2001 年开展了经肛门拖出改良 Soave 手术治疗先天性巨结肠,大幅减少手术创伤,显著降低了手术并发症的发生率。同年开展了 Martin-Duhamel 改良手术治疗全结肠型巨结肠,使全结肠型巨结肠根治效果明显改善。2002 年将腹腔镜技术应用于新生儿外科疾病的治疗,开展的手术有:腹腔镜先天性巨结肠根治术、腹腔镜幽门环肌切术、腹腔镜腹会阴肛门成形术、腹腔盆腔物切除术等。微创手术治疗脐尿管瘘为 2007 年填补市空白的新技术引进项目,并在国内率先开展了新生儿腹腔镜手术效果的临床比较研究。相关成果以论著形式发表于《中华小儿外科杂志》。2008年成功完成不对称连体畸形分离手术。

小儿泌尿外科专业

20世纪80年代至90年代，市儿童医院小儿泌尿外科逐渐成为相对独立的小儿外科亚专业。病床20张，年收治患儿超过800人，专科门诊年诊治病人达万人次以上，病源范围遍及全国的大部分省市自治区。1990年以来，开展了多囊肾、异位肾及先天性尿道重复症等手术治疗。1990年后开展了膀胱尿道镜检术，成功镜下行后尿道瓣膜切开术；有关肾、输尿管疾患的手术日趋成熟，总结撰写的《小儿输尿管异位开口24例临床分析》《小儿闭合性肾损伤68例临床分析》在1992年的《中华小儿外科杂志》上发表。1993年将新术式Duckett法应用于尿道下裂成形术中，将分次手术合并为一次手术。1996年开展新生儿肾积水早期手术治疗，肾胚瘤双肾上腺转移1例。1998年，Duckett加Duplay法一期修复会阴型尿道下裂的技术为新技术引进。1999年，开展马蹄肾并发症的治疗、复杂肾积水及重复肾的治疗。应用新术式改良Snodgrass法治疗尿道下裂及应用纤维蛋白封闭剂预防尿道下裂术后尿瘘均为填补市内空白的新技术。2001年10月，在开展第一例腹腔镜下精索内动静脉高位结扎术后，继续将微创腹腔镜技术大力应用于传统的手术中，相继开展了腹腔镜或后腹腔镜下高位隐睾探查固定术、肾上腺切除术、肾切除术、气膀胱内输尿管囊肿去顶术、两性畸形性腺探查活检术等手术。应用后腹膜镜行小儿肾上腺肿瘤切除术、经腹腔镜切除小儿发育不良肾脏等均为填补市内空白的新技术。2002年，开展肾积水多段输尿管狭窄的治疗新术式，膀胱瓣代替输尿管法。2004年，开展经气膀胱镜下输尿管囊肿开窗及结石取出等手术，并将较重度肾积水的治疗从以往手术年龄6～8个月降至出生后一个月即可进行。2008年，开展了微创技术，用腹腔镜经腹膜后途径行肾囊肿去顶术。2008年采用新技术阴茎背侧"V"形切口治疗隐匿阴茎。

心胸外科

20世纪80年代，天津医学院附属医院张天惠、市胸科医院张化新以及第二医学院韶山医院尹树珍、市儿童医院韩茂棠都开展了小儿先天性心脏病的心脏外科手术。进入 20 世纪 90 年代，市胸科医院李庆和等开展了婴幼儿复杂先天性心脏病手术、新生儿（出生 1 月内）心脏手术，市儿童医院郑捷开展了右腋下小切口心内直视手术，使术后瘢痕不易显露，并开展了新生儿危重动脉导管未闭的急症结扎手术，最小体重仅 1300 克。

小儿心胸外科在 20 世纪 90 年代以后，特别是在 2000 年以后，随着国际广泛交流的开展进入快速发展期。武警医学院附属医院自 2001 年后，先后引进汪刚、于洪泉，开展小儿先天性心脏病的心脏外科手术。2002 年，著名心脏外科专家刘晓程来天津，在开发区落成了国内最具现代化模式的心脏病专科医院——天津泰达国际心血管病医院。刘晓程任院长，并开展了复杂先天性心脏病的手术治疗。同时与各地儿童福利院建立合作关系，先后为全国几十个省、自治区大量残疾孤儿进行了先心病手术治疗。2006 年泰达国际心血管病医院在国内首次开展儿童先天性心脏病筛查。医院和市妇女儿童保健中心合作，在全市建立了儿童先心病筛查网，开展 0～7 岁儿童先心病的筛查及治疗，完成先心病筛查 45222 人次。

2006 年在德国获得博士学位的刘建时归国，成为天津市胸科医院小儿心脏外科学科带头人，突破性开展新生儿复杂心脏病手术，如大血管转位调转手术、肺动脉闭锁根治手术等，最小年龄为出生仅十几小时的新生儿。

胸外科方面，2001 年至 2003 年，市儿童医院郭志平在全市首先开展了小儿先天性肺囊性腺瘤样畸形手术，治疗 11 例。2008 年，市胸科医院完成天津市首例运用腹腔镜治疗小儿食道裂孔疝手术。

儿科学专家名录

范　权（1907—1989）

1907 年 7 月 1 日出生于江苏吴县，1931 年毕业于北平协和医学院，后在美国纽约州立大学获医学博士学位。曾任协和医学院副教授、1937—1938 年任美国哈佛大学医学院研究员。1949 年后，历任天津市儿童医院院长，中华医学会儿科学会委员、国家科学技术委员会医学专业组成员，卫生部医学科学委员会委员，《中华儿科杂志》编委等。

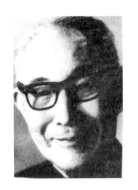

范权作为我国著名的儿科专家，毕生致力于儿科事业，在儿科医疗、科研、教学工作中艰苦耕耘，特别是在研究水盐代谢及液体疗法上做出了积极贡献，在儿科人才培养、医院管理等方面也积累了丰富经验，是我国儿科事业的奠基人之一。创建"范氏输液法"，当时在国际上居领先地位。发表论文 40 余篇，《儿童肌酐及肌酸代谢》一文载入 1942 年《美国儿科年鉴》。

毕金钊（1908—1968）

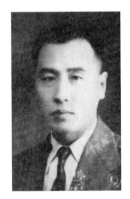

1908 年出生于河北省深泽县。1933 年毕业于齐鲁大学医学院。1946 年到美国克里夫兰西方储才大学小儿科工作，获医学博士学位。1947 年回国后，到天津市立总医院工作，领导创建了该院的小儿科，任儿科主任。在近 20 年的时间中将儿科发展为有 7 个专业 60 张床位的综合性科室。1951 年天津医学院成立，任儿科学教授，20 世纪 50 年代创建了天津市儿童医院和市立第三医院小儿科，为天津市儿科事业的发展做出了重要的贡献。他参加了《实用儿科学》第二、三版和《生理产科学》的编写工作。

李宝爱（1916—2006）

山东省武城县人。医学博士，儿科教授，主任医师，硕士生导师，享受政府特殊津贴。1944 年毕业于齐鲁大学医学院，1948 年到中央医院儿科（后改为天津医科大学总医院）工作。在儿科建立内分泌遗传代谢专业组和内分泌遗传代谢研究室，对小儿内分泌、遗传代谢性疾病研究国内领先。曾主持承担国家级科研项目"小儿智力低下病因学研究"。儿科临床和基础研究获朱宪彝学术奖。她招收了天津市儿科第一批硕士研究生。发表论文 20 余篇，参与编写《儿科学》《实用儿科学》和《儿科学教材》的有关章节。曾任中华医学会全国儿科学会委员、天津市医学会儿科学分会委员，中华医学会天津分会理事。

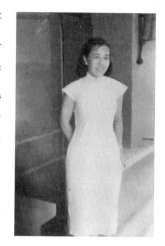

叶明德（1920—2005）

1947 年毕业于南京大学医学院医疗系，1947 年在天津市总医院儿科，1951 年到天津市儿童医院从事儿科临床。1980 年起，任天津市儿童医院院长、主任医师、儿科研究所所长。对天津市儿童医院内科的创建与发展及全院医疗、教学、科研工作做出了重要贡献。1991 年享受政府特殊津贴。曾兼任中华医学会理事、中华医学会儿科学会常务理事、呼吸组副组长、中华医学会天津市儿科分会主任委员、《天津医药》副主编。

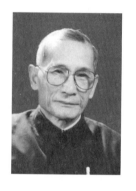

杨葆真（1922—1998）

1951 年 6 月毕业于齐鲁大学医学院。在天津市儿童医院、天津医学院附属医院任职。1980 年调回天津市儿童保健所，担任主任医师。1981 年 11 月任天津市儿童保健所副所长。1993 年享受政府特殊津贴，在小儿神经内科及儿童保健领域成绩卓著，创建儿童医院神经内科、扩建儿童保健所。1984 年他主持的苯丙酮尿症新生儿筛查专项调研，获北京市 1986 年科技进步三等奖。撰写《新生儿致病大肠杆菌发病率调查分析》《儿童智力发育调查》《儿童微量元素正常值研究》《儿童贫血防治》《儿童佝偻病简易诊断标准》

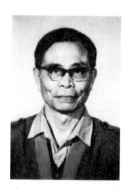

《儿童生长发育调查》等多篇论文。

周尚仁（1923—2008）

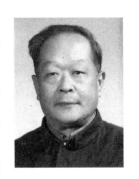

1947 年毕业于北京医学院，1947 年在天津
马大夫纪念医院工作，1948—1952 年在天津市
总医院工作（其间曾参加天津市抗美援朝志愿
医疗队 1 年）。1952 年调天津市儿童医院，从
事儿科临床、科研、教学 40 余年。1955 年 4 月
23 日，参加天津市医疗防疫队赴安徽抗洪救

灾，被安徽省人民政府（安庆专署）评为一等人民功臣、一等劳动
模范。20 世纪 60 年代开展小儿体液及输液疗法和小儿原发性和继发
性免疫缺陷病的研究，获市、局级优秀科研成果奖。1980 年 8 月任
主任医师，1991 年享受政府特殊津贴。发表论文 50 余篇，其中，
《中国开展计划免疫（EPI）的策略和进展》一文在第五届国际计划
免疫学术会议宣读。编译《免疫缺陷性疾病》一书，合编《小儿血
液病学》《小儿呼吸系统疾病学》和《小儿消化系统疾病学》，参加
编写《儿科疾病》《儿科急救》的部分章节。曾任儿科研究所副所长
兼免疫研究室主任，兼任天津市医药管理局技术顾问、中华医学会
儿科免疫学组组长、中国中西医结合研究会儿科组常委、《中华儿科
杂志》特约编辑、《临床儿科杂志》《实用儿科杂志》《国外医学儿科
分册》编委。

周　朗（1925—2002）

1949 年 3 月于日本东京顺天堂医学专门学校毕业，1950 年 11
月于日本东京医科大学附属医院小儿科任助教，1953 年 1 月回国，
任中共天津市军事委员会办事处医生，1953 年 7 月任中共天津市委
医务所医生。1954 年 2 月在天津市儿童医院工作。1975 年 7 月河西
医院任小儿科主治医师、血液科主任。1992 年享受政府特殊津贴。
1960 年开始治疗和研究儿童血液病并多次参加全国血液学术会议。
1978 年取得小儿脑膜白血病预防研究成果，临床缓解率达 80%，处
于国内先进水平。1980 年后研究该病的治疗及白细胞减少阶段氨甲

蝶呤救治等 3 种方法，还研究了影响该病儿生存期的因素和 2 种维持治疗的对比分析，取得了可喜成果。著有《小儿临床血液病学》《小儿急症抢救手册》。曾任中国抗癌协会第一届全国理事会理事、天津市卫生专业技术职称评审委员会委员。获 1959—1963 年、1978 年、1984—1985 年天津市劳动模范，1979—1980 年、1982 年天津市特等劳动模范，1984 年全国卫生先进工作者。

李宝诚（1938—2006）

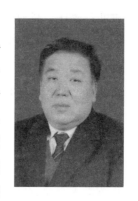

1962 年于天津医学院毕业，后到天津市儿童医院任内科医师。1969—1980 年下放广西，先后在扶绥县渠黎公社卫生院、桂林医学专科学校从事儿科临床及教学工作，任主治医师，后回到天津市儿童医院内科，任主治医师、副主任医师、主任医师。1983 年起任儿童医院副院长，1992—1998 年任院长。1993—1994 年兼天津市儿科研究所所长。1996 年享受政府特殊津贴。从事儿科临床工作近 40 年，主持肠炎、脱水的液体治疗及口服补液盐的临床应用。主持轮状病毒腹泻流行病调查、病毒分离临床诊治的研究，居全国先进水平。主编参编《临床实用药物手册》等著作 7 部，其中《人体疾病与麻醉》是国内第一本跨学科的参考书，有利于麻醉医师提高麻醉质量和安全性。

黄敬孚

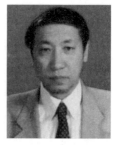

1969 年毕业于北京医科大学，曾任天津市儿童医院副院长、儿科研究所所长、中华医学会儿科学分会常委、天津市医学会儿科学分会主委。擅长小儿呼吸衰竭和小儿休克多脏器衰竭的治疗。1988 年，在天津市率先创立天津儿科危重病急救中心（PICU）。近年来发表学术论文十余篇，获天津市级科技成果奖 1 项，参加编写了儿科专业书籍 7 册（其中主编 1 册，副主编 1 册，参编 5 册），担任《中华儿科杂志》等六种杂志的编委。

初桂兰

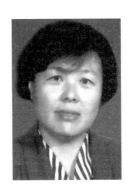

1970 年毕业于天津医学院（现天津医科大学）医疗系，同年留校，被分配至总医院儿科，从事医教研工作 40 余年。1985 年赴美国宾夕法尼亚大学儿童医院研修小儿急救医学，1988年赴瑞士日内瓦大学医院研修新生儿急救医学，1993 年在日本久留米大学医院研修川崎病，并被聘为客座教授。回国后，首先在科内建立了PICU（儿科重症监护病房）。1994 年起担任天津医科大学总医院儿科行政副主任和新生儿科主任，同时创办了新生儿科 NICU（新生儿重症监护病房）。1999 年起担任儿科行政及教研室主任，为儿科学术带头人。2008 年起享受政府特殊津贴，2012 年被聘为天津医科大学总医院终身专家，曾任中华医学会儿科学分会常委。

初桂兰在国外留学期间，争取到瑞士政府 80 余万美元的设备资助经费，利用其中部分设备创建了医大总医院新生儿科。建立并不断完善 NICU（新生儿重症监护病房）。及时处理重症和疑难病症，自新生儿科成立至今已收治上万例高危新生儿，病死率由最初的5.2% 降至目前的 1% 左右。

2005 年获天津市科技进步三等奖。2007 年获天津市科技进步二等奖，在核心期刊及 SCI 收录期刊上发表论文 50 余篇。主编天津医科大学国际学院英文教材一部，参编《妇产科治疗学》的新生儿部分，参编《医师考试指南》的儿科部分。

刘戈力

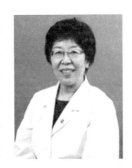

1977 年毕业于天津医学院（现天津医科大学），1987 年硕士研究生毕业。现任天津医科大学总医院儿科主任、天津市医学会理事、《中国实用儿科杂志》《临床儿科杂志》《中华实用儿科临床杂志》等杂志编委。曾任中华医学会儿科学分会常委、天津市医学会儿科学分会主任委员。擅长小儿肥胖、小儿代谢综合征、小儿甲状腺疾病、小儿糖尿病、身材矮小、性发育异常等小儿内分泌疾病的诊治。参与制订了儿童中枢性（真性）性早熟诊治指南、矮身材诊治指南、儿童糖尿病酮症酸中毒诊治指南、先天性甲状腺功能低下症诊疗共识、儿童代谢综合征临床诊治建议、基因重组人生长激素儿科临床规范应用建议等。参与了"十一五"科技部支撑项目，为WDF中国儿童糖尿病管理项目天津市项目中心的负责人，并主持和参与指导多项天津市科委、卫生局、天津医大等课题。2009年，"儿童肥胖和代谢综合征相关因素分析及干预治疗"获得天津市科技进步三等奖，在国内外发表学术论文数十篇，翻译出版了《美国儿科专家临床会诊》《儿科诊断彩色图谱》《新生儿临床操作图谱》等书籍5部，参编书籍4部，作为副主编撰写普通高等教育"十五""十一五"规划教材《儿科学》2部，作为副主编参编《儿童肥胖与代谢综合征》一部。

第五章 肿瘤学

天津肿瘤的诊疗始于 1942 年，中华人民共和国成立后，肿瘤专业开始规范化发展。1952 年金显宅留学归国后被聘为天津市人民医院肿瘤科医师，在市人民医院开始创建新中国第一个肿瘤科，是国内最先从事肿瘤外科和病理的医生。在金显宅的带领下，肿瘤科形成了以乳腺、头颈、胸、腹、盆腔及骨与软组织肿瘤二级分科完整的肿瘤外科体系。他亲自带出一批得意门生，包括盆腔肿瘤外科金家瑞、腹部肿瘤外科张天泽、头颈和乳腺肿瘤外科李树玲、肿瘤病理科王德延、胸部肿瘤外科王德元，被人们尊称为"五虎上将"。他培养骨干的方法是边讲边教，他的"五虎上将"每位都发表论文在百篇以上，有的出版专著，在国内都已成长为知名的学者，金显宅后来被尊崇为"中国肿瘤医学之父"。

1954 年，受国家卫生部委托，金显宅承办全国肿瘤高级医师进修班，为国内培养大批肿瘤专业人才，至 2013 年已举办 46 届肿瘤临床、32 届肿瘤病理医师进修班，为全国培养肿瘤专业人员 4500 余名。

随着全国肿瘤学科不断发展，天津市肿瘤学发展较为突出，不仅在临床医疗上进步明显，在肿瘤流行病学、肿瘤病因学、肿瘤病理学等学科上都有突破性进展。在乳腺癌、肺癌、肝癌、胃癌、大肠癌、食管癌、骨与软组织肿瘤、头颈部肿瘤、泌尿生殖系肿瘤、血液淋巴系统肿瘤的诊断与治疗上，具有明显的特色和优势。拥有手术、放疗、化疗、介入、免疫、基因生物及中医中药等肿瘤诊断和治疗方法，并以外科技术优势著称于国内外。形成了以乳腺癌临床与基础研究、功能性肿瘤外科研究、生物治疗技术研究、肿瘤病理学研究、肿瘤分子影像与个体化放疗、肿瘤流行病学研究等专科优势。

1991—2008 年，头颈部肿瘤、脑瘤、乳腺肿瘤、泌尿系统肿瘤等仍是天津医疗技术的强项，其诊断、治疗技术多有创新。科研整体水平有较大提高，多项研究在细胞水平、分子水平上有新进展。肿瘤的生物学技术及物理疗法达到新高度。在国内率先采用干细胞移植治疗乳腺癌，在分子层面上揭示肿瘤转移抑制基因，找到一些肿瘤基因治疗的新靶点。除天津市肿瘤医院为肿瘤专科医院外，市内医疗机构中，医科大学总医院、市第一中心医院、市人民医院、市第三中心医院、血液病医院、市胸科医院、市中心妇产科医院、市南开医院、市天津医院都分别有肿瘤专业科室，开展有自己特色的肿瘤临床。此外，口腔科、眼科、肛肠科、耳鼻咽喉科、消化外科、神经外科、泌尿外科都在本专业中进行肿瘤的诊治。

1990—2008 年，天津市居民死亡原因顺位中，恶性肿瘤为第三位。因为全市人口的上涨，实际住院病人数量也呈上升趋势。全市恶性肿瘤出院病人从 1990 年的 13347 人上升为 65217 人。恶性肿瘤是天津市常见病和多发病之一，其诊断、治疗为全市医疗机构普遍重视。除肿瘤医疗病床增加外，全市医疗机构中应用于肿瘤的病床数也相应增加。肿瘤医院为市内肿瘤病专科医院，不仅床位最多，而且诊断、治疗手段全面、先进，市内各有关医院、科室也有自己的特色。20 世纪 90 年代至 2008 年，全市肿瘤学发展不仅新技术开展较多，优势专业突出，而且全市诊疗水平普遍提高。其中，肿瘤病理学从传统的临床病理向分子病理学发展较快，提供了新的更能早期诊断的新技术领域。治疗上，传统的化疗有诸多新药应用，并在药物靶向治疗上有新进展。传统的放射疗法在核医学发展中，出现了 I-151新的放射治疗药，在计算机辅助下，放射治疗在照射部位、照射量上更为精准。特别是 20 世纪 90 年代以后，生物技术和介入治疗成为新的治疗手段应用于临床。按卫生统计资料，1990 年与 2008 年对比，治愈率从 30.06％上升为 43.9％，好转率从 33.43％上升为 43.2％，死亡率从 10.01％下降为 3.5％，这也反映了天津市肿瘤学的整体进步。

1996 年，肿瘤学被列入国家"211 工程"重点建设学科。1998 年，肿瘤医院被卫生部批准为临床药理基地，并被教育部批准为博士学位授权点。2002 年，肿瘤学被批准为国家重点学科。同年，该院建立分子诊断实验室，开展肿瘤细胞的遗传学研究。2004 年，该院被批准为教育部乳腺癌防治重点实验室和天津市肿瘤防治重点实验室。2007 年，肿瘤学、流行病学被列为天津市高校"十一五"综合投资学科，同年，中国女性乳腺癌发生转移机制及防治的研究获教育部创新团队奖励计划项目资助。

1994 年，该院与多家境内外研究机构合作，成立肿瘤研究中心。2007 年，与中国科学院高能物理研究所、国家纳米中心三方合作，在天津市与中科院全面科技合作协议的整体框架下成立肿瘤纳米技术研究中心。2004 年，该院与韩国肿瘤中心结为姊妹医院，2006 年，与美国 M. D. 安德森癌症研究中心结为姊妹医院，2008 年，与日本湘泽医院、美国莫菲特癌症中心结为姊妹医院。2008 年，与中国科学院高能物理研究所合作，共建肿瘤分子影像联合实验室，与南方基因组上海生物芯片有限公司合作共同研发具有我国自主知识产权的肿瘤分型基因表达谱芯片，与美国强生医药研发集团共建肿瘤研发合作中心。

2005 年，该院肿瘤学科被卫生部批准为国家级继续医学教育基地，是市内第一个国家级学科继续医学教育基地。2007 年 12 月，经市卫生局批准，建立天津市肺癌中心。1954 年，受卫生部委托，该院创办全国高级肿瘤临床医师进修班，至 2008 年共举办 41 届。1980 年，经卫生部批准，开办全国肿瘤病理医师进修班，至 2008 年共举办 27 届。经卫生部批准，该院还先后举办肿瘤技术全国推广班 20 次，包括全国癌症病人疼痛治疗学习班、乳腺大切片技术及临床应用学习班、肿瘤超声诊断学习班、WHO 乳腺病理组织学分类学习班、第一届全国乳腺癌术后乳房重建学习班、临床试验 GCP 培训班、中央财政转移支付地方乳腺癌筛查项目培训班等。

肿瘤流行病学和病因学

1. 肿瘤流行病学

1949 年以来，本市分别在 1959 年和 1973 年组织大规模的流行病学调查。1981 年建立了天津市肿瘤登记报告中心，肿瘤的流行病学调查形成常态化。

1959 年 5 月到 6 月间对本市 14 余万居民进行了防癌普查，同年发表了《天津市防癌普查试点工作总结》，子宫颈癌的发病率为 509/10 万，其中早期癌占 67.86%，患者早期就医者仅占 14.72%；乳腺癌的发病率为 27.3/10 万；食管癌的发病率为 9/10 万。1959 年天津市防癌小组发表了《天津市肿瘤综合统计（1949—1959）资料》，包括良恶性肿瘤的比例、良性瘤的分类、恶性瘤的分类、各种癌的分类和性别分布、非造血系统各种肉瘤的分类和性别、造血系统肉瘤的分类和性别，其他恶性肿瘤的分类和性别，按器官比较恶性肿瘤与性别等。

1973 年天津市人民医院在塘沽区防癌普查时，对 1970—1972 年癌症死亡人数做了回顾性调查，发现癌症死亡率以胃癌为最高（13.9/10 万），次之为肝癌（11.3/10 万）、肺癌（11.2/10 万）、食管癌（10.3/10 万）、子宫癌（4.3/10 万）、大肠癌（2.9/10 万）、乳腺癌（1.2/10 万）、鼻咽癌（1.1/10 万）、膀胱癌（0.96/10 万）等。按年度计算，1970 年癌症特殊死亡率为 51.9/10 万；1971 年为 73.5/10 万；1972 年为 75.9/10 万。1978 年天津市肿瘤防治研究办公室和天津医学院发表《天津市 1973—1970 年恶性肿瘤死亡回顾调查资料流行病学分析报告》，指出恶性肿瘤死亡仅次于心脑血管疾病，列居第三位。在恶性肿瘤的死亡率排行方面，男性依次为胃癌、

224

肺癌、食管癌、肝癌、白血病、肠癌、直肠癌、膀胱癌、脑癌、恶性淋巴癌、鼻咽癌；女性依次为肺癌、宫颈癌、胃癌、食管癌、肝癌、乳腺癌、白血病、肠癌、脑癌、直肠癌、恶性淋巴癌、鼻咽癌、绒癌、膀胱癌等。每 10 万男性的恶性肿瘤死亡率为 88.743（标化率71.648），女性为 69.789（标化率 56.373）。市区死亡率高于郊区和农村。

　　1990 年，天津市肿瘤登记报告中心已建成 40 万人群试验性肿瘤预防保健网，被世界卫生组织（WHO）肿瘤登记报告协会（IARC）接纳为正式成员。1996 年，天津参与由全国 14 个市、县合作承担的国家项目《常见恶性肿瘤的发病、死亡及危险因素监测方法的研究》。建立全国肿瘤发病、死亡登记、逐级报告的方法及全国肿瘤发病、死亡资料数据库，为中国制定肿瘤防治策略提供依据。1996 年，天津医科大学王庆生等在"社区恶性肿瘤二级预防的方法学评价及前瞻性研究"中，提出中国乳腺癌具有与欧美不同的生物学行为，乳腺癌发病率快速上升，发病年轻化、高峰年龄下降及多原发癌比率低等特点。并建立了一套适合中国国情、民情的肿瘤预防体系，开发出肿瘤个体危险度评价系统软件。2004 年，肿瘤医院郝希山等在"天津市城市居民恶性肿瘤流行趋势分析及预防研究"中，对1981—2000 年天津市区 370 万人口恶性肿瘤发病、死亡资料进行统计分析（见下图），研究证实天津市恶性肿瘤发病率的变化趋势与人口年龄变化趋同，人口老龄化是导致恶性肿瘤总体发病率上升的主导因素。推测出天津城市人口未来 10 年恶性肿瘤发病率以及癌谱的变化规律。提出中国当前常见癌谱兼具发达国家与发展中国家癌谱的双重特征，报告全人群 59 种恶性肿瘤 5 年总体生存率提高 80%，该项目获 2004 年度天津市科技进步一等奖。

　　2006 年，郝希山等完成的"恶性肿瘤流行趋势分析及预防的研究"获国家科技进步二等奖，该研究建立了我国首个最完善的全人群肿瘤发病死亡监测系统，获全部恶性肿瘤连续 20 年的发病死亡数据，连续收录在 WHO 出版的 *Cancer Incidence in Five Continents*

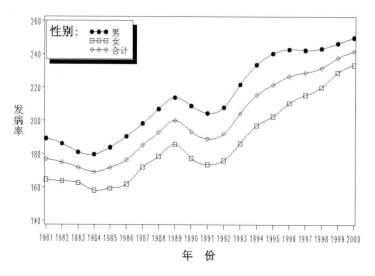

天津市 1981—2000 年恶性肿瘤发病率

一书中，在国际上产生重要影响。利用该监测系统分析 1981—2000
年恶性肿瘤流行趋势。首次揭示我国城市恶性肿瘤总体发病率快速
升高，人口老龄化是该时段肿瘤发病率提高的主导因素；同期全人
群肿瘤 5 年总体生存率大幅度提高；常见癌谱兼具发达国家和发展
中国家特征；并对未来 10 年恶性肿瘤流行趋势进行预测，以供制定
肿瘤防治策略参考。以该监测系统所获数据为基础，对常见恶性肿
瘤开展了病因学和分子流行病学研究，首次发现了新的乳腺癌家系
基因突变位点，同时建立了筛选散发乳腺癌易感人群的多基因拟合
模型。提出了社区肿瘤预防宣教（一级预防），高危人群筛查早诊
（二级预防），临床干预实验（三级预防）为一体的综合性肿瘤防治
体系。

2. 病因学

1990 年，肿瘤医院王庆生等人的"天津市女性肺癌病因因素研
究"中，发现体块指数小，吸烟，做饭油烟大、次数多，饮食中钠
和硫胺素摄入多以及维生素 C 和维生素 E 摄入过少均为女性肺癌独
立危险因素。1996 年，天津对 1996—1998 年市区 1000 例乳腺癌患
者家族史进行调查，初步得到年龄、家族史、乳腺癌易感基因突变，

均与乳腺癌的发生相关，发现两个国内外尚未见报道的易感基因突变位点的改变，即首次发现中国乳腺癌家系BRCA1第11外显子上的1584位点上发生突变。2001年，钱碧云完成的"毒物代谢酶基因多态与肺癌遗传易感性研究"发现携带特异的毒物代谢酶基因个体可能与吸烟协同，增加患肺癌的风险。2005年，肿瘤医院组建分子流行病室，开展人群基因多态性与肿瘤易感性关系的研究。

肿瘤诊断技术

1. X线诊断

1978—1988年，鲍润贤、王独秀等陆续在期刊发表文章，如《纵膈肿块性病变的X线诊断》《右侧气管主支气管旁肿块阴影的X线鉴别诊断》《贲门区X线检查诊断（附350例分析）》《乳腺钙化的X线研究》《胸腺的CT诊断》《肺癌的CT诊断》《原发性骨平滑肌肉瘤的X线病理诊断》等。

2. 超声诊断

1987年，宋绪明等发表《胰腺壶腹肿瘤的灰阶超声诊断（附61例报告）》，观察到胰腺及壶腹肿瘤对其后方血管的挤压现象。灰阶超声诊断依据，以利于临床选择治疗方式。

3. 同位素诊断

1982—1983年，邹永盛等发表《甲状腺扫描诊断甲状腺结节（附223例分析）》《肝扫描误诊病例分析》《联合肝扫描鉴别诊断肝内占位性病变》，首先用胶体113mln肝扫描。

1983年开始，国爱英等开始乳腺癌与酶和雌激素水平的相关性研究，发表《乳腺癌患者血浆中环—磷酸腺苷（cAMP）环—磷酸鸟苷（cGMP）水平的观察》《乳腺癌血清中雌激素水平》《中国人乳腺癌的激素水平》等。

4. 液晶热图像诊断

1984年，张克勤等开始专注乳腺癌的液晶热图像研究，先后发表《液晶热图动力学检查与乳腺小癌的诊断》《乳腺癌的液晶热图形分形与预后的关系》《液晶热图与透照联合诊断乳腺癌》《液晶热图对乳腺癌早期诊断的评价》等。

5. 乳腺透照检查

1984 年，张克勤等将透光检查应用于乳腺肿瘤诊断，发表《透照检查诊断乳腺癌》附 175 例报告。

6. 雌激素受体检查

1985—1987 年，张克勤等研究雌激素受体的测定方法，陆续发表《DCC 法测定乳腺癌组织中雌激素受体的研究》《胃癌中雌激素受体的测定研究》《139 例原发乳腺癌雌激素受体的分析》等研究报告。1988 年，丁秀敏、何振祥和张克敏发表《161 例乳腺癌组织雌激素受体状态与预后的初步分析》。

7. 病理诊断

在金显宅领导下，肿瘤病理学研究发展很快。1957 年首报《嗜伊红细胞性增生性淋巴肉芽肿病例的临床表现和病理所见》。1960 年金显宅领导开展针吸活检工作。1980 年，张宝麟等发表《食管末端乳腺外派杰氏病》，1981 年报告《肺癌肉瘤 6 例》《良性脾转移瘤 1 例》，是年，傅西林等发表《乳腺管内癌间质浸润意义的初步研究》。1982 年，刘素香发表《卵巢非功能性肿瘤的功能表现及病理分析》，战忠利等发表《乳腺腺样囊性癌》。1983 年，张宝麟发表《伴多灶性上皮样组织细胞反应的非何杰金氏淋巴瘤》、傅西林首例报告《脾脏卡波西氏肉瘤一例》、张连郁等发表《胃鳞状细胞癌（附 2 例报告）》。1984 年，张宝麟发表《胃溃疡癌》和《纤维组织细胞肉瘤 32 例》。张连郁发表《肛管——穴肛原癌 8 例报道并文献复习》《囊性部分分化性肾母细胞瘤》，傅西林国内首报《腹膜后良性囊性间皮瘤一例》。刘素香发表《乳腺错构瘤（12 例报告）》，宁连胜发表《Castleman 巨淋巴结增生》，战忠利等国内首报《肺良性透明细胞瘤》。1988 年，刘素香首报《皮肤错构瘤 1 例》报告。是年，张宝麟等发表《51 例肺炎性假瘤的病理形态观察》《21 例胃平滑肌肿瘤病理分析》，傅西林发表《纵隔软组织恶性巨细胞瘤》。

1992 年，肿瘤医院引进嗜银核仁组成区（AgNOR）技术，制定

AgNOR 颗粒的分型和计数辅助细胞学的良性和恶性判断的标准，在全国率先引入细胞学诊断。1999 年引进细胞采集器技术，解决多年来胸腹水制片欠清晰和富集细胞少的难题，提高了阅片效率及一次检查的阳性率，并在国内迅速传播。1999 年，该院张连郁等用免疫组化方法首次研究了 BCL2 和 BCL6 蛋白表达与 NHL 病理发生和预后的相关性，在国内率先提出两种基因在蛋白水平的协同表达对 DLBCL 的临床亚组的划分，为临床化疗提供个体化方案具有重要的意义。

市中心妇产科医院于 2000 年、天津医大总医院于 2002 年先后采用宫颈细胞学描述性诊断（TBS）报告，天津医大总医院《TBS 报告在宫颈脱落细胞学诊断中的应用》为 2004 年天津市卫生系统引进应用新技术填补空白的项目。

乳腺病理 1985 年，张连郁发表《乳腺原发性鳞状细胞癌》《分泌型乳腺癌》；傅西林等发表《常规检查淋巴结转移阴性之乳腺癌腋窝组织再连续切片检查的研究》。是年，王德延等 13 人发表《乳腺癌组织学类型与预后的研究》。1987 年，傅西林发表《20 例复方秋水仙碱治疗后肿瘤临床消失的乳腺癌病理形态初步观察》。

1992 年，肿瘤医院傅西林等完成"我国女性乳腺癌多原发灶的前瞻性病理学研究"，首次在国内应用全乳腺次连续大切片技术，为中国乳腺癌的病理学研究及手术术式的改进提供了具有重要参考价值的资料。1996 年，傅西林等开展的"乳腺癌前病变与乳腺癌相关的多指标病理学研究"，在国内首次应用全乳腺大切片技术，结合癌胚抗原（CEA）、c-erbB-2 癌基因产物免疫组化检测及流式细胞术（FCM）测定 DNA 含量、s 期细胞比率（SPF）和细胞增殖指数（PT），并对 393 例乳腺癌标本，进行癌旁和癌前病变与乳腺癌相关性的多指标前瞻性综合研究。

1998 年，该院牛昀等完成"腋淋巴结阴性乳腺癌转移潜能相关癌基因及其蛋白表达临床病理学研究"，对 196 例病例进行 5 年随访，该研究成果为腋淋巴结阴性乳腺癌病人的个体化治疗提供了重要的参考数据，成果获市科技进步三等奖。

2001年，肿瘤医院郝希山等进行"乳腺癌转移预报基因芯片的研究"，2002年，肿瘤医院冯玉梅等完成"乳腺癌隐匿转移基因诊断方法的优化及临床应用研究"；牛昀等完成"细胞周期调控因子与乳腺癌发生发展相关性研究"，结果进一步明确了乳腺细胞癌变的分子机制和发展规律，为乳腺癌前病变的基因治疗提示靶点实验室依据，对筛选高危病例提供客观性辅助指标，该成果获市科技进步二等奖；孙慧等完成"有关乳腺癌转移潜能的预测与临床应用研究"，成果获天津市科技进步三等奖。

2003年，肿瘤医院于泳等完成的"乳腺导管内癌特性的形态学及分子生物学研究"，提出以癌细胞核为主的新分型方法，该方法为实现导管内癌的个体化治疗方案提供理论和实践依据，并在国内各省市应用。2004年，该院付丽等完成"乳腺浸润性微小乳头状癌（IMPC）生物学行为研究及应用"的研究，发现IMPC的细胞具有"集团性生长、侵袭、转移等"形态学特性，为IMPC的诊断及鉴别诊断提供指标，该成果已被国内外多所医院应用。2005年，该院牛昀等进行的"乳腺癌前病变与原位癌X染色体相关的克隆性"研究，从分子水平对乳腺癌前病变及原位癌进行研究，为筛选癌前病变中的高危病例提供了较有价值的依据，对严重威胁广大女性健康的乳腺癌的早期诊断临床实际问题做出了有益的应用基础研究探索，并提供了辅助诊断的新方法，成果获市科技进步三等奖；只向成等完成的"BRCA1和BRCA2在国人乳腺癌家族中突变的研究"，为进一步研究国人家族性乳腺癌中BRCA1和BRCA2突变及其规律奠定基础，并可以为寻找新的与有关乳腺癌基因提供依据，获得天津市科技进步二等奖。2006年，付丽等完成的"保乳手术标本的立体定位全切片病理取材和诊断研究"获天津市科技进步二等奖，该研究建立的方法极大提高了保乳手术的成功率，降低了术后癌复发的危险性，减少了病人的身心和经济负担。2007年，付丽等完成的"乳腺浸润性微（小）乳头状癌生物学行为研究及应用"获中华医学科技奖二等奖，研究中主要技术指标都达到了国际先进水平；牛昀等完成的"乳腺叶状肿瘤染色体异常的比较基因组杂交研究"获市科技进步三等奖，研究创新性结果为乳腺叶状肿瘤病因发病基础研究提供了理论依据，有助于临床上对叶状肿瘤的诊断、分型、鉴别诊断和治疗方案的选择；冯玉梅等完成的"乳腺癌转移预后标志基因群的研究"获市自然科学三等奖，研究揭示了中国人乳腺癌转移的基因表达特征，阐明了乳腺癌转移和预后的标志基因群，探索建立了转移预后预测概率的量化评分系统。

分子病理学　　肿瘤医院在国际上首先采用 RT-PCR 方法检测 MUCI、K19 两种基因的表达，以判定乳腺癌富集血中的残存瘤细胞。

1991 年，天津医学院附属医院开始采用 PCR 方法检测 HPV。1998 年，天津医科大学总医院开始应用荧光定量 PCR 方法对 HPV6、11、16、18 分型检测，使临床医生能够对高危型患者给予关注。

2002 年，肿瘤医院建立分子诊断实验室，开展肿瘤细胞的遗传学研究。2004 年，该院孙保存等在《双向分化恶性肿瘤血管生成拟态分子机制的研究》中提出：在双向分化恶性肿瘤组织中，存在血管生成拟态这一独特的肿瘤血液供应模式；肿瘤的生长过程中可能存在不同的肿瘤血液供应模式间彼此过渡的"三阶段假说"；双向分化恶性肿瘤细胞自身可以分泌 PAS 阳性物质、CD31 蛋白、IV 型胶原等物质，可作为血管生成拟态形成的物质基础等一系列重要的科研论断。该研究通过对肿瘤组织具有血管生成拟态的患者进行早期诊断、治疗、抑制肿瘤的血道转移，可以提高其生存率，并找到一些肿瘤基因治疗的新靶点。

2005 年，肿瘤医院孙保存在"FLIP 干扰性小 RNA 阻断大肠癌细胞免疫逃逸的体外试验研究"中，首次提出大肠癌发生中存在凋亡受抑制为特征的细胞选择性增殖现象，并提出舒林酸的预防效果优于治疗效果及 Fas/FasL 系统参与了凋亡诱导机制的观点，证实了大肠癌中存在的"Fas 抵抗"和"Fas 反击"现象，提供了大肠癌预后评估指标和预防癌前病变、器官特异性肝转移的基因治疗靶点，制定了大肠癌及其癌前病变药物和基因治疗策略，研究中建立的技术方法和相关研究结论被广泛应用。2006 年，肿瘤医院孙保存等进行的"大肠癌发生与器官特异性转移机制及干预的研究"进一步丰富了大肠癌发生发展的相关理论，而且为利用化学药物和基因研究干预技术防治大肠癌提供了实验依据，具有良好的应用前景，获天津市科技进步一等奖。2007 年，天津医科大学总医院开始采用 PCR 反向点杂交 HPV 分型检测法对 21 型的 HPV 病毒分型，为临床和科研提供更详尽的资料。2008 年，市中心妇产科医院开始应用唯一经 FDA 认证的杂交捕获二代技术（HC-Ⅱ）检测 13 种高危型 HPV，为宫颈癌及高危人群的筛查提供了有效检测手段。同年，天津医科大学总医院于士柱等完成的"人胶质瘤的病理学与分子病理学研究"再次获天津市科技进步一等奖，该研究对人胶质瘤的病理分型和发病机制进行系统研究，得到了国际国内同行认可。

2005 年，市中心妇产科医院在市内率先应用薄层液基细胞检测技术（TCT），天津医科大学总医院 2006 年引进了 Auto Cyte PREP 全自动薄层细胞制片机，为细胞学医生提供了清晰、可靠的细胞学涂片，大大降低了由制片原因导致的假阴性率，是制片技术的一次革命。

肿瘤临床

1. 头颈部肿瘤

舌癌。舌癌治疗始于 1947 年，1958 年，金显宅发表了《舌癌根治性联合切除术》，报告 23 例。1962 年，金显宅等撰写了《舌癌根治性联合切除术》的论文，对随诊 5 年以上的 20 例分析，其疗效 5 年健在率为 40%。1985 年，李树玲等发表《动脉氟尿嘧啶化疗辅助手术综合治疗舌癌》，1966—1979 年治疗 15 例舌癌，全部 5 年健在率为 78.5%。

甲状腺癌。1959 年金显宅等发表《关于甲状腺单发结节的性质》，指出单发结节皆有完整包膜，2/3 为胶体形、10％为胎儿形、20％有恶变。1965 年，李树玲等发表《根治性颈部淋巴结清除术 125 例疗效总结》，甲状腺癌 5 年生存率为 85％。1979 年，李树玲等人发表《甲状腺癌 379 例治疗总结》，同年又发表《甲状腺癌功能性颈淋巴结清除术》；1984 年，李树玲等发表《甲状腺乳头状癌外科治疗》。

唾腺肿瘤。1959 年金显宅等发表《腮腺下颌内侧部的肿瘤》，指出单侧三叉神经痛、牙关紧闭、其他颅神经受累症状和口咽及软腭部发现肿瘤的特征。1963 年，李树玲发表《腮腺活体染色法应用于手术的初步经验》《唾腺型腺泡细胞癌》。

上颌窦癌。1963 年李树玲等发表《上颌窦癌报告 184 例，1965 年李树玲等发表《上颌窦癌术前钴 60 放射与手术综合治疗的初步经验》《上颌窦癌根治术的改进》。1974 年李树玲发表《上颌窦癌术前钴 60 放射与手术综合治疗的远期疗效》报告，到 1967 年共治疗 55 例，上颌窦癌 5—10 年健在率为 52％。1983 年李发表《上颌窦癌的治疗近况》。

口腔癌。李树玲 1960 年发表《口腔癌根治性颌颈联合切除术 36 例的总结》，1965 年发表《颈外动脉插管分次灌注抗癌药物治疗头颈部恶性肿瘤的初步报道》。1979 年发表《颈外动脉插管注入氟尿嘧啶治疗口腔癌 30 例疗效总结》。

喉癌。1982 年李树玲等发表《新法全喉切除术后发音再造术——功能性气管食管瘘》报告；1985 年李树玲发表的《全喉切除术后发音再造术的进展》和《全喉切除术后功能性气管食管瘘发音再造术》详细介绍了各种发音再造术式。

颈动脉体瘤。1964 年，张天泽等发表《颈动脉体瘤（附 2 例报告）》。1978 年李树玲等发表《颈动脉体瘤 13 例手术治疗经验》。1985 年李树玲发表《颈动脉切除术在头颈肿瘤外科中的应用》，1986 年李树玲等发表《肿瘤合并颈动脉分部切除术治疗固着于颈动脉的副神经节瘤》。

1991 年后，天津在以甲状腺癌为重点的头颈部肿瘤保留功能切除术、转移及预后的研究中，首次提出人的颈动脉仅保留一侧即可保障大脑供血的论点。同时，利用复合皮瓣、骨肌皮瓣整形修复中晚期头颈部肿瘤患者的头颈部缺损，使患者得到功能与外形的恢复。其中，肿瘤医院李树玲等完成的"颈动脉分歧部切除术后脑血流代偿机制的血流动力学和影像学研究"，获 1996 年度天津市科技进步（发明）二等奖。同年，李树玲主编的《头颈肿瘤学》获卫生部科技（专著）二等奖。

天津市耳鼻喉研究所在早期喉癌 CO2 激光的微创手术、喉部切除手术、晚期喉癌的发音重建等诊治方面整体水平位居天津市领先地位。1996 年，天津医科大学总医院口腔科与神经外科合作开展应用改良 Weber's 切口及上颌骨劈开术进行颅底肿物切除术，又应用核磁共振检查口腔颌面部肿瘤。2005 年，经市卫生局批准，第四中心医院增名为天津市耳鼻咽喉头颈外科医院，该院对早中晚期喉癌患者的诊断、手术、发音重建、发音评价、嗅觉恢复的新方法达国内领先、国际先进水平。2001 年，肿瘤医院王平等完成的"鼻咽癌腔内近距离治疗双管一体施源器的研制及临床应用"的研究，通过新型施源器从根本上改善剂量分布，提高肿瘤靶区剂量，从而提高局部控制率及生存率，降低正常组织受量，减少并发症，改善患者生存质量，该研究获市科技进步二等奖。2005 年，肿瘤医院高明等发表《降钙素及其基因相关肽在甲状腺髓样癌诊疗中的规律性研究》，针对目前国内外尚无研究报道而临床亟待解决的问题而设计，同时考虑到今后临床推广的可行性和实用性，所用方法技术成熟简便易行，实用性强，临床应用价值高，成果获 2005 年度市科技进步三等奖。2006 年，肿瘤医院赵文川等完成的"N0 期甲状腺乳头状癌预防性颈清术的分子标志物研究"获市科技进步三等奖，建立了筛选 N0 期 PTC 进行颈清术指征的分子病理标准；PTC 与甲状腺结节良、恶性鉴别诊断相关的分子病理标准；一般 PTC 与高侵袭性 PTC 相鉴别的分子病理标准。2008 年，该院高明等完成的"颈部非甲状腺肿物信息分析及相关数学模型临床应用研究"获市科技进步二等奖，在学科交叉的领域进行了具有前瞻性意义的尝试，其在临床的应用可明确检诊方向，降低患者负担。

2. 乳腺癌

1954 年 1 月，金显宅等首先在国内推行乳腺癌扩大根治术，并发表论文。20 世纪 50 年代后期，金显宅邀请全国著名病理学家在天津开了乳腺癌病理分类会议，1962 年由王德延发表了《乳癌病理组织学分类》。1962 年金显宅等在《中华医学杂志（英文版）》发表了《胸骨旁乳腺癌扩大根治术的适应症与根治术的疗效比较》。在 20 世纪 60 年代初期开始了术前、术中和术后的噻替派化疗，并于 1974 年著文指出有提高疗效的作用。1970 年开始用复方秋水仙碱和秋水仙酰胺代替噻替派。1979 年李树玲等发表《秋水仙碱制剂辅助手术综合治疗乳腺癌》，其疗效高于对照组。1978 年金显宅发表《乳腺癌的化疗》，张天泽发表《乳腺癌化疗近况》。1982 年李树玲发表《乳腺癌外科辅助化疗》。

1965 年 5 月开始对早期乳腺癌有选择性地进行乳腺单纯切除和腋淋巴结清除术，至 1966

年共治疗 10 例，除 1 例术后 3 年，另 1 例术后 14 年死于血行转移外，余皆健在，可见此种术式能与典型根治术相媲美。1978 年李树玲发表《可手术乳腺癌的外科治疗（文献综述）》。

1978 年还开展了乳腺液晶热图、乳房光线透照、X 线摄影和细针穿刺细胞学检查的联合早诊，可查出临床 I 期乳腺癌。1988 年李树玲等发表《I 期乳腺癌 74 例（77 例次）检诊经验》，提出有乳头溢液、腺体增厚、乳头糜烂者应追踪检查，并指出 I 期乳腺癌的淋巴结转移率为 10％以上。

1983 年，王德元发表了《乳腺癌雌激素受体的临床意义》。而后乳腺癌的雌激素受体和孕酮受体工作相继展开，发表了《乳腺癌的内分泌治疗》。

20 世纪 90 年代初期，肿瘤医院石松魁、郎义方开展乳腺癌改良根治术后一期乳房再造，使切除乳房部位重新隆起，且保留乳头、乳晕使患侧与健侧乳房对称。90年代中期，郝希山等在"1000例乳腺癌多参数分子标记预测预后并提高疗效的回顾及前瞻性研究"中，筛选出8种与乳腺癌转移有关的预后因子，首次利用数学模型预测转移，在国内率先开展"干细胞移植治疗乳腺癌的研究"，完成国内131例治疗病例，创造零移植相关死亡率，为国际最低，该成果获2001年中华医学科技一等奖。

1999—2001年，肿瘤医院方志沂、刘君等应用染料法（专利蓝）对临床腋淋巴结阴性乳腺癌进行检测，探索前哨淋巴结活检技术（SLNB）的应用前景。2001年，张学慧等又进行乳腺癌根治术，"应用上蒂横行腹直肌肌皮瓣进行 I、II 期乳房再造及乳头、乳晕再造的研究"获2005年度市科技进步三等奖。2002年，刘佩芳、鲍润贤等完成"乳腺良、恶性病变动态增强 MRI 表现特征与血管生成相关性研究"，该研究为 I/II 期乳腺癌患者能否行单纯肿瘤切除或区段切除提供可靠的影像学信息，在一定程度上对推测微血管密度及判断肿瘤预后具有作用，获2002年度市科技进步二等奖。2003年，肿瘤医院在采用大剂量化疗医治乳腺癌时，用自体外周血造血干细胞移植作支持，并用标准剂量化疗做对照，结果表明大剂量化疗联合干细胞移植治疗术后的高危乳腺癌可以提高患者的5年总生存率，优于标准剂量化疗，但并不能改善患者的无病生存率。2004年，刘君等在"乳腺癌保乳手术安全范围的分子病理学及临床研究"中，证实保乳手术安全切除范围为肿瘤边缘外2厘米，远离乳头端可缩小至瘤缘1厘米，达到既能根治肿瘤又能保持乳房良好外形的目的。同期，李丽庆等在对靶向药物赫塞汀（Herceptin）联合紫杉类药物的随机对照研究中，证实细胞毒药物联合分子靶向的治疗可显著提高乳腺癌患者的有效率及生存期。同年，叶兆祥等完成的"CT灌注成像在乳腺病变诊断中的应用"的研究，提出了乳腺CT灌注成像作为一种客观、无创性且在活体上可重复实施的检查技术，在一定程度上对推测微血管密度和判断肿瘤预后方面具有潜在的作用，荣获市科技进步三等奖。2007年，宁连胜等完成的"肋间臂神经解剖生理学及在乳腺功能外科的应用"获市科技进步三等奖，该研究在国内外首次建立SD大鼠肋间臂神经解剖和神经电生理实验的动物模型，为人体实验提供了基础数据，并首次对乳腺癌患者术中进行了肋间臂神经的解剖、形态、神经电生理学研究，获得了活体数据。

3. 胸部肿瘤

天津市肿瘤医院胸部肿瘤外科始于1943年张纪正和1945年吴英凯等人的创立和发展。

市肿瘤医院治疗食管癌和肺癌起步于1961年。1957年，王德延等发表了《原发性肺癌之病理形态观察》报告。1954—1959年为73例，到1985—1989年为1308例，可见肺癌的增长趋势。小细胞肺癌是一种特殊型肺癌，恶性度高，发展快，治愈率低。1977年，王德元和张天泽各自发表了小细胞肺癌（化疗）的综述文章，同时开展了有计划的综合治疗。1988年，赵镇清等发表《107例小细胞肺癌的非手术综合治疗》，报告可评价疗效的107例生存期为12个月，1年为51.4%，3年为14.1%，5年为7.1%的生存率。患者年龄越大预后越好，局限型优于广泛型，化疗与放疗综合治疗优于单纯化疗，治疗越充分预后越好。

1991年，张熙曾等发表《小细胞肺癌的手术治疗》。1962—1983年在手术治疗50例中，手术切除27例（包括4例姑息性切除）。术后4例5年生存，3例10年生存（11%）。此组皆有辅助放疗及化疗。

自20世纪50年代初金显宅开展了胸腹联合切除术，切除胃近端大部胃组织、脾、胰尾和上肠系膜左侧胰体和部分第二站淋巴结，使手术更趋于合理。60年代初期，张天泽和王德元进一步清除腹腔动脉干周围淋巴结、肝动脉旁淋巴结、幽门上下淋巴结和十二指肠总胆管旁淋巴结，完全清除第二站淋巴结和部分第三站淋巴结。1986年王德元等发表《胃贲门癌Ⅰ式和Ⅱ式根治术的疗效比较》（英文），1954—1981年收治胃贲门癌1203例，其中527例根治切除，5

年生存率为 18.5%，淋巴结无转移者生存率为 35.2%，有转移者为 11.2%。Ⅰ期癌两种根治术的疗效相似；Ⅱ期癌Ⅱ式生存率高于Ⅰ式；Ⅲ期癌淋巴结阳性组Ⅱ式结果优于Ⅰ式。1988 年，吴德泰等发表《胃贲门癌断端阳性 88 例分析》，报告提出正常组织切除的越多，切缘见显微镜下癌细胞的机会越少，如食管切除后正常长度在 5cm 以上时断端阳性率为 6.7%，如长度不足 1cm 则为 0.2%；胃切除有 5cm 以上时断端阳性端 1%，不足 1cm 时为 6.7%。断端阳性患者而淋巴结又有转移者，术后 7 年生存率为 7.4%，同样条件而断端阴性的生存率为 11.7%。淋巴结无转移组，断端阳性与阴性的术后生存率相似。是年，张熙曾等发表《胃贲门癌根治术后影响预后的因素》。指出外科病理期别、区域淋巴结有无转移、细胞分化程度和进食情况是影响预后的因素。

1991—1992 年，市胸科医院等开展经支气管镜针吸活检术（TBNA），此项技术是获取细胞或组织标本进行细胞学和病理学检查的一种新技术，使支气管镜技术参与到恶性肿瘤的临床分期。1992 年，肿瘤医院李晓璘、张熙曾成功研制新型食管胃吻合口扩张器，为食管癌、贲门癌术后吻合口狭窄的患者解决进食困难的痛苦。1994 年，肿瘤医院张熙曾、李晓璘对食管常规使用的直形手术刀予以改进，设计并制成双面刃"食管气管用曲形手术刀"。1999 年，该院尤健等在"肺癌细胞凝血酶敏感蛋白-1 和 CD44 基因表达与肿瘤发展的关系"研究中，证实肺癌的 TSP-1、cD44lH 及 CD44V 表达均有一定的病理学特异性，肺腺癌中 TSP-I 可能与患者的预后有关。姜宏景等完成"食管癌、贲门癌端粒酶活性的研究"，提示端粒酶是一种很好的肿瘤标志物，对于肿瘤的早期诊断、疗效判断有重要意义。2000 年，市胸科医院率先在全市开展 CT 检查，对肺癌的影像学诊断有进一步提高。同年，肿瘤医院王长利等完成"非小细胞肺癌患者淋巴结转移规律及预后的研究"；2002 年，市胸科医院率先开展肺癌血清标志物的研究；2003 年，该院心外科在天津市首次成功为患者进行胸主动脉夹层动脉瘤腔内隔离术，填补了天津市医学空白。天津医科大学总医院胸外科电视胸腔镜新技术广泛应用于纵膈肿瘤切除等，在天津地区领先；该院肺部肿瘤外科在天津地区率先开展对局部晚期非小细胞肺癌以外科手术为主的多学科综合治疗，肺癌多学科综合诊治中开展的新辅助化疗治疗局部晚期肺癌获 2003 年度市科技进步三等奖。2006 年，市胸科医院周静敏开展关于肺癌患者血清细胞生长因子及受体联合检测的临床研究并获局级科研成果。2007 年，天津市医学会呼吸病学分会成立肺癌学组，周静敏任组长，在学会带领下，全市各三甲医院呼吸科肺癌的诊疗水平进一步提高。2007 年，肿瘤医院李凯等完成的"内皮抑素治疗非小细胞肺癌疗效标志物的筛选与应用研究"获市科技进步三等奖，张鹏等完成的"肿瘤患者感染 MRSA 基因结构分析及快速诊断法的研究"获市科技进步三等奖。2008 年，肿瘤医院王长利等完成的"胸腔镜下局部晚期非小细胞肺癌完全性切除的临床研究"获市科技进步三等奖。

4. 腹部肿瘤

胃肠道肿瘤　1943 年金显宅开始对胃癌进行根治术，20 世纪 50 年代初除行胃远端大部切除和区域淋巴结第一站清除外，逐步扩展到切除第二站淋巴结以及第三站淋巴结。并对一些病例开展了全胃切除及各种类型的消化道重建术。

20 世纪 60 年代开始采用各种化疗药物治疗消化道癌。1972 年金显宅发表《近年国外胃肠道化疗概述》（综述）。1981 年开始了全肠道外营养；1985 年张天泽发表《为提高胃癌手术的根治性而努力》的论文，指出 I 期癌的根治术式的选择；对进展期胃癌则宜行 R_2，如条件允许则行 R_3 术。1981 年 5 月开展了经皮肝胆管造影（PTC）和经内窥镜逆行胆胰造影（ERCP）。1984 年孙涛等发表《联合应用 PTC 和 ERCP 提高梗阻黄疸的诊断》。指出并用两种检查法对诊断梗阻性黄疸的原因、病变部位的范围更有帮助。1980 年，张天泽等发表《原发性腹膜后肿瘤》。报告 1952—1977 年收治 91 例，其中恶性 55 例，良性 36 例恶性者应手术切除，不能完全切除者应辅助其他治疗。1981 年张天泽等发表《结肠癌浆膜受累程度与预后》，报告 1954—1978 年收治直肠癌 451 例和结肠癌 258 例，指出浆膜未受累者 5 年生存率为 94.1％，侵及浆膜生存率为 76.6％，侵出浆膜为 63％，侵犯邻近器官为 14.3％。是年，张天泽等发表《结肠癌治疗经验》报告。分析 1954—1978 年收治结肠癌 258 例，其 5 年生存率为 69.8％。我国大肠癌的特点为直肠癌多于结肠癌，左半与右半结肠癌的发病数相近，发病年龄较早，男性多于女性。1982 年，张天泽发表《国内所见残胃癌 35 例分析》。报告指出残胃癌好发生于消化溃疡胃大部切除术后，胃癌术后 5 年以上又发生残胃癌不过 10％。1983 年，张天泽等发表《胃癌术后延期腹内注药的分布》，指出术后 4—11 天的任何一天注入同位素稀释液 100ml 进行扫描测定，发现上等弥散占 85％，中等弥散占 15％，对腹内注入抗癌药提供理论依据。1984 年，郝希山和张连郁发表《恶性腹膜间皮瘤》，报告 1970—1982 年经病理证实者 13 例，能手术切除者应完整切除，偶见放疗收效者。

1985 年，郝希山等在全胃切除重建术中采用功能性间置空肠代胃并创建适度结扎技术，被称为"郝氏法"。至 2000 年，在十几年的研究中，从解剖学、病理学、肿瘤学和消化道学等多学科角度，将基础研究与临床应用紧密结合，从代胃空肠的神经传导、运动生理、消化液与消化道激素分泌以及对 495 例术后患者的消化功能与营养状态诸方面进行研究，以 6 种不同全胃切除术后消化道重建术的比较证实：功能性间置空肠代胃术与传统的 Roux-en-Y 及袢式空肠代胃术相比是最符合生理要求的代胃术式。通过国内外 22 所大中型医院推广应用 300 余例均取得良好的效果，该成果 2001 年度获国家科技进步二等奖。

1996 年，市滨江医院俞林与天津医科大学共同完成的大肠癌组织中 TDSF 测定和临床病理分期关系的研究，获市科技进步三等奖。1999 年，市南开医院完成了天津市首例腹腔镜结肠切除术。2000 年，肿瘤医院的梁寒开展活性炭吸附丝裂霉素 C 腹腔化疗的临床和实验研究，还对进展期大肠癌患者手术中进行热疗及热化疗，使 C 期大肠癌的 3 年生存率由 59.65％提高到 80.12％。21 世纪初，天津医科大学总医院参加了于中麟倡导的消化道早期癌诊治的"陇海工程"，开展了消化道早癌的色素内镜筛查，在全国率先购进了超放大内镜，提高了消化道癌前病变和早癌诊断的准确率。2004 年，市人民医院开展腹腔镜结直肠手术，治疗的疾病包括结肠癌、直肠癌等，开展的方式有：右半结肠切除、左半结肠切除、全结肠切除、Dixon 术、Miles 术等。同年，肿瘤医院梁寒等完成"热疗及化疗前后大肠癌细胞黏附分子表达和细胞凋亡的研究"，该成果 2004 年获市科技进步三等奖。

2005 年，南开医院秦鸣放在国内较早报告的 32 例腹腔镜辅助的胆肠吻合术治疗晚期胰腺癌，证实腹腔镜胆肠、胃空肠吻合联合 ENBD 姑息治疗晚期胰腺癌可行、有效，具有创伤小、减黄彻底、术后痛苦轻、住院时间短等优点。王东旭等开展胃癌及癌前病变组织中多种肿瘤相关基因异常的研究，研究成果获市科技进步三等奖。2006 年以后，天津医科大学总医院、市第一中心医院、武警医学院附属医院、解放军第二五四医院、肿瘤医院等多所医院将窄带成像（NBI）内镜和 FICE 技术先后应用到早癌的筛查中，成为市内消化道早癌筛查的重要手段。

肝胆胰肿瘤　20 世纪 60 年代初，期胃贲门癌手术治疗中偶见肝左外侧叶孤立性侵犯或转移，遂在术中将肝外侧叶一并切除。而后一些孤立性肝癌也开展了半肝切除术，术后 3 年健在者不乏其人。化疗治疗肝癌起步早，但疗效不明显。动脉注入化疗药物治疗肝癌仅在头几次疗效较好。胰头癌的手术治疗始于 20 世纪 50 年代初期，随着时间的推移，术式有明显改进，手术死亡率明显下降，术后治愈率亦有所提高。

在 20 纪 90 年代，医科大学总医院、肿瘤医院和市第三中心医院等开展高位胆管癌切除术、胆囊癌根治手术等高难度手术治疗，手术成功率逐年提高。1991 年，郝希山等在"天然胡萝卜素对癌前病变的化学干预研究"中,证明 β-胡萝卜素与化疗药物联用具有协同抗癌作用,能显著缓解化疗产生的毒副作用,提高宿主对大剂量化疗的耐受性。1996 年,市第三中心医院宋继昌将国外先进的肝切除术式同中国方法相结合,突破了部分肝癌不能手术的禁区。该院肝胆外科用放射介入动脉化疗栓塞联合超声引导介入治疗,使不能手术的肝癌患者取得显著疗效,填补了国内空白。该院血液吸附治疗重症胰腺炎、生物型人工肝和非生物型人工肝技术治疗系统等研究,多次获天津市科技进步奖。另外,该院在国内外首次提出肝癌分子边界概念,肝及造血干细胞培养、扩增与移植—固定化 3D 细胞及肝干细胞研究,被国家科技部列入国家高新技术研究发展"863"计划,是天津市卫生系统首次以组长单位承担国家"863"研究课题。1999 年,肿瘤医院李强等在"肝血管肝外确认、肝内处理切肝术式的临床研究"中,合理地运用肝解剖的特点,提出肝血管的 2、4、5、6、7 点确认法,使之肝内血管处理标准、规范、肝切除边界清楚,收到比传统切肝术式更好的效果,获 2000 年天津市科技进步二等奖。李强、郝希山等在"巨块型肝癌的分型及其生物学行为的临床与实验研究"中,首先依据肉眼形态和预后不同提出巨块型肝癌不同亚型的观点,观察两型肝癌的大体与生物学特点,并在此基础上提出分型的依据,为肝癌治疗的进一步规范化、个体化、系统化提供了必要的理论依据,并为今后指导肝癌临床治疗方法提供了新思路,该项研究获 2001 年市科技进步二等奖。2002 年,大港医院三氧化二砷治疗肝癌的实验研究获市科技进步三等奖。2005 年,肿瘤医院李强等完成的"肝癌血管形成与其临床特征及生物学行为研究",创新性地对肝癌的生物学行为及复发转移规律做出了恰当的总结,并提出分子切缘的理论,为肝癌的治疗提供了时机,为患者的治疗带来福音,具有良好的社会、经济效益,获 2005 年市科技进步三等奖。2006 年,肿瘤医院李强等完成的"伴肝硬化肝癌术中不同血流阻断方法的基础与临床应用研究"中创立了"患侧"半肝血流阻断,同时进行"健侧"肝动脉阻断术式,已在国内多所医院推广应用，成果获中华医学科技三等奖。

2006 年，市人民医院消化外科与北京协和医院合作的胰腺癌综合治疗技术体系研究，被列为"十一五"国家科技支撑项目。2008 年，市第三中心医院首家引进微波凝固技术治疗肝癌，肝胆内科在动脉化疗栓塞及 CT 引导下药物瘤内注射治疗难治性肝癌方面居国内领先水平。

5. 盆腔肿瘤

盆腔脏器的晚期癌瘤、复发癌瘤以及放射治疗失败者用一般的根治术皆不能达到治疗目的，自 1956 年底金显宅等对 22 例行扩大根治术，于 1959 年发表了《盆腔脏器癌扩大根治术的初步经验》，该报告因手术并发症而造成死亡者 3 例（13.6%），术后复发者 6 例，1 年以上生存者 12 例。死亡率偏高，疗效不满意，故手术适应证要严格控制或基本放弃，仅对个别病例行后盆术或前盆术。1962 年金显宅发表《早期侵犯性子宫颈癌手术治疗的国外概况》。同年，金家瑞和金显宅发表《早期子宫颈癌根治术 46 例的初步总结》，报告 1957—1961 年手术治疗 46 例的经验，无手术死亡，除 1 例术后 7 个月、另 1 例术后 1 年半复发转移死亡外，余皆健在（其中 11 例健在超过了 3 年）。1975 年张燮良发表《宫颈癌根治术 175 例疗效分析》，其中 I 期的 5 年健在率为 92.6%。子宫颈癌多为晚期，以放疗为主，采用宫腔和阴道内镭疗和体外放疗，自 20 世纪 50 年代初至今，仅治疗方法有改进。用体前射野的角度为 24°～32°，体后射野为 28°～36°，宫颈总量为 80Gy，治疗序日在 40～60 天之间。1974 年人民医院放疗组报告 40 例，除 1 例 IV 期外皆为 III 期，放疗结束后症状基本消失，宫颈刮片细胞学检查未见瘤细胞，2 年随诊观察直肠反应明显低于镭疗的直肠反应。

1980 年，陈宏光等发表《淋巴造影在盆腔及外阴部恶性肿瘤中的应用》，他认为此法简便、并发症少、成功率高，对宫颈癌、外阴部癌的淋巴结转移具有一定的应用价值，对睾丸肿瘤的淋巴结转移以足背和精索淋巴造影同时并用才能早期发现，对于早期直肠癌可能应用价值不大。是年，李文录等发表《荧光检查早期子宫颈癌初步小结》，报告 108 例，其中癌 13 侧皆染黄色，95 例非癌患者中 21 例为紫蓝色，其余亦为黄色，即假阳性占 77.9%，但在黄色区活检可明确诊断。1984 年张燮良等发表《后盆腔器切除术治疗女性腹膜反折下直肠癌的探讨》。1954—1982 年对女性腹膜反折下直肠癌行后盆术 57 例，1985 年张燮良等人又发表《卵巢癌 132 例预后因素分析》，指出黏液性囊腺癌为中度恶性，术后 5 年生存率近于 60%，而后生存曲线近水平状缓慢下降；浆液性囊腺癌恶性度较高，5 年生存率为 35%，而后仍逐渐下降；未分化癌恶性变最高，生存 3 年者很少；恶性畸胎瘤则多在 3 年内死亡，3 年后生存曲线变化也不大。1988 年，曹作荣等人发表《灰阶超声在卵巢肿瘤诊断中的应用价值（附 249 例报告）》，报告 1981—1980 年检查良性肿瘤 185 例的阳性符合率为 91.8%，恶性肿瘤 66 例的阳性符合率为 74.2%。超声检查虽非特异性诊断手段，但确为卵巢肿瘤早诊的重要手段之一。

1991 年，肿瘤医院王鸿本、李文录等研制成具有 14 种监护功能的膀胱尿流自动监护仪，可用于尿道、膀胱留置尿管和耻骨上造瘘术前、术后患者，经临床验证基本上能代替人工监护。自 1991 年，公安医院成功开展腹腔镜子宫及卵巢摘除术等手术；经膀胱镜电切膀胱肿瘤，在天津市独具特色；肛周的其他手术，直肠癌、结肠癌，都达到天津市及国内先进水平。1993 年，肿瘤医院的贾炜莹等在"膀胱癌手术中黏膜美蓝染色法检查切除原位癌临床应用的研究"中，将美蓝只能使肿瘤部位着色的特性应用于膀胱癌手术中，能发现用肉眼无法发现的残留病灶并切除，对提高膀胱肿瘤手术切除率，降低术后复发率具有重要作用。同年，姚欣与郝权完成"内源性 TGFβ1 对人膀胱癌生长作用机制的研究""人膀胱癌相关基因 cDNA 片段的克隆与初步鉴定"的研究，提出 TGFβ1 是膀胱癌基因治疗的理想靶基因，转染含 TGFβ1 反义 RNA 的复制缺陷型逆转录病毒载体，有可能成为膀胱癌临床治疗的新方法。同时验证 Cu. Zn-SOD、TBX3、CI. Ca4 基因与膀胱癌具有相关性，发现并命名 3 个新基因

YHHQ1、XHL、LHX，并初步认定为新的膀胱癌相关基因，为膀胱癌的基因诊断和治疗提供了理论依据。

1996 年，医科大学总医院开展保留大隐静脉的外阴癌根治术，填补了天津市新技术空白。1998 年，医科大学第二医院在国内首先建立了泌尿系统肿瘤生物化疗治疗中心。1999 年，医科大学第二医院率先开展前列腺癌根治性切除术。同年，医科大学总医院泌尿外科开展肾癌根治切除术。自 2001 年起，市中心妇产科医院用[192]铱进行腔内后装治疗用于中晚期宫颈癌、晚期外阴癌、子宫内膜癌及早期宫颈癌的术后辅助治疗。2004 年，医科大学总医院首先在市内开展采用腹股沟横切口进行外阴癌腹股沟淋巴结清扫术。2006 年，医科大学第二医院开展腹腔镜下根治性全膀胱切除术治疗膀胱癌、腹腔镜前列腺癌根治术。2006 年，市中心妇产科医院引入光电一体阴道镜，并与细胞学、病理学联合应用，对宫颈癌前病变及宫颈癌的形态学基础研究起重要作用，在宫颈癌前病变治疗上有特殊应用价值。2008 年，医科大学第二医院牛远杰博士中标天津——CMM 合作项目"前列腺癌的项目"，开发可用于非激素依赖性前列腺癌诊断芯片和试剂盒，并进一步研究非雄激素依赖前列腺癌分子靶向治疗的瘤苗。

6. 骨软组织肿瘤

血管瘤　1957 年，李树玲等发表《血管瘤的外科治疗》，特别着重讨论口腔和其邻近部位的血管瘤，该文重点讨论舌、唇、颊部大形海绵状血管瘤的手术适应证和操作方法，术后疗效满意。1958 发表《皮扶血管瘤的病理分类》。1959 年王德元等发表《肌肉血管瘤 33 例临床分析》报告；1983 年金显宅发表《皮质类固醇治疗婴幼儿巨大血管瘤》；并报告 9 例治疗经验，患儿在 1 岁以内者的疗效突出，1 例 9 岁病变稳定，后补加放疗；另一例 1 岁，病变稳定后加用冰冻治疗。

肉瘤　1963 年，张爕良等发表《脂肪肉瘤—附 7 例报告》，指出1953—1962 年治疗 7 例，以彻底手术切除为宜，必要时可补加放疗。

1963 年孙剑秋等发表《假肉瘤性筋膜炎（附三例报告）》。因为增生性肉芽肿性病变，局部切除即可治愈。1965 年，杨惜秋等发表《皮肤隆突性纤维肉瘤》。报告 1954—1963 年共见 23 例，重点描述其病理组织形态并可能的组织学来源，指出其为具有特殊形态和生物行为的纤维肉瘤。1983 年，张天泽等发表《韧带样纤维瘤的治疗（附 102 例分析）》，报告 1953—1980 年共收治 102 例，其中半数以上位于腹壁。故切除后约 1/4 复发，但仍可再切除。放疗有一定疗效，死于本瘤者少见。

表皮样囊肿癌变　　1960 年，金家瑞等发表《表皮样囊肿的癌变》。表皮样囊肿极多见，但癌变者少，癌变绝大多数为鳞癌，偶见黑色素癌。

骨肿瘤　　（见骨科部分）

7. 脑部肿瘤

1992 年，市第二中心医院脑系科王兆铭主持完成的脑胶质瘤和脑转移瘤术中微波热疗的临床应用，获市科技进步三等奖、市卫生局科技进步二等奖。1993 年，市环湖医院刘钢在市内首先开展鼻内镜下经鼻垂体瘤切除术，该院在市内率先将计算机影像导航技术应用于鼻窦内窥镜手术中，提高了手术精确度和治愈率。1998 年，医科大学总医院神经内科神经病理研究室于士柱等开展脑肿瘤和缺血性脑血管病的分子病理学研究，在国内率先研究 PDGFBB 自分泌环活性异常增加在胶质瘤发病中的意义。1999—2008 年，天津市第二医院成功实施的经鼻窦内窥镜下脑垂体腺瘤切除术与经鼻窦内窥镜下鼻咽纤维鼻管瘤切除术，填补了天津市空白。

2000—2006 年，市第一中心医院王金环在自行研制的卡氮芥—聚乳酸缓释膜片对脑胶质瘤的缓释化疗作用，填补了国内空白。医科大学总医院神经外科研究所肿瘤研究室在浦佩玉领导下，重点开展恶性胶质瘤的临床综合治疗及应用基础研究，已成为我国神经肿瘤学研究的重要基地，先后建立了 5 个恶性胶质瘤体外细胞系，其中髓母细胞系在国内首先建立，国内已有 10 多个单位应用。2004

年，市科委和教委批准该院神经外科建立天津市神经损伤变异与再生重点实验室。2006年，浦佩玉等完成的人脑胶质瘤基础与临床研究获天津市科技进步一等奖，该课题对胶质瘤的发生机制和临床治疗进行了深入研究，规范了胶质瘤的临床诊治。同年，该院张建宁等完成的脑垂体腺瘤生物学特征与临床诊治的研究获天津市科技进步二等奖。

肿瘤生物技术

1973年，徐维贞发表《自体瘤苗免疫治疗在肿瘤术后化疗中的配伍作用》。在50例免疫治疗期间，多数白细胞和血小板不下降，迟发超敏反应均有所增加，说明机体细胞免疫反应有所增强。是年，徐维贞发表《癌瘤患者临床免疫学反应——皮肤迟发超敏反应实验》，指出机体免疫性维持时间取决于肿瘤切除的彻底性和病人原有免疫力的强弱。1975年，天津市肿瘤防治研究室免疫组发表《肿瘤免疫治疗随访120例疗效观察初步总结》，认为海藻酸钠的疗效明显而快，手术切除再行免疫及化疗效果尤佳。1977年徐维贞发表《肿瘤免疫治疗》文章。

20世纪80年代肿瘤生物技术不断发展，进入90年代以来，肿瘤生物技术已经成为天津市肿瘤临床诊断、治疗的显著特点之一。

1991年，肿瘤医院黄建英等在"抗人乳腺癌特异糖蛋白单克隆体的研制及临床应用研究"中，获得能分泌高效价单抗的抗乳腺癌特异糖蛋白的细胞系M3G4。同年，黄建英等鉴于组织型纤溶酶原激活因子（tPA）具有血栓定位和溶栓作用，可作为肿瘤化疗的增效剂。采用细胞工程法制备tPA，用一步法从黑色素瘤细胞系Bowes的条件培养上清液中纯化tPA，并制成药盒提供临床应用。1992年，牛瑞芳在《肿瘤标志物α1酸性糖蛋白（α1AGP）的血清激光散射浊度法测定》研究中，成功制备出单价抗血清，可适用于更大面积人群的肿瘤普查。1992年，郝希山等在《自体脾LAK细胞（淋巴因子激活的杀伤细胞）/rIL-2（重组白细胞介素-2）经肝动脉插管输注治疗原发性肝癌的研究》中观察到脾LAK细胞表型为T细胞表型，并从实验和临床应用两个方面研究自体脾 LAK 细胞的生物学特点、电泳特征及对瘤细胞的体外杀伤功能，该研究为肝癌的防治提供一种新方法。1993 年，该院毛慧生等在"基因重组人白细胞介素 II 的制备"研究中，建立起一套独特的 IL-2 分离纯化方法，比常规方法省时、简便、成本低、活性高。1996 年，黄建英、李树玲等针对抗肿瘤药物对肿瘤细胞缺乏足够的选择性杀伤作用的特点，在"抗人乳腺癌单抗免疫磁性药物毫微粒的体外抑瘤及体内定位显像实验研究"中，成功制备出磁微粒，该微粒能显著增加药物浓度，经体外抑瘤实验证实，抑瘤率达 90％～100％。1997 年，牛瑞芳等在"NAG 酶（N-乙酰-β-D-氨基葡萄糖苷酶）荧光比色测定细胞毒方法的建立及其应用研究"中，所建立的测定细胞毒方法，最少可检出 100 个细胞，灵敏度高，并避免使用放射性同位素的缺点，较之乳酸脱氢酶（LDH）释放法操作简单，结果稳定，不易受环境影响，重复性好。

1998 年，肿瘤医院刘红等鉴于 nm23 基因是被实验证实的肿瘤转移抑制基因，在"nm23 基因表达与乳腺癌远处转移及预后相关性的研究"中，揭示出 nm23 基因与原处转移呈显著负相关，可以作为一个独立的预后因素应用于临床，从而为临床预后判断提供一个新指标。1998 年，郝希山等进行的"自体外周血干细胞移植联合大剂量放化疗治疗实体瘤的实验与临床研究"，使肿瘤的生物治疗进入一个新的阶段，该项研究 2001 年获中华医学科技一等奖。

2000 年，郝希山等在"耐药逆转与干细胞及树突状细胞治疗实体瘤的应用基础研究"中，成功地建立应用逆转录-聚合酶链反应（RT-PCR）方法监测乳腺癌等实体瘤多药耐药基因（MDRI）及谷胱甘肽 S-转移酶（GST-π）两种耐药基因的实验体系，在国际上首次提出加温联合干扰素 α（IFNα）及异搏定的逆转效果最佳。采用自体外周血干细胞移植治疗实体瘤，解决了放化疗由于对骨髓的毒副作用限制而不能加大应用剂量，使疗效难以提高的难题。在国内首先开展了 MAGE/CEA 肽疫苗冲击树突状细胞诱导特异性杀伤性

T 淋巴细胞治疗实体瘤的研究，该方法能提高患者自身细胞对毒性 T 淋巴细胞（CTL）的特异性杀伤力，且无任何毒副作用。此项研究在实体瘤干细胞移植方面取得成功，获 2000 年度天津市科技进步一等奖。

2002 年，肿瘤医院任秀宝等开展"野生型 P53 转染树突状细胞（DC）诱导特异性抗肺癌免疫应答的实验研究"，研究用携带整个野生型 P53 0ORE 的质粒转染 DC 使其在细胞内表达，生成多个表位，成为诱导特异性免疫反应的有效抗原，诱导强大的 CTL（细胞毒性 T 淋巴细胞），而且不存在 MHC（主要组织相容性复合体）限制性，获 2002 年市科技进步三等奖。

2002 年，医科大学总医院开始进行遗传性子宫内膜癌临床研究，成果获市科技进步三等奖。

2003 年，肿瘤医院王华庆等"人参皂苷 Rg3 促进自体外周血干细胞移植后免疫重建的基础与临床研究"获 2003 年市科技进步三等奖。

2003 年，肿瘤医院郝希山课题组以 MUC1、MUC1/Y DNA 疫苗体外修饰抗原递呈能力最强的树突状细胞成功诱导出肿瘤杀伤细胞，有效地杀伤了特异性肿瘤细胞。该研究获 2003 年天津市科技进步二等奖。2005 年，郝希山等在"恶性肿瘤异基因造血干细胞移植生物治疗研究"中，建立了非清髓性异基因造血干细胞移植联合个体化生物治疗的新方案，明显提高了晚期化疗抵抗性实体肿瘤患者的临床治疗效果，延长患者生存并提高生存质量。

2006 年，肿瘤医院刘贤明等完成的"造血干细胞移植后淋巴瘤复发危险因素预测的研究"获市科技进步二等奖；郝继辉等完成的"血液系统恶性肿瘤凋亡通路中的耐药机制及克服策略研究"获天津市自然科学三等奖。

2007 年，肿瘤医院任秀宝完成的"恶性实体肿瘤特异性和非特异性免疫细胞治疗基础与临床研究"获市科技进步二等奖。

2008 年，肿瘤医院巴一等完成"PGC-1α 在诱导多种肿瘤凋亡中的初步应用及分子机制研究"获市科技进步三等奖。

肿瘤物理疗法

1. 肿瘤热疗

1990 年，肿瘤医院林世寅、于世起等研制成功《肿瘤热疗用无扰测温技术及仪器》，解决了肿瘤热疗、电磁波介质加热中急需解决的单管多点探头的无扰测温问题，该成果获 1992 年国家发明三等奖。同期，林世寅、李丰彤等又成功完成"腔道肿瘤温控热疗机研制"，该研究获 1991 年市科技进步二等奖。

天津医院骨肿瘤科微波原位热疗在四肢恶性骨肿瘤保肢手术中的基础和临床研究，先后获 1997 年军队科技成果二等奖、中华医学会骨科分会第二届中青年学术交流会议论文一等奖。同年，微波原位热疗保肢手术后机体免疫功能的变化获《中华骨科杂志》优秀论文。

1998 年，肿瘤医院李丰彤先后中标卫生部与国家自然科学基金课题各一项，分别为《恶性肿瘤组织间电化学加热综合疗法的建立与应用研究》《肿瘤热疗生物活体仿真动态模型的建立及热场分布研究》，和肿瘤热疗临床实践提供理论依据。

2. 冷冻疗法

1988 年，葛正津等发表《冷冻治疗头面部恶性肿瘤 78 例临床观察》。报告治疗后肿物消失者占 78.2%，鳞癌消失率 63.3%，基底细胞癌消失率 93.7%。5 年健在率鳞癌为 37.5%，基底细胞癌为 97%。

3. 放射疗法

1979 年，林庭樽发表《放射性胶体治疗恶性肿瘤》报告。用放射性胶体 198 金和胶体 32 磷酸铬治疗恶性胸、腹水、直肠癌、骨肉瘤、上颌窦癌和腮腺肉瘤共 18 例，都取得了不同程度的疗效。1982 年张天泽等发表《高温合并放射治疗浅表肿瘤的近期疗效观察》报告。自 1980 年起共治疗 40 例，用单针多点测温记录仪监测，瘤内温度控制在 41～44℃。合并热疗与单纯放疗的疗效比率，CR 为

47.5％比 14.30％，无效率 17.5％比 28.6％。合并热疗组的肿瘤面积为 37cm，而热疗组为 14cm，可见热疗组的瘤体比单纯热疗组大得多。1985 年李瑞英等发表《放疗加高温合并治疗恶性肿瘤》。报告自 1980—1983 年治疗晚期癌瘤 90 例，加热组瘤体面积比对照组大 2 倍以上。加热组无效率为 12.9％，对照组为 29％。是年，李等发表《高温合并放射治疗乳腺癌 40 例临床分析》，采用放疗合并高温，获得 64.3％～73.3％的肿瘤全消率，优于单纯放疗。是年刘凤卿等发表《非小细胞肺癌单纯放疗 252 例结果》，报告 1979—1981 年用直线加速器治疗中晚期肺癌 252 例。放疗后肿瘤消失者占 12.2％，明显缩小者占 68.8％，全组的 1 年生存率为 50.4％，2 年生存率为 21.8％，3 年生存率 10％。1987 年，李瑞英等发表《乳腺癌局部复发与术后放疗（附 436 例临床分析）》。10 年健在率淋巴结阴性为 72.9％，阳性淋巴结为 1～3 个的健在率为 50.6％，Ⅱ期预后明显优于Ⅲ期。术后区域淋巴结有转移者，术后补加内乳区和锁骨上下区放疗。区域淋巴结区术后给予放疗，故转移率明显下降。除行区域淋巴结照射外，还应照射手术区。

1988 年，赵春艳等发表《320 例食管癌的放射治疗》，报告绝大多数为非手术适应证者。全组的 1 年生存率为 48％，3 年生存率为 14％，5 年生存率为 7％。放疗后钡餐食管造影已完全正常者 5 年生存率为 25％，改道情况愈差，预后愈坏。近期使用 4MV 的 X 线治疗食管癌，其 1 年生存率为 57％，3 年生存率为 21％。

1988 年刘恩成发表《晚期宫颈癌单纯外照射治疗》，共 36 例患者中 5 年生存率为 33.3％，8 年生存率为 22.7％。

1991 年后，肿瘤医院邓满国等研制了口腔及颈部立体适形放射治疗定位仪，该项研究可提高肿瘤局部控制率，降低周围正常组织并发症的发生率。该院王伟等又对胸部肿瘤适形放疗技术与剂量学进行研究，达到在提高肿瘤治愈率和控制率的同时，不增加或减少放疗不良反应的目的。1992 年，医科大学总医院开始应用铱-192 颗粒源多功能后装治疗机（HY HDR-18）临床应用宫颈癌的治疗。

1995 年，市环湖医院建立了立体定向放射治疗中心，医科大学总医院和市环湖医院在国内较早引进德国的头部 X-刀治疗系统，进行立体定向放射治疗。2000 年，该院李智华等针对乳腺癌术后放疗摆位精度和重复性检查的问题，进行乳腺癌全野半野切线照射技术对肺照射体积的定量分析研究，制定出一套从模拟机定位—CT 扫描—加速器摆位的程序，并将等中心技术、乳腺定位架、激光定位技术应用其中，解决对肺部照射剂量的量化分析的问题。2001 年，引进瑞典全数字化电子直线加速器技术，开展全身立体定向放疗。2000 年，市中心妇产科医院将已应用 20 年之久的铯-137 后装机更换为铱-192 后装治疗机。2001 年，肿瘤医院王平等研制成功的鼻咽癌腔内近距离治疗双管一体施源器获 2001 年市科技进步二等奖。2002 年，医科大学总医院引进了华北地区（包括天津）第一台 PET-CT。2002 年，全市率先引进美国第三代氩氦刀微创靶向治疗肿瘤设备与技术，治疗各种早、中、晚期肿瘤，开创多项国内氩氦刀治疗领域的先河。2003 年，医科大学总医院核医学科引进美国 GE 公司生产的亚洲第一台安装 1 英寸晶体的多功能 ECT，开展 18F-FDG 恶性肿瘤显像、多巴胺转运蛋白显像早期诊断帕金森病等临床工作，处于全国先进地位。2003 年，医科大学总医院成立天津市第一家 PET-CT 中心，引进美国 GE 公司的 PET-CT 和回旋加速器各 1 台，开展了 ^{18}F-FDG 恶性肿瘤显像等一系列肿瘤代谢显像项目，填补了天津市多项空白。2004 年，肿瘤医院核医学科更新 SPECT 的同时，引进美国 GE 公司生产的 PET-CT 和回旋加速器各 1 台，该院 PET-CT 中心在徐文贵带领的团队的努力下，开辟了天津市 PET-CT 显像技术的新纪元。2004 年，医科大学总医院口腔科开始应用粒子刀（碘-125）治疗口腔癌。2004 年，肿瘤医院朱莉等自行研制成功的鼻咽癌腔内热疗辐射器，有效加热温度可以控制在 $41\sim42℃$，在热疗的同时联合放疗能够提高鼻咽肿瘤的完全缓解率及有效率，热增强比分别为 1.68 和 1.39，解决了辐射器操作复杂、固定性差、软腭及周围组织易受损伤和给患者带来的难以忍受的痛苦等弊端。同年，刘莉等研制出放疗定位模板，用以解决患者在定、摆位过程中体位重复性和准确性的问题。2005 年，武警医学院附属医院伽马刀治疗中心开诊。肿瘤医院于 2006 年引进国内第 1 台射波刀。第二五四医院也于 2008 年建立了伽马刀治疗中心。

肿瘤化学治疗

1963 年，金显宅发表《有关瘤细胞的意义，静脉侵犯与远处转移的关系以及影响瘤栓生长的因素》报告。同年，壬德延等发表《血中瘤细胞检查概述》。对 30 例的检查结果，为术后周围静脉血中找到瘤细胞的机会高（占半数）。

20 世纪 70 年代用复方秋水仙碱作为乳腺癌的辅助化疗，取得了一定疗效。1973 年李树玲发表《九省市复方秋水仙碱治疗肿瘤总结》，指出对乳腺癌 CR 为 7%、PR 为 26%、宫颈癌 CR7.7%、PR7.7%、胃癌 PR37.5%、鼻咽癌 PR50%、何杰金氏病 PR50%。

1980 年，赵子华等发表《何杰金氏病 51 例临床分析》。Ⅰ 期 3 年生存率为 50%、Ⅱ 期为 33%、Ⅲ 期为 20% 和 Ⅳ 期 25%。CR 者 4 年生存率为 56%，PR 及无效者 3 年生存率为 22%，无 4 年生存者。较早期病例以放疗和化疗综合治疗为好，晚期病例应以联合化疗为主。本组的中位缓解期为 4 个月，最长者 6.5 年（该例仍在缓解中）。1983 年，李丽庆等发表《非何杰金氏淋巴瘤 5 年疗效分析》，报告 1973—1976 年治疗的 80 例 5 年生存率为 27.5%。Ⅰ 期病例的 5 年生存率为 40%、Ⅱ 期为 30.4%、Ⅲ 期为 20% 和 Ⅳ 期为零。首发部位为淋巴结的生存率高于结外病变，结节型的预后又优于分化不良者。

1984 年，赵子华等发表《骨髓检查对恶性淋巴瘤分期的重要性》，报告 NHI.90 例的结果，全组的骨髓受累率为 36%。临床 Ⅰ 期骨髓受累率为零，Ⅱ 期为 6%，Ⅲ 期为 39% 和 Ⅳ 期为 52%。因骨髓受累而临床期别改为 Ⅳ 期者计 Ⅱ 期 1 例和 Ⅲ 期 17 例，末梢血像正常者骨髓检查阳性占 24%，贫血者骨髓阳性为 41%，贫血＋血小板减少阳性率为 83%。

253

是年，李丽庆等发表《化疗加深静脉高营养治疗晚期何杰金氏病2例》。报告2例卧床不起的，在化疗期间给TPN，治疗中病人体质、病情明显好转，经4个月治疗后病情达到PR，体重增加，贫血改善，皆能下地活动。

1986年，赵子华等发表《晚期乳腺癌86例联合化疗效果》，报告1973—1983年治疗的原发晚期癌38例，术后复发或转移48例。初次治疗者有效率为80%，中位生存期2年；再度治疗者有效率为71%，中位生存1.5年，淋巴结、胸壁软组织和乳腺病灶的疗效最好，肺及胸膜转移次之，骨转移较差，而以肝或脑转移为最差。

1988年，曹作荣等发表《直肠癌手术辅助化疗和评价（附305例报告）》，单纯手术治疗92例和辅助化疗213例。两组的术后5年和10年生存率无明显差异。

介入治疗。20世纪90年代以来，介入治疗在天津市逐步开展，为肿瘤传统治疗外新的治疗手段，1991年后，肿瘤医院张俊义等开展肺癌支气管动脉灌注治疗等介入疗法，至1995年前后年病例数增至200例。1997年后，开展中晚期肺癌支气管动脉化疗与放疗的联合治疗。1996年，医科大学总院首先在市内开展超选择动脉化疗，治疗盆腔恶性肿瘤。20世纪初期病种逐渐扩大。2003年，该院郭志等开展肿瘤氩氦刀靶向治疗，在应用介入序贯氩氦冷冻治疗原发性巨块型肝癌取得较好效果，短期内即可明显降低肿瘤体积，为治疗原发性巨块型肝癌提供一种安全、有效的治疗方法，并首次提出影响治疗效果主要因素是肿瘤血管"热池效应"，而经导管肝动脉化疗栓塞（TACE）是抑制"热池效应"的有效方法，对序贯物理消融的疗效有重要临床推广应用价值。

2002年，市中心妇产科医院引入介入技术，填补了天津市科学技术空白。

2003年以来，宝坻区人民医院借助现代化数字减影设备，介入检查治疗开展脑肝动脉栓塞化疗药治疗肝癌术及多种器官恶性肿瘤的介入治疗等。

海河医院在全国率先进行肺科介入医学研究，中晚期肺癌和难治性肺结核介入治疗方法取得突破性进展。肺癌的选择性支气管动脉灌注化疗处全国先进水平，晚期肺癌介入治疗有效率64.4%。

医科大学总医院妇产科在焦书竹、张士伟、糜若然带领下，各类妇癌的广泛手术的相继开展、各种化疗新方案及介入性动脉插管灌注化疗的使用、腔内与体外放疗计算机计划系统的实现达到全国领先水平。

天津市开展腹部介入性超声诊断与治疗最早的医院是肿瘤医院超声科。至今，市第三中心医院和市第一中心医院超声科也相继开展了一系列介入性超声，这些医院在肝脏肿瘤超声导向下的介入治疗包括：经皮无水乙醇注射治疗、射频消融术、经皮微波凝固治疗等。

肿瘤学科发展

肿瘤学科是由中国肿瘤医学的奠基人——金显宅创建的。1952年，金显宅留学归国后被聘为天津市人民医院肿瘤科医师，开始创建新中国第一个肿瘤科，是国内最先从事肿瘤外科和病理的医生。在金显宅的带领下，肿瘤科形成了以乳腺、头颈、胸、腹、盆腔及骨与软组织肿瘤二级分科完整的肿瘤外科体系。他的得意门生盆腔肿瘤外科金家瑞、腹部肿瘤外科张天泽、头颈和乳腺肿瘤外科李树玲、肿瘤病理科王德延、胸部肿瘤外科王德元，在国内都已成长为知名的学者，金显宅后来也被尊崇为"中国肿瘤医学之父"。

肿瘤学科的带头人郝希山院士，带领着肿瘤学科瞄准医学前沿，不断创新医疗技术项目，提高医疗服务水平，将肿瘤学科建设成为以中国工程院院士、长江学者特聘和讲座、国家人事部百千万人才、教育部新世纪人才、国家自然基金委杰出青年为代表的知识和年龄结构合理、学科专业齐全、基础与临床相结合的创新性学术梯队。

目前肿瘤学科拥有国家重点学科、国家"211"工程重点建设学科。流行病与卫生统计学、生物治疗学是天津市重点学科。拥有乳腺癌防治教育部重点实验室、天津市肿瘤防治重点实验室、天津市免疫与生物治疗重点实验室 3 个省部级重点实验室，中国女性乳腺癌发生转移机制及防治研究、常见恶性肿瘤预防研究两个教育部创新团队、国家临床药物试验机构、国家级继续医学教育基地、卫生部临床药师培训试点基地。国家一级核心刊物《中国肿瘤临床》、国家一级学会中国抗癌协会总部均挂靠在天津肿瘤学科。2013 年成为首批国家临床医学研究中心，是肿瘤专业首批两个国家临床医学研究中心之一，也是天津唯一一家国家临床医学研究中心，并与全国 20 个省市核心单位签署了协同网络建设合作意向。

2008 年，孙保存课题组申请的"肿瘤血管生成新模式—血管生成拟态的形成机制及意义"，获批国家自然科学基金重点项目；高明等完成的"颈部非甲状腺肿物信息分析及相关数学模型临床应用研究"，获天津市科技进步奖二等奖。巴一等完成的"PGC-1α 在诱导多种肿瘤凋亡中的初步应用及分子机制研究"，获天津市科技进步奖三等奖；王长利等完成的"胸腔镜下局部晚期非小细胞肺癌完全性切除的临床研究"，获天津市科技进步奖三等奖。成功举办了国际消化系统肿瘤研讨会、天津国际乳腺癌个体化诊治病理与临床专题研讨会、第四届全国生物治疗学术大会、中国—瑞典癌症研究与治疗研讨会。建立了肿瘤分子影像联合实验室，与美国强生公司签订全面科技研究合作意向书。

2001 年 5 月，乳腺肿瘤外科开展首例乳房再造新技术，2009 年趋于成熟，居国内领先水平，成功开展 60 例。付丽课题组的"乳腺浸润性微乳头状癌生长侵袭转移机制的分子机制"获批国家自然基金重点项目。郝希山院士课题组的"胃癌新标志物的筛选及其预警和早诊作用的大规模人群研究"获国家"973"子项目，牛昀等完成的"乳腺癌和癌前病变中心体异常的研究及临床应用"获天津市科技进步奖二等奖。李慧等完成的"DC 诱导的 CIK 细胞治疗非小细胞肺癌的临床与基础研究"获天津市科技进步奖二等奖。郝继辉等完成的"凋亡通路中肝癌耐药逆转策略的临床与基础研究"获天津市科技进步奖三等奖。郝希山院士等承担的天津市重大新药创制科技重大专项综合性新药研究开发技术平台项目。成功举办第二届全球乳腺癌及淋巴瘤学术研讨会、2009 国际暨第十届全国头颈肿瘤大会、第十一届全国肺癌学术大会。同年，学科赢得了 2013 年亚太癌症大会在天津的举办权。经国际抗癌联盟批准，在天津成立了中国办事处。在第二十届亚太癌症大会上，郝希山院长获得金进博奖，是亚太国家和地区 32 名大会特邀报告中唯一获得该奖项的专家，也是首度获得该奖项的华人专家。

2010 年首次获得国家"973"首席科学家项目，与瑞典卡罗林斯卡大学医院开通了我国首个国际远程通信会诊视频。付丽等完成的"乳腺癌个体化病理诊断的研究及应用"获天津市科技进步奖一等奖。张瑾等完成的"乳腺癌前哨淋巴结微转移术中诊断技术及应用"获天津市科技进步奖二等奖。于津浦等完成的"活化异基因造血干细胞治疗晚期实体肿瘤的临床基础研究"获天津市科技进步奖三等奖。徐文贵等完成的"PET/CT 代谢、增殖显像对射波刀治疗肺癌疗效评价的研究"获天津市科技进步奖三等奖。在深圳成功举办了国际抗癌联盟"2010 世界抗癌大会"，成为近年来 UICC 最成功的会议，受到世界各国一致赞赏，也圆了几代国内肿瘤专家的多年梦想。

2011 年，胸外科被评为国家临床重点专科，普通外科被评为天津医科大学临床重点专科，生物治疗学被列入天津市"十二五"综合投资学科建设项目。郝希山院士获天津市科技重大成就奖，同时在 21 届亚太抗癌大会上，郝希山院士当选为亚太抗癌联盟主席。张宁获得国家自然科学基金委"杰出青年基金人才"称号。高明遴选为天津市"131 创新型"人才第一层次人选。李强等完成的"胰腺癌神经转移机制及临床策略的研究"，获天津市科技进步奖二等奖。李凯等完成的"活化异基因造血干细胞治疗晚期实体肿瘤的临床基础研究"，获天津市科技进步奖二等奖。尹健等完成的"乳腺癌术后乳房重建量化设计、实施及监测的系统性研究"，获天津市科技进步奖三等奖。是年，王平担任天津医科大学肿瘤医院院长。

2012 年，陈可欣等完成的"乳腺癌遗传易感性的分子流行病学研究"，获教育部高等学校科学研究优秀成果奖（自然科学奖二等奖）；巴一等完成的"血清 miRNA 作为消化系统肿瘤标志物的研究"，获天津市科技进步奖二等奖。郭志等完成的"中晚期前列腺癌冷冻免疫反应与冷冻免疫治疗的实验与临床研究"，获天津市科技进步奖三等奖；邓靖宇等完成的《淋巴结转移分期的改良方式对胃癌患者根治术后预后评估的临床研究》，获天津市科技进步奖三等奖。

2013 年获首批国家临床医学研究中心；新增肿瘤学、病理学 2 个国家临床重点专科，陈可欣牵头的"基于高通量测序的卵巢癌异常甲基化调控的研究"项目获批国家自然基金重大国际合作研究项目；"常见恶性肿瘤的分子流行病学及机制研究"获天津市科技进步一等奖。肿瘤学课程被评选为 2013 年度教育部来华留学英语授课品牌课程。第 22 届亚太抗癌大会是迄今为止我市举办的规格最高的医学大会。

截至 2013 年，肿瘤学科共获得各级科技奖励 132 项，其中获国家级奖励 3 项，省部级奖励 93 项，填补天津市空白应用新技术项目 169 项。出版肿瘤学术专著、译著 69 部，发表学术论文 3000 余篇，其中中华系列 822 篇，SCI 收录 719 篇。突出的科研成果有力地促进了肿瘤学科研究水平的提高，带动了高水平人才队伍培养以及技术平台的建设和新技术应用。

肿瘤学专家名录

金显宅（1904—1990）

1904 年 3 月出生于韩国首尔。1927 毕业于上海沪江大学，获理学士学位。1931 年毕业于北京协和医学院，获美国纽约州立大学医学博士学位。1930 年加入中国籍。1931—1941 年就职于北京协和医院；1942—1956 年就职于恩光医院，1956 年就职于天津市人民医院（后更名为肿瘤医院）历任肿瘤科主任、天津市肿瘤研究室主任、天津市肿瘤研究所所长、天津市人

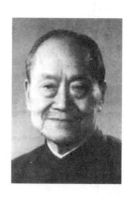

民医院院长等职。兼任中国抗癌协会名誉理事长、美国临床肿瘤学会会员。

　　1954年，金显宅受卫生部委托，在天津市人民医院开办全国高级肿瘤医师进修班，培训主治医师及其以上人员，为期一年，至1990年已开办了23期。1963年他创办中国第一份肿瘤学杂志《天津医药杂志肿瘤学附刊》，并任主编。1984年改名为《肿瘤临床》，1986年又一次改名为《中国肿瘤临床》，1987年以后任名誉主编。1972年，天津市创建肿瘤研究室任主任，1977年研究室扩大为天津市肿瘤研究所，金显宅任副所长。1980年任天津市人民医院院长和天津市肿瘤研究所所长，1983年任天津市人民医院名誉院长和天津市肿瘤研究所名誉所长。

　　1981年主持了在天津市召开的全国肿瘤医师进修班第一届学术交流会。1984年4月主持了在天津市召开的中国第一届国际乳腺癌学术会议。在会议期间他倡议建立中国抗癌协会。翌年，中国抗癌协会正式成立，他担任名誉理事长。1986年，天津市人民医院迁址并更名为天津市肿瘤医院。1988年，他被誉为"中国肿瘤医学之父"。1990年9月4日，因败血症逝世于天津。

　　1934年，他首次成功地进行了丙射线所致白细胞减少症的研究。1937年，他在世界癌症领域中首次发现嗜伊细胞增生性淋巴肉芽肿病。1941年，在国外医学情报全被封锁的情况下，金显宅在国内首创舌癌根治性联合切除术。1959年，他在国内首先描述了腮腺下颌内侧部的肿瘤，首先在国内临床上推广了乳腺肿瘤及头颈部肿瘤和宫颈癌的临床、病理诊断及手术治疗。1962年，在莫斯科召开的第八届国际抗癌学术会议上，他宣读了颇受国内外关注的论文《乳腺癌根治术与扩大根治术的疗效比较》。有关乳腺癌和颌骨肿瘤的临床病理和治疗等多次被国外文献引证。从事医学研究和临床医学工作近60年，先后用中英文发表84篇论文，出版了《肿瘤学讲义》《实用肿瘤学》《乳腺癌的研究》和《医学百科全书肿瘤分卷》等专著。

王德延（1913—1995）

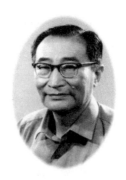

1913 年出生于河北省丰润县，1941 年毕业于北平协和医学院，获博士学位。曾就职于北平协和医院太原省立医院、山西太古医院、南京中央医院和天津中央医院，任外科医师、主治医师，专攻泌尿外科。1951 年协助朱宪彝筹建天津医学院。1951—1953 年在协和医院师从胡正祥，专攻病理学。1953 年返津任天津医学院副兼病理教研室主任，为天津市医学会病理学分会创始人、天津医学院病理解剖教研室奠基人。1957 年调入天津市立人民医院从事肿瘤临床，兼管病理，历任瘤科副主任、病理研究室主任、研究员。曾任中华医学会病理学分会委员、天津市医学会病理学分会主任委员，《中华病理杂志》和《中华肿瘤杂志》编委、《中国肿瘤临床》副主编。从医 46 年，发表论文 40 余篇。出版《乳腺癌组织学分类》《肿瘤病理诊断》《乳腺癌病理分类》等专著。

张天泽（1920—2004）

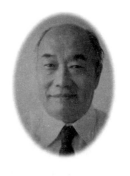

1920 年出生于辽宁，1943 年毕业于辽宁医学院。中华人民共和国成立后，曾任天津市立人民医院腹部肿瘤科主任。参与全国肿瘤临床医师进修班、《天津医药肿瘤学附刊》、中国抗癌协会的创建工作。曾任《天津医药肿瘤学附刊》副主编、主编、肿瘤研究所所长、中国抗癌协会理事长、中华医学会肿瘤学分会副主任委员、卫生部肿瘤防治领导小组副组长、亚太地区抗癌组织联盟理事和执行主席。就任中国抗癌协会理事长期间，发展会员两万余人，成立省、市自治区抗癌协会 28 个，地市级抗癌协会 90 余个，建立 26 个专业委员会，使协会成为亚太地区抗癌组织联盟及国际抗癌联盟（UICC）会员。他积极推广抗癌知识和技术，倡议每年四月的第三周为全国抗癌宣传周，该活动一直延续至今。1990 年享受政府特殊津贴。

张天泽从医 57 年，发表学术论文 128 篇，主编和参编著作 10 余部。主编的《肿瘤学》获全国优秀科技图书二等奖。

李树玲

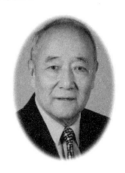

1920 年出生于山东省宁津县，1943 年毕业于满洲医科大学。曾任主任医师，天津市肿瘤研究所研究员，中国天津乳腺癌防治研究中心名誉主任，中国抗癌协会乳腺癌专业委员会名誉主任委员，中国抗癌协会头颈肿瘤外科专业委员会名誉主任委员。

李树玲是我国头颈肿瘤学及乳腺肿瘤学的学科奠基人和学术带头人，在头颈肿瘤学领域打破了颈部肿瘤累及颈动脉的手术禁区，揭示了脑代偿供血机制的奥秘，不进行血管重建的颈动脉分歧部切除术及脑血流代偿机制的血流动力学及影像学研究的成果获 1996 年天津市发明二等奖及 1998 年国家科技成果证书。1981 年首创全喉切除术后组织瓣单向（阻逆）气管食管瘘发音重建术，成果获 1987 年国家发明三等奖；创建乳腺肿瘤科和乳腺癌研究室，1985 年完成天津市科委"八五"科研项目；1996 年负责国际"九五"重点课题《乳腺癌的研究》；曾在国内外发表主笔论文 149 篇，主编《头颈部肿瘤诊断、治疗及预后》《头颈肿瘤学》《乳腺肿瘤学》《新编头颈肿瘤学》等专著。

郝希山

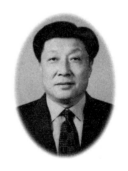

1945 年出生于河北省。主任医师，博士研究生导师。国家人事部、卫生部突出贡献专家。2003 年当选为中国工程院院士。郝希山院士致力于肿瘤临床和科研近 40 年，在肿瘤外科诊治技术、肿瘤免疫及生物治疗和癌症除痛等方面取得了突出的成就。首创全胃切除术后功能性间置空肠代胃术式，合理构建食管空肠、空肠十二指肠吻合，使全胃切除术后并发症由 30％降至 7.8％，获 2001 年国家科技进步二等奖。在国内率先开展干细胞移植治疗实体肿瘤的研究，成果获首届中华医学科技一等奖。最早在津成立卫生部三阶梯给药除痛培训基地，主持的"实现癌症无痛"课题，被评为国家级优秀成果。2006年主持恶性肿瘤流行趋势分析及预防研究，获国家科技进步二等奖。此外，郝希山院士获天津市科技进步一等奖2项、二等奖5项、三等奖14项。先后承担国家科技攻关、国家"863"计划、国家自然基金及省部级重大科技项目20余项。发表论文250余篇。主编《简明肿瘤学》《腹部肿瘤学》《肿瘤手术学》等专著。

张克勤（1923—1995）

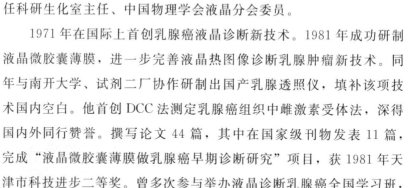

1923年出生于北京。1949年6月毕业于北京大学医学院医疗系，获学士学位。1949年8月到天津马大夫纪念医院（现为天津市肿瘤医院）内科工作，1958年至1959年赴中国医科院生化系进修，1959年创建肿瘤医院科研生化室，此后一直从事骨生化、肿瘤生化研究，历任科研生化室主任、中国物理学会液晶分会委员。

1971年在国际上首创乳腺癌液晶诊断新技术。1981年成功研制液晶微胶囊薄膜，进一步完善液晶热图像诊断乳腺肿瘤新技术。同年与南开大学、试剂二厂协作研制出国产乳腺透照仪，填补该项技术国内空白。他首创DCC法测定乳腺癌组织中雌激素受体法，深得国内外同行赞誉。撰写论文44篇，其中在国家级刊物发表11篇，完成"液晶微胶囊薄膜做乳腺癌早期诊断研究"项目，获1981年天津市科技进步二等奖。曾多次参与举办液晶诊断乳腺癌全国学习班，为国家培养专业人才。

王德元（1924—2002）

1924年出生于江西省瑞昌市。1949年毕业于北京大学医学院。曾就职于北京大学医学院附属医院、中纺医院（现天津市第一中心医院）。1956年4月调入天津市立人民医院（现天津市肿瘤医院）肿瘤科师从著名肿瘤专家金显宅。1960年创建胸外科。1978年筹建肿瘤研究所情报室。历任天津市肿瘤医院胸科主任、肿瘤研究所研究员、情报室主任。曾任中国抗癌协会常务理事、天津市抗癌协会理事长、全国肺癌专业委员会学术委员会委员；《中国肿瘤临床》副主编、《中华肿瘤杂志》《肿瘤防治研究》《癌症》《实用癌症》编委。

王德元从医40余年，精于各种癌的锐性分离术式，对肿瘤的综合治疗尤以胸外科见长。发表论文近90篇，主编《实用肿瘤学》《胸部肿瘤学》《肿瘤临床手册》等著作。

杨天恩

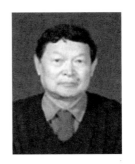

祖籍河北临榆，1924年9月出生于沈阳，1948年毕业于沈阳小河沿私立辽宁医学院，系天津医大总医院放疗科奠基人，毕业后先工作于各外科领域，为日后临床肿瘤专业工作打下了基础。曾任天津医科大学总医院放疗科主任、中国抗癌协会常务理事、中华医学会放射肿瘤学分会副主任委员、天津市医学会常务理事。《中华放射肿瘤学杂志》副主编及4个放射学专业杂志编委。

从事放射肿瘤临床医疗60余年，主要贡献：1. 临床放射肿瘤学的治疗方面侧重于中枢神经系统及内分泌（垂体）肿瘤的治疗；2. 临床放射生物学侧重于放射损伤的研究及放射增敏的探索；3. 临床放射治疗剂量学侧重于电子束的使用及放射防护。发表论文130余篇，代表作有《实用放射肿瘤计量学》《英汉医学放射学词汇》《Basic Radiotherapy and Cancer Management》。2002年获天津市科技进步三等奖一项。1986—1990年和法国CERO（放射肿瘤教育委员会）联合培养博士（dis学位）放疗专家29人，连获中华医学会二级学会杰出贡献奖两次。

张燮良

1931年出生于江苏省南京市。1955年毕业于山东医科大学。曾任《中国肿瘤临床》编辑部副主编，兼任中国癌症研究基金会学部委员，天津市抗癌协会委员，天津市抗癌协会妇癌委员会主任委员。

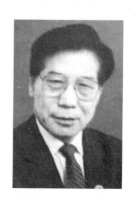

从事肿瘤专业 48 年，擅长妇科泌尿系肿瘤的诊治，发表论文、译文 50 余篇，参编《中国医学百科全书》《肿瘤学》《简明肿瘤学》《脏腑辨证》《肿瘤问答》中部分章节的撰写。

张允祥

1930 年出生于山东省。1956 年毕业于山西省医学院。曾任天津市肿瘤骨软科主任，从事骨软组织肿瘤治疗 37 年，为我国建立第一个骨软组织肿瘤科，应用体外循环高温灌注治疗四肢恶性肿瘤起到了良好效果。发表学术论文 9 篇。

叶 正

1931 年出生于江苏省南京市。1951 年毕业于上海医学院医疗系，曾任天津市肿瘤医院流行病研究室主任，兼任中国环境科学学会医学专业委员会委员、中国抗癌协会肿瘤流行病学委员会委员、《城市环境与生态》杂志编委。

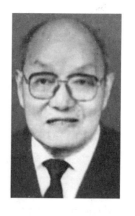

对流行病、劳动卫生、卫生监督、环境医学等预防医学领域有较深的研究。主持天津市肿瘤登记报告质量控制管理的研究，得到世界卫生组织认可，并编入《五大洲癌症发病汇编》。主持科研课题 20 余项。获省市级、局级科技进步成果奖 12 项，发表学术论文 35 篇，参编《大气环境质量标准》。

鲍润贤

1933 年出生于浙江省宁波市。1955 年毕业于上海第二医学院。任天津市肿瘤医院放射科主任医师，兼任天津市第二医学院影像学系客座，《影像医学》杂志《国外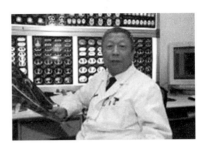
医学放射学分册》常务编委，《中
华放射学杂志》《中国肿瘤临床杂
志》《实用癌症杂志》编委。从事
放射诊断 49 年，对 CT 诊断有独
到见解，对肿瘤的放射线诊断有很
高的水平，发表论文 23 篇。

张熙曾

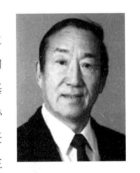

1933 年出生于湖北省武汉市，1958 年毕业
于上海第二医科大学。曾任天津市肿瘤医院胸
科主任；兼任中国抗癌协会理事，中国癌症基
金会理事，天津抗癌协会理事长，中国抗癌协
会食管癌专业委员会及肺癌专业委员会副主任
委员，天津市医学会胸心血管外科学分会副主
任委员，《中国肺癌杂志》《癌症》《肿瘤研究与临床》《中华肿瘤杂
志》编委，《食管外科杂志》副主编及《中国癌症杂志》高级编委。
从事胸部肿瘤专业 46 年。是胸部肿瘤学科带头人，对胸部肿瘤的诊
断有较深造诣。率先在国内创建肺功能室、ICU、镜检室及静脉高
营养室，发表论文、译文 200 余篇；主编和参编《纵膈肿瘤学》《器
械外科学》《简明肿瘤学》等肿瘤学专著 15 部；京津渤海区域环境
综合研究获国家科学进步奖二等奖。

李维廉

1933 年 5 月出生于福建莆田，1956 年毕业
于上海第一医学院医疗系，曾任天津市第二中
心医院肿瘤科主任、天津市中西医结合肿瘤研
究所所长；兼任中国抗癌协会理事、天津市抗
癌协会理事长、中华医学会肿瘤学分会委员、
中国中西医结合研究会理事、天津市中西医结
合学会肿瘤专业委员会主任委员、《中国慢性病

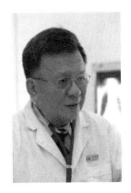

预防与控制》《天津医药》《中国临床肿瘤》杂志编委。

从事肿瘤临床、教学及科研工作 50 余年，擅长中西医结合治疗乳腺癌等恶性肿瘤。获国家教委科技进步二等奖一项、天津市科技进步三等奖二项，撰写了 86 篇论文，参编《肿瘤内科学》《中西医结合治疗难治性癌症病例选编》《恶性肿瘤防治策略》《中西医结合老年病治疗学》等著作。

李瑞英

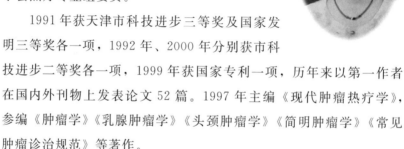

1934 年出生于河北省，1959 年毕业于河北医学院，任放射肿瘤科主任医师。兼任中国抗癌协会乳腺癌专业委员会委员，中华放射肿瘤学会热疗专业组委员。

1991 年获天津市科技进步三等奖及国家发明三等奖各一项，1992 年、2000 年分别获市科技进步二等奖各一项，1999 年获国家专利一项，历年来以第一作者在国内外刊物上发表论文 52 篇。1997 年主编《现代肿瘤热疗学》，参编《肿瘤学》《乳腺肿瘤学》《头颈肿瘤学》《简明肿瘤学》《常见肿瘤诊治规范》等著作。

王殿昌

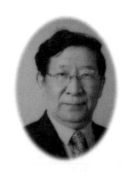

1934 年出生于山东省，1961 年毕业于天津医学院。曾任天津市肿瘤医院腹科主任医师。从事本专业 32 年，擅长消化道癌的诊治，共发表论文 30 余篇，主持原发性肝癌的优化治疗方案课题。

葛正津

1935 年出生于北京市，1961 年毕业于天津医科大学。曾任天津市肿瘤医院高级病房科主任，兼任天津市制冷学会理事，《耳鼻咽喉头颈外科杂志》副主编，《中华耳鼻咽喉科杂志》《中国耳鼻咽喉颅底外科杂志》编委，中国抗癌协会理事，中国抗癌协会头颈肿瘤外科专业委员会常务副主委兼秘书长。

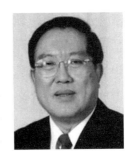

从事肿瘤外科工作 40 余年，擅长头颈肿瘤外科专业的疑难病症，对甲状腺癌治疗有丰富的经验。参与三项研究分别获得天津市技进步二、三等奖。参与全市蓟运河污染的研究，其中以肿瘤为主的健康调查报告获国家科技进步二等奖。先后发表学术论文 30 余篇；参编《常见肿瘤临床诊治方案》《头颈肿瘤学》《新编头颈肿瘤学》《肿瘤学》等著作。

傅西林

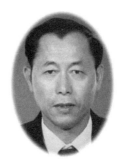

1936 年出生于广东省，1957 年毕业于河北医学院。曾任乳腺癌研究室；兼任中国抗癌协会乳腺癌专业委员会常务委员、肿瘤专业委员会委员，全国乳腺癌病理协作组负责人，《中国肿瘤临床》《临床与实验病理学杂志》编委。

从事肿瘤病理学工作 39 年，对乳腺肿瘤病理造诣颇深，获天津市科学技术进步奖四项。发表学术论文 75 篇，主编《中国肿瘤病理学分类》第九分册《乳腺肿瘤病理学类型》，主编《乳腺肿瘤病理诊断图谱》，参编《中国常见恶性肿瘤诊治规范》《乳腺癌》《肿瘤学》《肿瘤病理学》《乳腺肿瘤学》等 15 部专著。

刘经祖

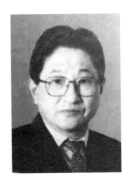

1938 年出生于北京市，1962 年毕业于天津医科大学。曾任天津市肿瘤医院头颈科主任，兼任中国抗癌协会头颈外科专业委员会常委。

从事头颈外科专业 41 年。发表学术论文 30 余篇，参编《新编头颈肿瘤学》《近代肿瘤外科》《外科医学诊断》《头颈肿瘤诊疗规范》等专著。

林世寅

1938 年出生于福建省福州市，1963 年毕业于清华大学工程物理

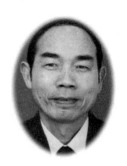

系。曾任天津市肿瘤研究所放射物理研究室主任、研究员、国际辐射研究会会员，美国医学物理学家协会会员、中国放射物理专业委员会委员、热疗专业委员会委员、《中华放射肿瘤杂志》编委。

从事本专业 30 年，毕业后任军事医学科学院放射医学研究所实习研究员，1987 年被聘为肿瘤医院研究员，并多次赴美国参观学习，承担全国医师进修班教学工作。1982 年至 1983 年在美国安得逊医院肿瘤研究所、美国国家放射物理中心、宾夕法尼亚大学等单位从事肿瘤物理治疗技术及放射物理的研究工作。具有开拓性科研思想，掌握肿瘤医学物理新技术发展的国际动态，完成开拓性课题 15 项，创建肿瘤医院热治疗研究室，使热疗工作达到国际水平。共发表论文 40 余篇，主编专著一部。

张连郁

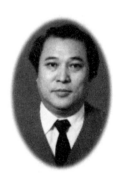

1938 年出生于北京市，1962 年毕业于天津医科大学。曾任天津市肿瘤医院病理科主任。兼任《中华肿瘤杂志》《诊断病理学杂志》《肿瘤防治杂志》《实用癌症研究杂志》《肿瘤研究与临床》编委，中国抗癌协会肿瘤专业委员会，淋巴癌专业委员，肉瘤专业委员会副主任委员等。

从事肿瘤病理专业 41 年，发表论文 40 余篇，参加多部书的编著。1999 年获天津市科技进步奖一项，15 项新技术填补天津市医药卫生空白。参与卫生部委托举办的全国肿瘤病理医师进修班教学工作。

金国威

1945 年出生，1968 年毕业于第四军医大学五官系，毕业后任原济南军区炮 32 师军医，1970 年转业到天津铁路中心医院（现天津市第四中心医院），曾任院长。兼任中华医学会耳鼻咽喉头颈外科学分会委员、《中华耳鼻咽喉头颈外科杂志》《中国医学文摘》《铁道医学杂志》《中国耳鼻咽喉颅底外科杂志》编委。天津市医学会耳鼻咽喉头颈外科学分会主任委员。

从事耳鼻咽喉—头颈外科工作 40 余年。在喉癌的诊治、发音重建方面重点开展了多项科研工作，获得天津市科学技术进步奖二等奖两项、三等奖五项，在国内外公开刊物发表论文 30 余篇。

孙保存

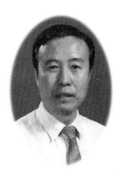

1950 年出生于天津市，1977 年毕业于天津医学院，1986 年获硕士学位。现任天津医科大学病理学系主任，兼任天津医科大学总医院、天津市肿瘤医院、天津医科大学第二医院病理科主任，中国抗癌协会理事，中国抗癌协会病理专业委员会副主任委员，中华病理学会常委，《中国肿瘤临床》杂志常务副主编，《中华病理学杂志》《诊断病理学》《天津医药》编委，天津市医学会常务理事，天津市病理质控中心主任。曾任天津市医学会病理学分会主任委员。

从事病理学教学、科研和临床诊断 35 年。多年从事肿瘤病理学和分子生物学研究，主要研究领域为肿瘤血管生成。先后获国家及省部级科技奖和自然科学奖 22 项，其中获国家科技进步二等奖 1 项；先后两次获天津市科技进步一等奖、教育部自然科学二等奖 1 项、天津市科技进步二等奖 2 项、天津市自然科学三等奖 1 项、天津市科技进步三等奖 13 项；近年来发表论文 300 余篇，SCI 收录 84 篇，专著 13 部。

王 平

1960 年出生于天津市，1983 年毕业于天津医科大学。现任天津市肿瘤医院院长、党委书记，兼任中国抗癌协会常务理事，中国抗

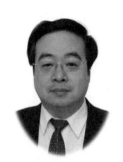

癌协会肿瘤放射治疗专业委员会主任委员，中国抗癌协会肿瘤医院（研究所）管理专业委员会主任委员，中国医院协会肿瘤医院管理分会副主任委员，中华医学会放射肿瘤学分会常委，天津市医学会肿瘤放射治疗学分会主任委员，天津市青年联合会副主席，《中国肿瘤临床》副主编，《中国肺癌》《中华放射肿瘤学杂志》《中华医学杂志》编委。研究方向为肿瘤的放射治疗，荣获天津市科技进步二、三等奖。发表 SCI 论文 10 余篇。参编《现代肿瘤热疗学》《肿瘤临床手册》《美国医学专家临床会诊》《常见肿瘤的诊治规范》《肿瘤放射治疗学》等多部专著。

任秀宝

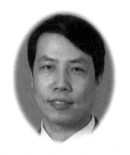

1966 年出生于天津市，1996 年毕业于天津第二医学院，2006 年获博士学位。现任天津市肿瘤医院生物技术研究室及生物治疗科主任、天津市肿瘤免疫与生物治疗重点实验室负责人。兼任中国医药生物技术协会常务理事、中国医药生物技术协会医药生物技术临床应用专业委员会副主任委员兼秘书长、中国免疫学会肿瘤免疫与生物治疗分会副主任委员天津市抗癌协会理事、中国抗癌协会肿瘤生物治疗专业委员会常委、天津医学生物工程学会理事、中华医学会肿瘤学分会委员、天津市医学会肿瘤学专业委员会主任委员。

先后主持国家科技攻关计划、国家"973"专项子课题、国家"863"专项子课题、国家自然科学基金、天津市科委重点项目等十余项，主要研究方向为肿瘤免疫微环境研究、免疫细胞活化及基因修饰策略、肿瘤疫苗、干细胞扩增及分化等方面。近 5 年发表学术论文 100 余篇，获得省部级科研奖励 2 项，获得专利授权 1 项。主编《实体肿瘤细胞免疫治疗》，参编《腹部肿瘤学》《简明肿瘤学》《头颈部肿瘤学》《肿瘤学新进展》等多部肿瘤学专著。

第六章　五官科学

第一节 眼科

天津市眼科起源于 1924 年。1946 年，天津中央医院（今天津医科大学总医院）设眼科专业。1950 年，成立天津市沙眼防治所。1952 年，公立华北防盲医院改为市立眼科医院，沙眼防治所亦并入医院，院长林景奎兼任。其后，各大综合医院陆续建立眼科。1989 年，世界人工晶体中国天津培训中心（现天津医科大学眼科医院）成立。20 世纪 90 年代，全市已形成技术上以市眼科医院、天津医科大学眼科医院为技术带头单位，与三级（二级）综合医院眼科一起构成全市眼科医疗服务体系。2006 年，全市有眼科医师 227 人（其中正高级 24 人，副高级 67 人），技师 52 人。1991 年以来，全市眼科临床不断引进新设备，开展新技术，服务不断上升，2008 年底，全市有眼科病床 528 张，门急诊 1573925 人次，出院人数 26370 人（占全市二、三级医院出院人数 2.99%）。

随着眼科诊断治疗技术进步，原来难治的眼病，如玻璃体视网膜病，临床效果有很大进步；眼肌病、青光眼、白内障、屈光不正等开展了新技术，提高了疗效；还形成了眼眶病、角膜病、眼外伤、低视力等成熟的新的亚专业。

斜视的诊断与治疗

1957 年，天津眼科医院赫雨时建立眼肌专业组，引进同视机（大型弱视镜）、后像镜，提高诊断准确率；1962 年赫雨时主编《临床眼肌学》《斜视》。1978年眼科医院赵堪兴、金伯骥试制的压贴三棱镜，对后天麻痹性斜视恢复期患者，年老体弱不宜或不愿接受手术的患者提供了治疗手段，获天津市科技成果二等奖和卫生部科技成果乙等奖。1983年，天津眼科医院马庆恂等组织完成全市眼科流行病学（盲、低视力）抽样调查，基本查清了天津的盲率和天津市人群中眼病分布情况。此项研究结果得到世界卫生组织的承认，多次得到卫生部的好评，在国内居领先地位。20世纪90年代初从国外引进了斜视的检查器械，提高了斜视的确诊率。随着影像科学的发展，CT和MRI逐渐应用于眼科临床，提高了对斜视诊断和手术设计准确率，术中应用可吸收缝线、麻醉药改进、切口设计等提高手术治疗效果。

2002—2003年开展天津地区15岁以下儿童屈光不正、斜视、弱视的流行病学调查，其中正常儿童视力的检测为我国弱视诊断标准的修订做出了极大的贡献。

青光眼

1958年，天津市眼科医院青光眼科成立。1987年，按照全国青光眼学组制定的《原发性青光眼早期诊断的初步建议》推广青光眼的正确诊断和治疗。20世纪90年代初，市眼科医院引进超声生物显微镜（UBM），开展了青光眼虹膜切除术及白内障后囊切开术，对青光眼病的分类和诊断起到很大的促进作用。

1991年，市眼科医院将手术显微镜用于青光眼手术，开创青光眼显微手术新时代。小梁切除术逐步取代深层巩膜咬切术治疗闭角型青光眼。引进YAG激光治疗仪开展激光虹膜切开术。

1993年，市眼科医院将抗代谢药丝裂霉素用于青光眼手术，使青光眼手术成功率大大提高。引进全自动电脑视野检查仪，提高了青光眼早期诊断率。

1997年，市眼科医院对晚期先天性青光眼应用小梁切开术联合小梁切除术；1999年，市眼科医院开展非穿透性小梁切除术治疗开角型青光眼；2002年，非穿透性小梁切除术联合透明质酸钠生物胶置入术治疗开角型青光眼，填补天津市空白项目。

1999年，市眼科医院陆续引进视盘断层扫描青光眼诊断检查仪（HRT-Ⅱ），超声生物显微镜（UBM），前、后节OCT，彩色超声多普勒，多焦电生理检查等仪器，提高诊断水平。

2001年，天津医科大学眼科中心（现天津医科大学眼科医院）完成"非穿透小梁切除术"治疗开角型青光眼，改良了非穿透手术，达到了抗瘢痕化的目的，在天津市处于领先地位。

2001年9月，天津医科大学眼科中心（现天津医科大学眼科医院）利用二极管激光经巩膜睫状体光凝术治疗难治性青光眼和有视力患者的青光眼。有视力患者行此项治疗处于世界领先的地位，文章2014年被SCI收录。

2003年，市眼科医院将调节缝线用于小梁切除术，即复合式小梁切除术逐渐推广应用，不仅提高了手术成功率，而且降低了术后浅前房等并发症。超声乳化白内障手术用于恶性青光眼的治疗。

2004年，市眼科医院引进810nm红外激光治疗仪，开展睫状体光凝术治疗晚期青光眼，挽救了很多需要摘除的眼球。并对一些视力好的难治性青光眼患者进行睫状体光凝术治疗，取得了很好的治疗效果。

2005年天津医科大学眼科中心（现天津医科大学眼科医院）利用内窥镜睫状体光凝治疗难治性青光眼，2006年获得天津市卫生系统引进应用新技术空白项目，居国内领先地位。

2005年，市眼科医院引进Q开关、倍频Nd：YAG激光仪，开展选择性激光小梁成形术治疗早期开角型青光眼和高眼压症。

2005年天津医科大学眼科中心（现天津医科大学眼科医院）采用自体晶状体前囊膜在抗青光眼手术中的应用，达到了抗瘢痕化的目的。研究成果的文章于2007年被《EYE》收录。

2006年5月，天津医科大学眼科中心（现天津医科大学眼科医院）应用可调节缝线，大大提高了青光眼手术的成功率。同期Ahmed引流阀植入，这两项技术均在天津市处于领先地位。

2007 年，天津医科大学眼科中心（现天津医科大学眼科医院）应用 Q 开关倍频 Nd：YAG 治疗慢性闭角型青光眼，2009 年填补天津市卫生局引进应用新技术空白。

2008 年，市眼科医院开展引流管植入术治疗难治性青光眼。

随着诊断和治疗设备的不断引进，国内外学术交流的开展，使天津市青光眼病的诊治水平大幅提高，已达到国内先进水平，接近国际水平。

玻璃体视网膜病

1954 年，天津医学院附属医院首先开展视网膜脱离复位术，至 1961 年复位成功率达 80%。1979 年，天津市眼科医院魏景文等引进双目倒像眼底镜和巩膜外冷凝术用于检查和治疗视网膜脱离。硅胶海绵填充用于视网膜脱离手术，获 1983 年天津市科技成果三等奖。

20 世纪 90 年代初，天津市眼科医院引进了玻璃体切割机，开展了玻璃体出血、具有 PVR 的视网膜脱离及眼内异物的取出术，成功率达到 95% 以上，使相应病变治疗效果得到很大提高。由于显微手术的普及，玻璃体切割手术开始启动；1991—1993 年，市眼科医院在国内率先开发利用国产全氟乙烷（C_2F_6）作为眼内填充物治疗黄斑裂孔性视网膜脱离，使其成功率从原来的 33.1% 提高到 82.6%，大大提高了临床治疗效果。同年，将 C_2F_6 气体应用到治疗复杂性视网膜脱离的玻璃体显微手术中，此项研究深受国内专家的认可，得以广泛推广和应用，2007 年获天津市科技成果二等奖。

1992 年，天津市眼科医院赵秉水等与核理化研究所合作，开展了国内 C_2F_6 的临床应用，获得天津市科技进步二等奖（2008 年）。

1993 年，市眼科医院邀请北京玻璃体手术专家来津讲学，带来了新技术，随后开展了第一例玻璃体出血的切除术，成功后开展了第一例复杂性视网膜脱离的玻璃体视网膜手术。1994 年，引进晶状体超声粉碎技术，解决了伴有晶状体混浊（特别核混浊）的复杂性视网膜脱离，开展了第一例晶状体超声粉碎联合视网膜玻璃体手术；通过一次手术把晶状体超声粉碎，同时将玻璃体切除的手术成功，免去以往做两次手术的痛苦。1995年开展应用。

1994年，市眼科医院将全氟化碳液体（即重水）引进临床使用。同年，又引进了进口硅油，作为眼内填充物，它比气体在眼内停留时间要长，减少了视网膜脱离的复发问题，以上两项引进均填补了天津市技术空白。2007年，"国产全氟乙烷气体在视网膜脱离手术中的应用研究及浓度探讨"获天津市科学技术进步二等奖。

1996年，市眼科医院开展"松解性视网膜切开和切除术"及"增殖性糖尿病性视网膜病变玻切手术"。同年，开展了视网膜前膜剥除及松解性视网膜切开和切除的技术，为治愈增殖性糖尿病性视网膜病变继发视网膜脱离的病例解决了技术难题，提高了治愈率，使玻璃体显微手术技术达到国际先进水平。引进了卡尔·蔡司公司二极管眼内光凝技术，很快应用到封闭视网膜裂孔和需要做光凝的病例中，亦填补了天津市医疗技术空白。

1997年，世界人工晶体中国天津培训中心（现天津医科大学眼科医院）开始开展玻璃体视网膜手术并加强了眼底疾病的诊断治疗水平。1997—1998年，市眼科医院引进了ROIS全视网膜镜，结束了小瞳孔下完成手术的功能，1998年世界人工晶体中国天津培训中心（现天津医科大学眼科医院）张红开展了玻璃体切割术与白内障超声乳化及人工晶体植入术的后三联手术。

2000年，天津医科大学眼科中心（现天津医科大学眼科医院）李志清率先在我市开展经瞳孔温热疗法治疗年龄相关性黄斑变性的治疗，并基于经瞳孔温热疗法的优势，后将该疗法应用于眼科其他疾病的治疗，如脉络膜黑色素瘤、脉络膜血管瘤、视网膜母细胞瘤及恶性肿瘤脉络膜转移，均取得一定疗效。

2001年，天津医科大学眼科中心（现天津医科大学眼科医院）徐延山主持的"氪黄激光眼底光凝治疗糖尿病视网膜病变"填补了市卫生系统引进新技术空白。同年，市眼科医院将"孔源性视网膜脱离的手术治疗"的手术录像，获2001年全国第五届"CIETE"全国多媒体教学软件大赛，荣获一等奖，并在全国发行。

2002 年，天津医科大学眼科中心（现天津医科大学眼科医院）孙慧敏主持的"经瞳孔温热疗法治疗脉络膜新生血管"课题填补了市卫生系统引进应用新技术空白。

2002 年后，市眼科医院不仅利用玻璃体视网膜显微手术解决各种复杂性视网膜脱离手术获得成功，而且还对以往用药物不能治愈的眼底内科疾病，如：坏死性视网膜病变、葡萄膜炎晚期病例、弓形虫眼底病变的患者实行玻璃体手术并获成功，为眼底病内科疾病开辟了新的治疗途径。同年，成功开展了超声乳化联合玻璃体切除和内界膜剥除等。

2003—2005 年，天津医科大学眼科中心（现天津医科大学眼科医院）完成了蓟县桑梓村的眼病流行病学筛查，至 2013 在核心期刊发表文章 5 篇。

2004—2005 年，天津医科大学眼科中心（现天津医科大学眼科医院）开始开展染色剂辅助的玻璃体切割术，先后应用了曲安奈德（TA）、台盼蓝、吲哚青绿（ICG）等，大大提高了眼内组织的可视性，玻璃体切割手术的效率和安全性随之提高，尤其是对玻璃体视网膜界面异常疾病的治疗起到决定性作用。还开展内界膜剥除手术治疗特发性黄斑裂孔，使这一疾病从束手无策进入到手术治疗时代。随着对疾病认识的不断深入，手术适应证不断扩大，到目前为止，这一技术已成为黄斑裂孔，黄斑前膜及糖尿病性黄斑水肿的关键手术方式。

2004 年由天津医科大学眼科中心（现天津医科大学眼科医院）李筱荣主持的课题"超声乳化囊袋内人工晶体植入联合玻璃体切割术治疗增殖性糖尿病视网膜病变"填补市卫生系统引进新技术空白项目。

2005 年由天津医科大学眼科中心（现天津医科大学眼科医院）李筱荣、张红开展的"应用 25G 玻璃体切割系统实施手术"达到国内领先水平。

微创玻璃体切割术是 21 世纪初国际玻璃体视网膜手术的重大进

展。2005 年，天津医科大学眼科中心（现天津医科大学眼科医院）在全国率先引进免缝合微创显微手术系统——23G 微创玻璃体切割系统治疗糖尿病视网膜病变。

2006 年，天津市眼科医院韩泉洪在我市率先引进、配置了吊顶灯、氙灯、非接触广角观察系统，增加了眼内照明，降低光损伤、周边观察更清晰，对助手依赖性减小，增加了手术安全性，提升了手术效率。同年，引进切割速率达 2500cpm 的新型玻切机，使玻璃体切割技术更加安全、高效。以上仪器设备及技术在临床逐步推广应用。

2006 年，天津医科大学眼科中心（现天津医科大学眼科医院）李筱荣将光动力疗法（PDT）治疗黄斑变性引进天津地区，指导李志清成功进行了第一例治疗，经过 6 年数百例患者的治疗，其封闭新生血管、减少渗漏作用得到了体现，大部分病人视力稳定或提高。随着医生对 PDT 治疗原理的把握，以后将该治疗应用推广到其他类型的 CNV、中心性浆液性脉络膜病变、coats 病、脉络膜血管瘤等疾病，也取得了很好疗效。

2007 年，由天津医科大学眼科中心（现天津医科大学眼科医院）李筱荣承担并完成的"糖尿病视网膜病变基础和临床研究"荣获天津市科技进步三等奖。同年李筱荣、张红主编的《荧光素眼底血管造影手册》出版。

2008 年，天津医科大学眼科中心（现天津医科大学眼科医院）开展新生血管性眼病的抗 VEGF 治疗（Avastin），玻璃体腔注射 Avastin 治疗增殖性糖尿病视网膜病变；填补天津空白，为晚期濒临失明的患者提供了新的希望。

2008 年，天津医科大学眼科中心（现天津医科大学眼科医院）全面普及开展超声乳化联合玻璃体切除术，超声乳化、囊袋内人工晶状体植入联合玻璃体切割术治疗增殖性糖尿病视网膜病变，填补本市空白；糖尿病眼底病变基础和临床研究，获天津市科技进步三等奖。

2008 年，天津眼科医院韩泉洪从印度学习回来后，在我市率先开展早产儿视网膜病变的筛查工作，通过几年努力，形成了与天津市中心妇产科医院、天津医科大学总医院、天津医科大学第二医院、天津市儿童医院等多所医院合作的系统化的早产儿筛查系统，这是天津市早产儿视网膜病变防治非常重要的一步。

引进国际先进技术设备的同时，天津医科大学眼科中心（现天津医科大学眼科医院）还进行了自主创新的发展。2008 年开展了表面麻醉下行 23G 微创玻璃体切割术的临床应用，随后开展了免缝合角膜接触镜环的研制并取得专利。

屈光不正

天津市眼科医院屈光手术中心成立于 1994 年，是国家卫生部批准首批开展此类技术的 5 家屈光手术中心之一。当年引进 NIDEK 准分子激光设备，12 月开展准分子激光角膜表面切削术（PRK）。获得较好的临床效果。

1994 年，天津市环湖医院和天津市眼科医院先后成立近视眼治疗中心准分子手术中心，1996 年底，世界人工晶体中国天津培训中心（现天津医科大学眼科医院）成立准分子近视治疗中心，三家中心相继开展了准分子激光手术，使近视、远视和散光的患者得到了治疗，临床治疗水平在国内处于领先水平。2007 年，天津市眼科医院的《多区切削法与超高度近视的研究》获天津市科技进步三等奖。

1997 年，世界人工晶体中国天津培训中心（现天津医科大学眼科医院）赵少贞开展了治疗性角膜切削术（PTK）。

1998 年 6 月，市眼科医院开展准分子激光原位角膜磨镶术（LASIK）避免或减少了 PRK 术后的一些并发症。1999 年，天津医科大学眼科中心（现天津医科大学眼科医院）在天津首次引入了角膜塑形镜，逐步改变角膜弧度，从而降低近视。同年出版眼保健及防盲致盲科普读物之二《近视、远视、散光与老视》。

2000 年，天津市眼科医院赵堪兴主持与南开大学现代光学研究所母国光院士共同在国内首次开展波前像差的相关临床和基础研究。

在赵堪兴院长亲自指导和支持下，王雁教授及其团队先后针对人眼视觉矫正问题共同开展了有关视觉光学和视觉矫正等方面的相关基础理论探讨，取得了一系列的研究成果；先后参与或承担国家自然基金三项，承担省部级课题 5 项，参与国际联合项目、国家重大科研项目（973）立项和申报。完成天津市自然基金课题面上项目两项："波前像差在屈光不正眼的实验研究""角膜屈光手术光学并发症与人眼光学系统成像质量的研究"，参加编写全国高等教育"十五"国家级规划教材，参与编写专著 11 部，《屈光手术学》等英文专著 5 部。主编《波前像差与临床视觉矫正》，与南开大学共同培养博士、硕士多名。

2001 年，天津医科大学眼科中心（现天津医科大学眼科医院）袁佳琴主编专著《教你爱护眼睛》。

2002 年 7 月，市眼科医院引进科医人公司小光斑准分子激光仪，其光斑的直径≤1.0mm，激光束能量呈高斯分布，损伤小，角膜切削面更光滑。

2002 年天津医科大学眼科中心（现天津医科大学眼科医院）赵少贞主持完成的"PRK 术后泪液中 EGF、TGF-β1 和 IL-1α 含量变化及其主要受体在角膜上皮细胞的表达的研究"达到国内先进水平。

2003 年，天津医科大学眼科中心（现天津医科大学眼科医院）引进了美国威视（VISX S3）准分子激光系统，它采用大小光斑组合的扫描方式，能矫正高阶像差，术后视觉效果更好，并且节约角膜组织。

2003 年 7 月，市眼科医院开展乙醇法准分子激光上皮瓣下角膜磨镶术（LASEK）。2005 年开展了机械法准分子激光上皮瓣下角膜磨镶术（Epi-LASIK），有效地减轻了患者术后的刺激症状。

2005 年，天津医科大学眼科中心（现天津医科大学眼科医院）在天津率先应用美国 VisxS4 准分子激光并引进最先进的美国 waveScan 波前像差仪进行准分子激光近视治疗术前检查及屈光手术个体化设计，真正实现个性化角膜屈光手术治疗。从而大幅减少人眼波前像差，提高眼睛成像的分辨率，尤其能减少眩光、提高夜视力水平。

2005 年 7 月，天津医科大学眼科中心（现天津医科大学眼科医院）在天津市率先开展了天津市第一例老花眼的传导性角膜成形术 CK 技术。CK 技术是利用一根细如发丝的探针，释放出温和的射频能量，使角膜组织中分子运动加速而产生热量，（并非直接加热角膜组织）致角膜周边少量胶原蛋白收缩，并最终产生角膜曲率改变，以达到矫正远视和老花的目的。

2005 年，市眼科医院应用 intralase 开展飞秒激光的有关工作。

2006 年 10 月，市眼科医院引进美国 Visx S4 准分子激光仪，其具备自动眼球跟踪系统，使得准分子激光手术切削更加精确，另外激光仪可与波前像差仪连接使用，从而实现波前像差引导的"个体化"角膜屈光手术。

2007 年 1 月，市眼科医院屈光手术中心开展老视矫正手术——传导性角膜成形术（CK），从而改变 0.75D 以下的散光的老视患者视力。

2007 年，天津医科大学眼科中心（现天津医科大学眼科医院）在华北地区率先开展了第一例 ICL 后房型人工晶体植入术，用于矫正高度近视、远视、散光，尤其对超高度近视治疗效果尤为明显。目前最新一代 ICL——Visian ICLV4c（俗称中央孔型晶体）于 2014 年 12 月正式登陆我国，2015 年初又成功开展了 Visian ICLV4c 植入术，成为华北地区首批实施该技术的医院之一。至今，已成功实施 ICL 植入术 600 余例。与激光和其他切削眼角膜组织的屈光手术不同，ICL 植入术是通过微小切口将晶体植入眼内，它不切削角膜，对角膜无损伤，术后视觉质量更高，且不会出现近视回退，远期矫正稳定性良好，已经成为矫正高度及超高度近视的主流趋势。

2008 年，天津市眼科医院的临床应用研究《波前像差在屈光不正眼的实验研究》获天津市科技进步一等奖。主要完成人王雁、赵堪兴等及其团队。

眼表角膜病

1957年，天津医学院附属医院袁佳琴率先开展角膜移植术49例成功。1974年，天津眼科医院谢天钧、李碧珊等与天津工业合成材料研究所共同研究亲水性角膜接触镜和高吸水率软角膜接触镜。该项研究获全国科技大会奖和天津市科技成果奖。

1997年经市卫生局批准，天津市眼库在天津市眼科医院正式挂牌成立，天津市眼科医院谢天钧成为第一双眼角膜供体，带动全市捐献志愿者数千人，促进了角膜移植工作的广泛开展，使严重的角膜病患者脱残开盲。

天津市眼科医院对感染性角膜病和眼表疾病的研究治疗取得较新进展，在全国同行业中居先进水平。1996年，市眼科医院引进开发人羊膜移植术治疗眼表疾病，获得成功。采用新鲜人羊膜替代自体结膜移植治疗化学烧伤导致的睑球粘连；保留人羊膜替代板层角膜移植改善血管化的角膜表面，扩大了角膜病的治疗范围。

1999年，天津医科大学眼科中心（现天津医科大学眼科医院）眼库正式成立，并建立了角膜捐献纪念碑，迄今已有数百位天津市民捐献了眼角膜，使得数千名角膜盲患者得以复明。

2000年初，市眼科医院眼表疾病治疗紧随眼科发展步伐，对于不同类型干眼依据病因进行针对性治疗。开发引进各类型人工泪液及泪点栓等措施。如果存在持续性角膜上皮缺损现象，则进行一些附加重建眼表措施。另外在感染可控的前提下，佩戴高透氧性软角膜接触镜治疗，起到压迫绷带作用的目的，也持续吸收和释放药物，加速角膜上皮修复。

2000年，天津医科大学眼科中心（现天津医科大学眼科医院）开展翼状胬肉切除联合自体结膜瓣移植术和角膜缘干细胞移植术，大大降低了胬肉复发率。

2002年，天津医科大学眼科中心（现天津医科大学眼科医院）在天津市首先引进角膜共聚焦显微镜，采用无创的活体角膜检查方法。从细胞水平动态了解疾病的发展和转归，极大地提高了我市疑难角膜疾病的诊治水平，尤其是对于真菌性角膜炎、阿米巴角膜炎等感染性眼病的诊疗迈上了新台阶。同年，天津医科大学眼科中心（现天津医科大学眼科医院）开展了角膜干细胞移植术。改善严重化学伤、热烧伤、视功能严重降低的而又无法进行角膜移植的患者的视功能。

2005 年，天津医科大学眼科中心（现天津医科大学眼科医院）赵少贞采用角膜热成形术治疗远视，居国内领先地位。

2005 年，天津医科大学眼科中心（现天津医科大学眼科医院）建立了天津市第一个干眼专科门诊，诊治了上万例疑难干眼患者，同时引进了各种治疗干眼的新技术，泪点塞治疗泪液缺乏性干眼，获得良好效果。

2007 年，天津医科大学眼科中心（现天津医科大学眼科医院）在天津市率先开展了角膜深板层移植技术；2009 年，天津医科大学眼科中心（现天津医科大学眼科医院）在天津市首先开展了晚期圆锥角膜的治疗，使得晚期圆锥角膜的患者视力得到改善。

2007 年，天津市眼科医院利用角膜刮片涂片镜检联合共聚焦显微镜检查，大大提高了真菌性角膜炎及棘阿米巴性角膜炎的早期确诊率，为难治性角膜炎的早期治疗争得了最佳治疗时机。在真菌性角膜炎的治疗中，根据患病病程及病变的深浅程度，采取溃疡清创联合点药、溃疡病灶切除联合点药、溃疡病灶切除＋羊膜移植联合治疗性角膜绷带镜、板层角膜移植及穿透性角膜移植等多元化的治疗手段，使患者得到个性化的治疗，取得满意的效果。

白内障

1983 年，时任天津医学院附属总医院眼科主任的袁佳琴教授在香港结识了新加坡国立大学眼科主任林少明教授。1986 年和 1987 年两次邀请林少明教授带领医疗小组来天津，成功举办眼显微手术培训班。1988 年，林少明教授倡议在世界范围内募集资金在天津医学院建立一个人工晶状体植入治疗白内障的培训中心。这个建议得到了时任天津医学院院长吴咸中教授的大力支持。1989 年 9 月，世界人工晶体中国天津培训中心（简称"中心"）在天津医学院院内落成开幕。中心的宗旨就是培训全国眼科医师掌握人工晶体植入术。强调保证质量，降低成本，以适合我国国情；培养县级基层医院眼科医师，并与他们合作，在基层开展人工晶状体植入术治疗白内障；最终将培训中心发展成为人工晶状体的研究和发展中心。1999 年增名为天津医科大学眼科中心，2012 年更名为天津医科大学眼科医院。

自 1989 至 1999 年十年间，中心共举办近 40 期培训班，培训眼科医生 3000 余人，建立定点医院 23 所，与其他医院共同完成 12 万例人工晶体植入手术，取得重大的社会效益。第 26 届世界眼科大会已经把中心列为世界 20 个著名眼科中心之一。

1980 年后期及 1990 年初期，世界人工晶体中国天津培训中心（现天津医科大学眼科医院）及天津市眼科医院相继开展了眼科显微手术，使白内障囊外手术得到普及。在此基础上，逐渐开展人工晶体植入术，使白内障术后效果得到长足发展。1984 年，开展眼科显微手术，1986 年，在天津市率先开展白内障现代囊外摘除联合人工晶状体植入术。1991 年，首次开展经睫状沟巩膜固定人工晶状体，在伴有晶状体半脱位的患者中取得良好的效果。1992 年，首先引入白内障超声乳化手术，缩短了手术时间，减小了手术切口。1994 年，刘玉福完成的"晶状体后囊混浊分子病理机制的研究"达到了国际先进水平。1996 年，首先使用透明角膜切口白内障超声乳化联合软性可折叠人工晶状体植入，进一步减少了手术创伤，提高了患者的术后效果。同年，袁佳琴主编的《播撒光明》出版。1998 年，开展了表面麻醉下的白内障超声乳化摘除术，增加了手术的舒适性；袁朝旭使用 Lotmar 视力仪预测白内障术后最佳矫正视力，取得显著的效果。汤欣采用改良巩膜隧道小切口不缝合白内障超声乳化术取得了成功，张红对严重晶体不全脱位实施自闭性小切口囊袋内吸除术及囊间法超声乳化术获得理想的效果，在国内外均处领先地位。孙慧敏研究了黄色人工晶体植入后的对比敏感度和色觉，为黄色晶体的应用提供了有利的依据。同年，袁佳琴主编专著《人工晶体植入术图谱》。

1994年，天津市第一中心医院与美国合作成立麦格眼科中心，1995年，天津市眼科医院与美国合作，成立天津市眼科医院博爱眼科中心。两家中心及天津医科大学眼科中心相继开展白内障超声乳化人工晶体植入。

自1997年开始，世界人工晶体中国天津培训中心（现天津医科大学眼科医院）、天津市眼科医院及天津医科大学总医院分别派出医疗队远赴云南、内蒙古、四川、贵州等贫困地区参与国家卫生计生委（原卫生部）、中残联、国际狮子会（视觉第一　中国行动）等国家级的复明工程。

2000年，天津医科大学眼科中心（现天津医科大学眼科医院）研究的"新式非超声乳化不缝合白内障摘除术"，被全国多家医院采用，于2001年获天津市科技进步三等奖。

2001年，天津医科大学眼科中心（现天津医科大学眼科医院）徐延山为无虹膜眼植入带虹膜的人工晶状体，开辟了该领域的先河。汤欣植入新型多焦点人工晶状体，提高了人工晶体眼的视觉质量，为人工晶体的进一步的完善创造了空间。

2001年，天津医科大学眼科中心（现天津医科大学眼科医院）袁佳琴主编专著《21世纪眼科学前沿》。2001年，天津市眼科医院引进先进仪器，如超声乳化仪LEGACY等。2002年以后，随着新型人工晶体的开发引进，人工晶体由单一功能向多功能、球面向非球面转化，向可调节性、多焦点及个性化人工晶体转化。手术目的也由复明性向屈光性手术发展，以提高视力为重点，向以提高视觉质量为重点方向转化。

2002年，天津医科大学眼科中心（现天津医科大学眼科医院）张晓红研究了晶状体后囊混浊的分子机制，达到了国际先进水平。

她撰写的相关文章《Detection of integrins in cataract lens epithelial cells》和《Extracellular matrix production of lens epithelial cells》分别于2000年2月和2001年8月发表在美国《Journal of Cataract

Refractive Surgery》杂志，并被 SCI 所收录。

2003 年，天津医科大学眼科中心（现天津医科大学眼科医院）汤欣将传统巩膜隧道改良为"L"形巩膜隧道切口，减少了手术性散光，达到国际先进水平。其"'L'形不缝合巩膜隧道切口超声乳化白内障摘除白内障人工晶状体植入术"荣获天津市科学进步三等奖。

2004 年，天津医科大学眼科中心（现天津医科大学眼科医院）汤欣使用新型人工晶状体推送器，缩小了手术切口，减少了术后散光。李筱荣应用软壳技术完成超声乳化手术，减少了手术损伤。

2004 年开始，世界人工晶体中国天津培训中心（现天津医科大学眼科医院）与中国侨联合作开展复明工程，足迹遍布山西、云南、内蒙古、新疆、四川、甘肃、贵州等，还联合中国侨联为带动基层眼科学发展，帮助贫困偏远地区医院培养眼科骨干医生，在湖北、新疆、甘肃、福建、云南等省市自治区的基层合作医院选拔 14 名有培养前途的眼科医生到我院进行为期一年的免费眼科技术培训。

2005 年，天津医科大学眼科中心（现天津医科大学眼科医院）孙慧敏承担并完成的"先天性遗传性白内障相关基因定位的研究"经评审达到了国际先进水平。同年，天津医科大学眼科中心（现天津医科大学眼科医院）李筱荣主持完成的市科委项目"靶向抑制人工晶状体植入术后上皮细胞增殖"达到了国际先进水平。

2007 年，天津市眼科医院白内障中心成立，逐渐拥有国内领先、世界一流的临床技术和检查设备，如 AMO、BL、ALCON 等公司的新一代超声乳化仪，PENTACAM、ITYACY、IOL MASTER 等新一代检查设备，完成各种复杂疑难的白内障手术近万例。近两年来完成先天性白内障手术治疗，视功能重建及后发障基础性研究等国家重点科研课题，并达到世界领先水平。

2008 年，天津医科大学眼科中心（现天津医科大学眼科医院）开始使用同轴微切口超声乳化手术，切口缩小至 2.2mm，手术创伤进一步减少，2009 年，获天津市卫生局引进新技术项目。2008 年，天津医科大学眼科中心（现天津医科大学眼科医院）首先开展 TOR-

IC 人工晶状体植入，矫正白内障患者的角膜散光，提高了患者术后远视力，获当年天津市卫生局引进新技术项目。

2008 年天津医科大学眼科中心（现天津医科大学眼科医院）孙慧敏承担并完成的《白内障的发病机理和防治的研究》荣获天津市自然科学三等奖。

眼眶病

眼眶病较为复杂，涉及多个临床科室，国内研究起步较晚。由于临床工作需要，根据天津市的具体条件，天津医学院附属医院（现天津医科大学总医院）眼科宋国祥医师于 1963 年确立眼眶病为研究课题，在国内首先利用超声、CT、MRI 等影像技术于眼科领域，对眼眶病的诊断和治疗进行深入研究，20 世纪 80 年代初，在国内已小有名气，接受各地转来的患者，获得卫生部科技大会奖。

为了扩大研究成果，1986 年，由宋国祥任天津医学院第二附属医院眼科主任。逐步培养和建立了稳定的眼眶病研究团队，扩充病床，成立眼眶病病理、生化和影像研究室，广招研究生和进修生，继续开办全国性学习班，在总结临床实践的基础上发表学术论文，出版了《实用超声诊断学》《超声医学》《介入性超声学》等专著，使我国眼眶病的诊断和治疗始终走在国际的前列。由于对常见眼眶病提出诊断标准，根据肿瘤生物学特性和病理改变，采用个性化手术治疗，在手术过程及术后进行视力监护，并利用放射外科治疗眼眶病，采用了多种创建性措施，明显提高了正确诊断率和治疗效果，减少了并发症和复发率，还开发了多种诊断和手术器械。

20 世纪 90 年代以后，除临床工作外，加强了眼眶肿瘤发病机制的研究，1991 年，天津医学院第二附属医院孙丰源首次在国内建立了眼眶免疫实验室，开展眼眶病的免疫学研究。对于甲状腺相关眼病的研究填补了多项空白，其研究方法和结论被国内多家医疗单位引用。同年，何彦津和肖利华分别建立了眼眶病理室及影像室，推动了眼眶病临床工作的不断深入。

1991—1999 年，在天津医学院第二附属医院宋国祥的主持下，总结多年来眼眶病的临床经验和研究成果。通过对多种眼眶病的发病机制、临床表现、影像特征和手术方法的总结，以宋国祥为首的眼眶病研究团队共获得国家科技进步二等奖 1 项，天津市科技进步二等奖 2 项。其主要贡献是发现了多种眼眶肿瘤的影像特征，提出了眼眶肿瘤的定性、定位诊断标准；改进和创立了海绵状血管瘤、泪腺混合瘤、神经鞘瘤等眼眶肿瘤的手术方法，使眼眶肿瘤的手术效果明显提高。1996 年，宋国祥获"中美眼科学会颁发的金苹果奖"和"中华眼科学会奖"。1998 年，唐东润获天津市科技进步三等奖 1 项。2008 年，孙丰源获天津市科技进步二等奖 1 项。

1993 年，天津医科大学第二医院眼科唐东润、宋国祥在国内率先采用正常眼动脉数字减影血管造影（DSA）技术，观察眼动脉及其走行、分支，为眼科临床和基础研究积累了大量的数据。

1995 年，天津医科大学第二医院眼科宋国祥、唐东润等人与天津医科大学伽马刀治疗中心徐德生等人联合采用伽马刀治疗一些难以手术切除的眼眶肿瘤和眶颅沟通肿瘤，取得了良好的效果，包括眼眶脑膜瘤、视神经鞘瘤、视神经胶质瘤、视网膜母细胞瘤、静脉血管畸形和脉络膜黑色素瘤等，提出伽马刀放射外科是一种无创性、安全有效治疗眼眶内肿瘤的方法，既可以作为眼眶内肿瘤的首选治疗，也可作为手术后残余或复发肿瘤的治疗，弥补手术不能完全切除的缺憾。

1997 年，天津医科大学第二医院眼科宋国祥采用立体定向伽马刀治疗眼眶静脉性血管瘤和眼眶原发性静脉曲张，经多年随访，患者突眼症状均获得缓解，视力提高。

1998 年，天津医科大学第二医院眼科宋国祥、何彦津在临床及基础研究实践中发现，细针抽吸活检对眼内肿瘤诊断是一种非常有价值的方法，50 例样本阳性率高达 100%，并且给患者带来的损伤更小。

1998 年，由卫生部选派，天津医学院第二附属医院孙丰源作为国内第一位眼眶病专业的学者赴日本研修，开始天津市眼眶病与国际交流。2002年，孙丰源再次赴荷兰眼眶病研究所进行工作访问，工作卓有成绩，受到当时多家媒体报道，同时获该中心的客座教授资格，推动天津市眼眶病与国际上的学术交流。同年，天津眼眶病研究所成立，宋国祥任所长，孙丰源任副所长。

2002年，天津医科大学第二医院眼科何彦津、宋国祥统计分析了3476例眼眶占位性病变的组织病理学分类，将我国眼眶病的病种、分布做一总结，这是迄今为止国内最为全面的关于眼眶病组织病理学研究成果。

2005年，天津医科大学第二医院眼科何彦津、白玉采用兔自体游离脂肪块进行眼眶移植实验，研究其体积、影像学及组织和超微结构变化，为眶腔凹陷畸形的矫正等临床应用提供了依据。

2005年，天津市眼科医院孙丰源从荷兰回国后在国内首次应用神经外科手术显微镜摘除眼眶深部肿瘤，并在《中华眼科杂志》率先发表论著，开创了眼眶病的显微手术治疗方法。

2006年，天津医科大学第二医院张虹、韩媛媛首次建立了眼眶腺样囊性癌裸鼠移植瘤动物模型，初步研究了长春新碱局部化疗方法，2009年，张虹、林婷婷和张蕾将[125]I粒子插植于腺样囊性癌的裸鼠移植瘤组织中，对肿瘤组织杀伤机制及损伤范围进行研究，并进一步用于临床，作为眼眶腺样囊性癌的综合治疗方法之一，有效地减少了术后复发。

2008年，天津医科大学眼科中心（现天津医科大学眼科医院）何彦津、朱利民深入研究医用耳脑胶的生物学特性，率先将其用于眼眶静脉性血管畸形及血管瘤手术，手术全程几乎不出血，极大降低了手术风险，使完整切除畸形血管成为可能，减少了术后的复发。经过多年的临床实践，团队尝试将医用耳脑胶用于动脉性血管畸形的治疗，同样获得了满意的疗效。

20年来，天津医学院第二附属医院宋国祥及其研究团队共主编和撰写专著50余部，国内外发表论文超过300篇，其中出版了《眼眶病学》和《现代眼科影像学》，填补了眼眶病专业专著的空白。20

年来，每年举办 1～2 次眼眶病的专业培训班，培养全国各地的眼眶病医师数千人，病源来自全国 30 多个省市自治区，培养了眼眶病专业研究生近百人，始终引领着我国眼眶病专业的学术发展。

眼外伤

中华人民共和国成立初期，天津医学院附属医院袁佳琴、赫雨时等开展了工业眼科防治工作，1956 年，通过大量的调查研究写出《工业眼科学》，在国内颇有影响。

天津市眼科医院在天津市最早设立外伤科的医院之一。自 20 世纪 60 年代起，在武桂芳带领下，对眼外伤包括眼化学伤、眼挫伤、眼穿孔、眼内异物、眼辐射伤等进行了广泛而深入的研究。此后，各级医师经过多年的临床实践及科学研究，取得了不小的成绩，在国内颇有影响，确立了该院眼外伤专业的全国领先地位。

20 世纪 90 年代，市眼科医院引进了多项新技术，被市卫生局评为新技术引进项目的有 1993 年的"后部玻璃体切割术""透明晶状体内雌性异物的取出保留透明晶状体"；1994 年的"睫状体固定缝合术治疗挫伤性睫状体脱离"；1995 年的"用玻璃体切割技术摘除眼内后极异物"；1996 年的"羟基磷灰石在眼球摘除术中的应用"；1998 年的"往复连续缝合修复角膜破裂伤""异体阔筋膜悬吊术矫正先天性上睑下垂"等项目。

市眼科医院眼外伤科在武桂芳、韩梅的带领下，进行多方面的科学研究，取得多项成果。其中，"自家纯角膜上皮移植术在翼状胬肉手术中的应用"被评为 1991 年度局级科技成果二等奖及市级科技进步二等奖；"睫状体固定缝合术治疗挫伤性睫状体脱离"被确认为 1996 年天津市科技成果；"用玻璃体切割技术摘除眼内后极异物"被确认为 1997 年天津市科技成果；"用显微外科技术修复广泛性虹膜根部离断的研究"被确认为 1998 年天津市卫生局科技成果。

市眼科医院韩梅等主编、金伯骥摄影，于 2007 年出版了《眼外伤前房角改变及其治疗》一书，得到著名眼外伤专家张效房及中华医学会眼科学分会眼外伤学组组长、著名眼外伤专家马志中教授的大力支持和认可。

2000 年以后，市眼科医院对眼内异物、眼内炎等急诊病例可做到急诊行玻璃体手术，对合并视网膜脱离、脉络膜脱离的严重外伤眼，包括部分无光感眼、贯通伤眼，经玻璃体手术治疗可获得较好的结果。还可完成睫状体缝合固定术、虹膜隔人工晶体植入术、严重化学伤眼的羊膜移植等手术，可获得较好的治疗结果。

2005 年，天津市眼科医院利用临时人工角膜镜，为一些角膜严重损伤或混浊的患者进行了玻璃体手术，抢救了一些伤眼，提高了诊疗水平。另外，睫状体缝合术中房角镜的应用也提高了手术成功率。

2010 年，天津市眼科医院在眼外伤玻璃体手术中应用免光纤玻璃体手术系统（OMS-800 OFFISS），充分利用其免光纤照明、双手操作的优势，提高一些复杂玻璃体手术的效率。

2011 年，天津市眼科医院开展了 23G 微创玻璃体手术在外伤眼治疗中的应用。在提高危重患者手术成功率的同时向微创方向发展。对眼内异物、眼内炎及复杂视网膜脉络膜脱离等部分需要行 20G 手术的病例开展 23G 与 20G 联合切口玻璃体手术。

低视力

我国在 20 世纪 80 年代后期逐渐开启低视力工作，1987 年天津市眼科医院在国内首家成立儿童低视力门诊。随即在天津盲校进行调研，发现盲校学生 10％有残余视力（属于低视力），应用助视器可以提高和改善视功能。于是在盲校建立国内第一个低视力班，接受了盲人协会捐赠的助视器，摆脱盲文学习，产生一定影响。

1991 年，市眼科医院王思慧主编《实用低视力学处理》，为低视力学科更好的发展提供了有实用价值的资料。1992 年在国内首创第一张《低视力专用视力表》，1996 年获得天津市科技进步三等奖；1993 年，市眼科医院王思慧教授被选为国际低视力研究及康复学会会员，为中国包括亚洲地区的低视力医务工作者，在国际上取得了一席之地；"儿童低视力研究"获得天津市科技成果三等奖。1994

年，天津市残联将天津市眼科医院定点为天津市低视力康复中心，陆续接诊不同年龄段的低视力人群，增设电子助视器（CCTV）的应用，在国内处于领先地位。2000年，市残联将低视力康复中心定点在天津医科大学眼科医院。

1993年研制了《家庭视力表》，2000年研制了《儿童低视力表》LogMAR系列6种视标现状，2003年，天津医科大学眼科中心（现天津医科大学眼科医院）低视力康复中心研制了《汉字视力表》，尤其是白内障术后患者提供了快捷准确的视力测定。2006年研制《近用低视力视力表》及《新型近用对数视力表》，使《低视力视力表》系列日臻完善。完成专著《儿童低视力保健学》《低视力学》《低视力康复培训教材》。

葡萄膜炎与免疫眼科

2007年开始，张晓敏在天津市科委基金"间充质干细胞在眼免疫性疾病中的应用""间充质干细胞对自身免疫性葡萄膜炎作用机制的研究"、国家自然科学基金"间充质干细胞在自身免疫性葡萄膜炎中的应用研究"以及天津医科大学"十一五"新世纪人才项目的资助下，系统研究了间充质干细胞治疗葡萄膜炎和其他眼部免疫性疾病的作用和机制，并发表了相关文章。

眼底病

20世纪70年代，赫雨时、魏景文、郑建中使用引进的广角眼底照相机，开展眼底荧光血管造影术，提高了眼底病的诊断水平。宝坻县医院孙承禄于1970年后对视网膜色素变性疾病的治疗，手术1000例，效果良好，获天津市科技进步二等奖。

眼科学专家名录

袁佳琴（1919—2015）

1919年出生于辽宁铁岭，1943年毕业于贵阳医学院。曾任天津医科大学眼科学教授、博士生导师、中华医学会眼科学分会副主

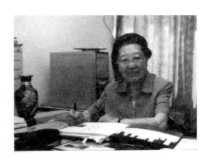

任委员、亚太白内障屈光手术学会副主席。

从事眼科临床、教学、科研工作近 70 年，创建"世界人工晶体中国天津培训中心"，已培训全国眼科医师近万名，并接受亚非眼科医师进修，推广人工晶体植入治疗白内障技术，在国际上产生重大影响，被第 26 届国际眼科大会列为世界 20 个重要眼科中心之一。1999 年增名为天津医科大学眼科中心，2004 年又成立天津医科大学眼视光学院，2011 年成立天津医科大学眼科研究所，2012 年更名为天津医科大学眼科医院。

20 世纪 50 年代，开展眼外伤和职业眼病防治工作，于 1956 年出版了《工业眼科学》及多篇论文，开启了我国工业眼科学研究先河，提高了我国眼外伤的临床诊治水平。20 世纪 70 年代，参与《眼外伤职业眼病杂志》创刊发行；主编《眼裂隙灯显微学》《人工晶体植入术图谱》《21 世纪眼科学前沿（中英文对照）》等眼科专著 7 部，参编著作《眼科全书》等 11 部，眼科论文百余篇。1990 年在第 26 届国际眼科大会上获"对世界眼科杰出贡献水晶奖"；1995 年世界白内障医师学会颁发的"对亚洲太平洋地区国家白内障致盲眼病突出贡献奖"；1997 年获西班牙对世界眼科杰出贡献银质奖杯；1997 年获国家科委颁发的国际科技合作奖；1998 年获中美眼科学会金苹果奖；2007 年荣获亚太眼科年会最高荣誉"Holmes Lecture"大奖。2008 年 1 月，为了表彰袁佳琴教授在我国和天津市眼科学事业做出的杰出贡献，天津市医学会眼科学分会授予她"眼科学终身成就奖"。2012 年，袁佳琴教授荣获第 17 届全国眼科大会杰出贡献奖。

宋国祥

1928 年出生，1955 年毕业于北京医科大学医疗系，此后在天津医学院第二附属医院、天津医科大学眼科工作至今、长期从事医疗、教学、科研工作。曾任天津医学院第二附属医院眼科主任、天津市眼眶病研究所所长、中华医学会眼科学分会常务委员、兼任《中华眼科杂

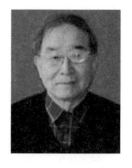

志》《实用眼科杂志》《眼科学报》《眼科新进展》《医学影像学杂志》等十余个杂志社的副主编、编委。

1963 年开始从事眼眶病及眼影像临床及基础的研究，尤其在眼部肿瘤的诊治方面具有较高的造诣，制定了常见眼眶病的诊断标准，改进和创建了一些诊断和治疗方法，是国内外实施眼眶手术例数最多的专家。在国内外杂志及学术会议发表学术论文百余篇，主编并出版《眼眶病学》《现代眼科影像学》《眼视光影像学》及《眼科全书》卷三，参编有关眼科学、医学影像学、肿瘤学和神经内外科学专著二十余部。还与有关单位合作开发了诊断仪器眼科超声诊断仪和手术器械开眶电锯、丁字钻等，并在国内创建了眼眶病专业，获得国家科技进步二等奖两次，中美眼科学会金苹果奖和中华眼科学会奖各一次，以及部、市级科技进步奖多次。

赵堪兴

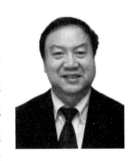

1973 年毕业于天津医科大学，1989 年获北京医科大学博士学位，历任世界眼科联盟理事会（ICO）理事、中国代表，亚太眼科学会理事会（APAO）理事、中国区秘书，亚太斜视与小儿眼科学会副主席，亚太眼科学杂志副主编，中华医学会眼科学分会主任委员，天津市医学会眼科学分会主任委员，《中华眼科杂志》总编辑，《中华实验眼科杂志》副总编辑。

从事眼科学临床、教学、科研工作 43 年，先后主持完成了国家自然科学基金课题重点课题 1 项，面上课题 5 项，国际大型合作课题 3 项，参与科技部十五攻关课题 1 项，卫生部科研专项课题 1 项。研究成果获省部级自然科学二等奖 1 项，科技进步一等奖 1 项，科技进步二等奖 3 项，三等奖多项。发表学术论文 358 篇，SCI 收录 46 篇，主编规划教材《眼科学》（第七版、第八版），《斜视弱视学》和《眼科学基础》，参编教材 4 部。中国医学百科全书《眼科学》卷和《中华眼科学》副主编。主编专著《波前像差与临床视觉矫正》，参编《斜视》《眼科临床实践》等多部。2007 年获亚太地区眼科学会杰出成就奖，2008 年获中华眼科杰出成就奖（中华眼科学会学术最高荣誉），2010 年 6 月在柏林当选国际眼科学科学院院士（全球仅60 余人）（Member of Acdamia Ophthalmologica Internationalis）。2011 年获中美眼科学会金钥匙奖。

第二节　耳鼻喉科

中华人民共和国成立后，王世勋任天津市立中央医院（现为天津医科大学总医院）耳鼻喉科主任。郎健寰于 1951 年来津任天津铁路中心医院和北京铁道医学院耳鼻喉科教研室主任。林必锦历任华北纺织局第一医院、天津市人民医院、天津市第一中心医院耳鼻喉科主任，开展了大量全国首创手术。柳慎耳任天津市第二中心医院耳鼻喉科主任。邱凯元任河东医院（现第三中心医院）耳鼻喉科主任，著有《耳鼻喉科手术图谱》。步丰驹曾在第一中心医院和医学院附属医院耳鼻喉科任副主任，著有《英汉常用医学辞典》《耳鼻咽喉科症状鉴别诊断》，参加编写《耳鼻咽喉全书·喉科学》和《中国医学百科全书·耳鼻咽喉科分册》部分章节。王瀛在滨江医院任耳鼻喉科主任。

耳科

1952 年，林必锦完成国内首创内耳开窗术，1969 年首创国内中耳乳突癌颞骨切除副神经、面神经吻合术。参加了《中国医学百科全书·耳鼻咽喉科分册》和《实用肿瘤学》有关章节的编写。20 世纪五六十年代，总医院田庆润、市第一中心医院林必锦及第二中心医院柳慎耳率先开展鼓室成形术，且发展为应用自体软骨和人工听骨等。1975 年，天津医学院附属医院王燕楷在国内率先开展后鼓室切开术，此为完壁式鼓室成形术、面神经手术及电子耳蜗植入术的基础术式。市第一中心医院杨宝琦自 80 年代初开始自制多导大功率集体用助听器和电视教材，开展聋哑人语言康复训练，效果良好。天津市听力障碍康复中心赵鸣之用国际组织资助的仪器设备对聋哑人进行治疗和语言训练，亦获较好效果。自 1963 年开始，天津医学院附属医院耳鼻喉科王燕楷参与的对全国福建、贵州、新疆等多地区的地方性克丁病和散放性克渐悟病的听力及前庭功能的研究取得多项成果，为全国实行食盐加碘预防地方性甲状腺肿和克丁病提供理论根据，获 1988 年卫生部科技进步一等奖及 1990 年国家技术进步二等奖。1978 年，周光婉在第二医学院和市儿童医院开展了声阻抗、脑干诱发电位和耳声发射等检查，客观诊断耳聋，对及早发现婴幼儿耳聋并予以言语训练达到聋而不哑尤为有益。1989 年，市第一中心医院耳鼻喉科成立了林必锦为所长的天津市耳鼻喉科研究所，建立了全国第一个内耳器官培养与听觉、前庭神经细胞和嗓音医学等多个研究室，在周祥宁参与和指导下，开展了应用基础研究，并和国际合作，取得多项研究成果，论文在国内外核心期刊发表，其中 6 篇被 SCI 收录。

1982 年，天津医学院附属医院王燕楷率先在市内开展通过内淋巴囊减压术治疗美尼尔综合征。1989 年，市第一中心医院周祥宁在国内首先开展颈胸交感神经显微切除术治疗对侧型迟发性内淋巴积水及唯一听力耳的梅尼埃病。解放军第二五四医院在 1990 年进行了速尿试验对膜迷路积水诊断的研究，1993 年应用于临床，获军队科技进步二等奖。1994 年，医科大学总医院任明中等在国内自主研发窄带噪音耳鸣掩蔽器，治疗耳鸣。

1989 年，市第一中心医院王淑慧在北京协和医院曹克利主任指导下，完成市内首例人工耳蜗植入术。1997 年，市儿童医院焦正经在曹克利主任指导下，开展了儿童多通道人工耳蜗植入术。2000 年以后，人工耳蜗在全市多所医院开展。2008 年，医科大学总医院、市第一中心医院和市儿童医院被市卫生局和市残联批准为人工耳蜗植入准入医院。

自 1984 年开始，王燕楢在天津医学院第二附属医院开展面神经电图检查及有关面神经疾病诊断和治疗的研究，取得国内领先成绩。1995 年，任明中在市内首先开展迷路后和乙状窦后进路切除听神经瘤、三叉神经减压术和前庭神经切断术治疗三叉神经痛和眩晕症等。

自 20 世纪 80 年代开始，民族医院朱奕祺和医学院附属医院邵湘云及市第一中心医院李富德开展大量蜗后病变听力学检查，提高了对早期听神经瘤和桥小脑角肿瘤的检出率，开展听神经病的深入研究。90 年代初赵金城回国，在医学院附属医院开展小听神经瘤和侧颅底手术。市第一中心医院自 80 年代对前庭功能开展多项研究，配备了我国最完整前庭系统检查项目和仪器，并于 1999 年首先开展耳石复位治疗良性阵发性位置性眩晕。

2008 年，天津市第一中心医院、天津医科大学总医院、天津市第四中心医院参加了"十一五"国家科技支撑计划课题"前庭中枢代偿机制及眩晕疾病规范化诊断与康复治疗方案研究"（2007BAll8813），并通过验收。2012 年天津市第一中心医院参加了科技部"十二五"科技支撑计划课题"耳源性眩晕机制及诊治方法方案研制"（2012BAI12B02）。天津市第一中心医院、天津医科大学总医院于 2007 年参加了突发性聋全国多中心研究（《中华耳鼻咽喉头颈外科杂志》编辑部主持课题）。

天津市第一中心医院于 2009 年被中残联认定为天津市唯一的国家人工耳蜗植入救助项目定点医院，主持天津市的人工耳蜗植入技术。天津市第一中心医院、天津医科大学总医院、天津市儿童医院被天津市残联认定为天津市人工耳蜗植入救助项目定点医院。天津市儿童医院与中华医学会、中国康复协会合作建立本市首家儿童听力中心，完善儿童的听力测试、听力评估、听力补偿和听力康复全过程。

天津市第一中心医院继续开展侧颅底手术，如颈静脉球体瘤、面神经减压手术、面神经、听神经肿瘤的手术。先后完成了眩晕前庭代偿特征、BPPV 的临床特征、常见眩晕的单病种前庭损伤频率特征等二十余项眩晕相关系列研究，为我国引进了前庭自旋转试验（VAT）并率先开展头脉冲试验等新技术，发现了前庭外周与中枢损伤的不同特征，为眩晕前庭损伤的定性鉴别提供了新方法。根据前庭系统解剖生理的特殊性，提出前庭病理—生理同效应观点，为解读眩晕的症状体征、认识临床病史调查的科学性和重要性提供了理论支持。通过 BPPV 的临床特征研究，总结了耳石定位主客观诊断的眼震总表，使 BPPV 诊断走向更为客观；提出 BPPV 的三要素和半规管效应类似模型观点，拓展半规管生理效应的研究方法。应用前庭多频测评技术，发现了常见不同前庭外周性疾病的前庭损伤频率特征及与之适应的测评和康复策略。根据前庭眼反射原理及前庭频率理论，提出主动和被动视觉的概念，对于前庭康复及测评等具有积极意义。陈泰生作为副主编参与编写了《前庭功能检查技术》。

天津市第一中心医院首先获得了开展耳石复位方法治疗良性阵发性位置性眩晕（BPPV）项目的临床准入资格，并为本市及国内其他医院培训了一大批技术人员，多种途径向全国推广。天津市第一中心医院引进了国际尖端的眩晕诊疗康复设备与技术，建立了国际一流、门类齐全、亚洲第一的眩晕与前庭平衡试验研究室，极大地提升了我国的眩晕与平衡障碍类疾病的诊疗能力和天津市在国内的辐射力，对眩晕类疾病的深入研究和临床诊疗康复工作提供更有效的支撑。

武警后勤学院附属医院开展了咽鼓管球囊扩张术治疗咽鼓管功能障碍，天津市第四中心医院开展了共振频率测试在成人分泌性中耳炎中的临床研究和 CO_2 激光鼓膜打孔术治疗慢性分泌性中耳炎。2008 年完成"十一五"国家科技支撑计划课题"前庭中枢代偿机制及眩晕疾病规范化诊断与康复治疗方案研究"（2007BAll8813）；2012 年参加了科技部"十二五"科技支撑计划课题"耳源性眩晕机制及诊治方法方案研制"。

鼻科

1947 年，林必锦首先在国内开展上颌骨切除治疗上颌窦癌；

1973年开展额面联合进路、额筛窦大块切除治疗筛窦癌；从鼻腔进路行脑垂体肿瘤切除术；于 1990 年与脑系科合作开展颅面联合进路大块切除额筛窦肿瘤，用骨水泥修补骨板缺损。1942 年，王世勋在国内首创鼻咽腔置镭治疗鼻咽恶性肿瘤；50 年代细描述并治疗鼻腔恶性肉芽肿。1953 年完成国内首例成功切除鼻咽部巨大寄生胎手术。1982 年，杨宝琦开展上颌窦癌行上颌骨切除术中冷冻及术后放疗，提高上颌窦癌患者 5 年治愈率。1976 年，王世勋和王燕楷共同主编《耳鼻咽喉手术学》，1999 年再版。王世勋参加了《耳鼻咽喉科全书·鼻科学》《气管食管科学》《中国医学百科全书·耳鼻咽喉科分册》部分章节撰写，以及《耳鼻咽喉科手术失误》。

在阎承先和赵绰然主持下，天津医学院第二附院和市儿童医院自 1983—1988 年联合举办 8 期耳鼻咽喉内窥镜学习班，学员为来自全国 26 个省市自治区和部队主治以上的医师，在全国影响很大。赵绰然在国内率先开展内镜下钩突切除治疗慢性化脓性鼻窦炎，将内窥镜由单纯检查功能转向手术功能。1995 年，赵绰然参与制定全国鼻内镜手术的海口标准。2001 年 4 月，市环湖医院耳鼻咽喉科经市卫生局审批成立天津市鼻病诊疗中心。2007 年，刘钢参与制定全国慢性鼻窦炎和鼻炎的诊疗指南。

由于鼻内镜在全市广泛开展，使鼻科手术向微创和保护鼻腔功能发展，且手术适应证不断扩大。1993 年，市环湖医院刘钢在市内首先开展鼻内镜下经鼻垂体瘤切除术、EC 耳脑胶修补脑脊液鼻漏、颅底和斜坡肿瘤切除术、眶内肿瘤切除及视神经减压手术，在市内率先将计算机影像导航技术应用于鼻窦内窥镜手术中，提高手术精确度和治愈率。市儿童医院李乃麟于 1997 年对先天性后鼻孔闭锁患儿在内镜下行打孔扩张成形术，并对婴幼儿鼻中隔偏曲者施行早期干预，取得良好效果。2008 年，市第一中心医院在内镜下开展脊索瘤、颅咽管瘤切除术及浴缸塞法修补脑脊液鼻漏。

1980 年，赵绰然主编的《变态反应学》出版。1986 年，医学院附属医院耳鼻咽喉科成立变态反应室，开展对过敏源检查及脱敏治疗（在此基础上于 2001 年发展为变态反应科）。现医科大学总医院、市第一中心医院、公安医院和市南开医院等多所医院均可测定过敏源，对过敏性鼻炎的研究和治疗更加系统化和专业化。20 世纪 80 年代初，医学院附属医院陈玉良将经鼻腔进路翼管神经灼断术治疗过敏性鼻炎新技术引进天津。80 年代中期，第二七一医院张作礼在市内首先开展嗅觉研究，引进了进口嗅觉试剂盒，并进行微观检查。

天津市环湖医院开展了导航辅助下鼻颅底肿瘤切除术及额钉在额窦手术中的应用研究，取得了满意的临床疗效。

天津市第一中心医院开展了鼻内镜下保留鼻泪管鼻腔外侧壁切开术、鼻内镜下浴缸塞法脑脊液鼻漏修补术及鼻内镜下视神经管、眶尖减压治疗外伤性视神经病、鼻整形等鼻眼相关手术。

天津市第一中心医院、武警后勤学院附属医院鼻内镜下蝶窦外侧隐窝脑膜脑膨出切除脑脊液鼻瘘修补术，取得良好的临床效果。天津市环湖医院、武警后勤学院附属医院等采用鼻窦球囊导管扩张微创治疗慢性鼻窦炎。

天津市儿童医院开展了儿童鼻道复合体的解剖变异与慢性鼻窦炎相关性研究，在国内的儿童医院率先开展了儿童功能性鼻内窥镜手术，使这一微创手术技术在小儿耳鼻喉科开展起来。天津市儿童医院完善了儿童常年性鼻炎的系统检查和处理。

咽喉科

20 世纪 60 年代，林必锦首先开展喉全切除 I 期颈淋巴结清扫治疗喉癌；1977 年开展喉全切除气管食管吻合应用硅胶管发音重建。1981 年，人民医院李树玲首创喉全切除后功能性气管食管壁 "V" 形切开、三角瓣掩盖行发音重建。80 年代末天津铁路中心医院（现市第四中心医院）金国威对喉全切除行 I 期气管食管裂隙状瘘发音重建，大大减少了误咽呛咳的并发症，并以同样术式对无喉患者行 II 期发音重建，达国内先进水平。1999 年开始，朱奕祺应用喉窥镜检查并开展喉窥镜下声带息肉等病变的活检与切除。在杨宝琦指导下，自 1996 年开始，林鹏开展喉全切除、气管食管穿刺安装 Blom-

Singer 硅胶发音钮行发音重建。2003 年，刘吉祥开展喉全切除术后安装低阻力型 Groningen 硅胶发音钮行发音重建。

1969 年，医学院附属医院开始对喉癌患者行喉部分切除术；1970 年，市第一中心医院林必锦开始对声门上型喉癌行声门上水平喉部分切除及 Arslan's 手术；20 世纪 80 年代，解放军二五四医院何金绥开展双侧声带癌行喉双声带水平中段切除术；刘鸿源于同期对喉前联合癌行喉额侧部分切除、会厌下移保留喉功能，均取得满意成果，现全市大部分医院对早中期喉癌普遍采用喉部分切除术。喉内缺损修复方法各家不尽相同：市第一中心医院和肿瘤医院多采用转移梨状窝黏膜或浅筋膜修复，医科大学总医院和第四中心医院多用颈部皮瓣转入喉腔，均取得良好成果。

杨宝琦是我国开展嗓音医学的先行者，于 1982 年与黄永望在韶山医院率先开展嗓音医学专业，引进了动态喉镜、肌电图仪、电声门图、语图、频谱仪等进行嗓音医学研究，开展口吃、青春期假声等语言矫正，同时开展聋哑儿童的语言训练，取得一系列科研和临床成果。1992 年，在韶山医院研发多通道频谱分析系统，于 2002 年在天和医院研制多通道语音分析系统，应用于共鸣腔的共振频率的测试。医科大学第二医院黄永望带领耳鼻喉科，自 2008 年起开始对天津市 6 万余名中小学及幼儿园教师进行嗓音疾病检查和健康咨询。

自 20 世纪 50 年代至今，市第一中心医院杨宝琦对近百例喉狭窄的患者施行喉成形术，积累了丰富的经验；90 年代初，他开展鼻咽缩窄术治疗儿童开放性鼻音。激光技术引入对耳鼻咽喉疾病治疗提供了新的手段。1988 年医学院第二附院应用 YAG 激光治疗喉部肿瘤和喉狭窄，取得满意成果。市第一中心医院、天津铁路中心医院和市肿瘤医院等相继引进 CO_2 激光器，在手术显微镜下开展大量声带息肉、喉乳头状瘤及早期声门型喉癌手术。自 2000 年，林鹏利用 CO_2 激光手术切除部分肥厚室带治疗肥厚性喉炎和切除部分声带、杓状软骨治疗双侧声带麻痹造成的喉梗阻。20 世纪 80 年代以后，医学院附属医院和市第一中心医院等术中冷冻加手术切除治疗鼻咽纤维血管瘤。2004年，武警医学院附属医院应用数字减影动脉栓塞后肿瘤切除，均明显减少术中出血现象的发生。

天津市第一中心医院、天津医科大学第二医院、天津市第四中心医院、天津市人民医院等相继开展了显微喉镜下 CO_2 激光手术治疗早期喉癌和咽喉部良恶性肿瘤，并相继开展了各种术式的喉癌喉部分切除手术、术前诱导化疗或诱导化疗加放射治疗的综合治疗，以及喉全切除术后 Blom-Singer 发音钮发音重建手术、人工喉（气功式人工喉、电子喉）、食道语和头颈部肿瘤的内科治疗（化学治疗和分子靶向治疗）。

天津市第一中心医院、天津医科大学第二医院在嗓音疾病的治疗喉显微手术等处于国内前列，创建了喉科和嗓音医学研究室及言语疾病矫治和治疗中心。天津医科大学第二医院在全国率先开展嗓音矫治和言语疾病治疗，首次提出"声音美容"概念。天津医科大学第二医院在全国率先开展了嗓音疾病系统治疗法矫治口吃矫正、言语疾病，并形成了一套独特的理论体系，主编《实用临床嗓音医学》120多万字，插图400余幅。

天津市人民医院引进了德国间接显微喉动态镜手术技术，打破了对职业嗓音工作者（如歌唱家）声带病变患者的手术禁区，可以在患者清醒表面麻醉发声中进行显微声带手术，在切除病变的基础上，能够最大限度保护其发声功能，解决了演唱工作者的嗓音疾患。

天津市环湖医院开展了经皮旋转扩张气管切开术，并多次举办学习班推广该技术，于2013年出版书籍《经皮旋转扩张气管切开术》（天津科学技术出版社）。天津市第四中心医院应用颞肌筋膜修补颈部瘘管，如咽—皮肤瘘、喉—皮肤瘘、气管—皮肤瘘、气管—食管瘘等，取得良好的临床疗效。

1987年，第二中心医院刘鸿源在国内率先开展鼾症的诊断与治疗，开展腭咽成形术。于1992年引进天津市第一台多导睡眠监测仪。1995年，经市卫生局批准为天津市鼾症诊断治疗中心，2002年进行手术现场直播，中央电视台和地方电视台多次转播。20年来，该院收治鼾症病人过万例，完成手术 6000 余例，已形成综合化和个性化治疗体系。现全市多所医院普遍开展对阻塞性睡眠呼吸暂停综合证的诊治，并进一步改进 UPPP 式式，保留悬雍垂的腭咽成形术，尽量减少进食返流和鼻音的出现。自 2001 年，公安医院等应用等离子低温射频软腭、舌根、舌体消融/减容术治疗鼾症患者，取到良好效果。

天津市第一中心医院成立鼾症亚学科，开展了鼾症的系列基础和临床研究。同期多家医院开展了低温等离子技术辅助手术治疗 OSAHS，开展了舌根消融手术、舌根扁桃体切除术。

天津市儿童医院开展了儿童阻塞性睡眠呼吸暂停低通气综合证的诊断和治疗，儿童改良腭咽成形术，低温等离子射频消融术等使儿童鼾症的治疗效果得到显著提高。

气管—食管

自 20 世纪 50 年代末开始，闫承先首先在全国开展儿童支气管镜检查和小儿气管造影检查，1963 年，他第一个提出小儿梗阻性呼吸困难程度的轻中重分度法。80 年代开展支气管肺泡灌洗；1984 年，阎承先、孙长兴开始将纤维支气管镜检查应用小儿临床。阎承先于 1977 年参与编写《耳鼻咽喉科全书·鼻科学》部分章节，2001 年主编《耳鼻咽喉科全书·气管食管科学》，1985 年主编《小儿耳鼻咽喉科学》（1988 年再版），1994 年与姜泗长共同主编《现代耳鼻咽喉科学》。1952 年，林必锦最先使用自创金属食道探顺线扩张法治疗食道狭窄。

面颈颅底及其他

自 1977 年后，医用硅橡胶在全市耳鼻咽喉科推广，20 世纪 80 年代，河东医院杨存礼应用医用硅胶制成上颌窦下鼻道开窗口卡环，效果显著。1978 年至今，医学院附属医院杨海忆将冷冻治疗引入耳鼻喉科，对头面部血管瘤和鼻腔常见病以及鼻腔良恶性肿瘤切除术中或术后应用冷冻治疗，取得良好效果。80 年代，第二七二医院王长欣在市内最早对面颈部血管瘤和大面积黑痣及皮肤癌行大面积切除全厚游离皮瓣移植整形术，成果获军队科技进步二等奖。80年代中期，金国威开展大量涎腺、甲状腺、上下颌骨、舌等头颈部良恶性肿瘤切除术，并用带血管蒂游离肌皮瓣修复严重缺损。1989年，医学院附属医院开展严重面部外伤经梨状孔进路整形术（后改为面中掀翻术），后又进行颞下窝进路颈静脉孔区手术显微解剖的研究。1990年，二七一医院应用医用硅胶成功行全耳郭再造整形术。1992年王燕楷开展经口咽寰枢椎区手术，治疗寰枢椎畸形压迫延髓、颈髓及该区脊索瘤。2006年经市卫生局批准，第四中心医院耳鼻咽喉头颈外科为天津市耳鼻咽喉头颈外科医院。由于鼻内窥镜和影像学的引入及听力学的发展，全市耳鼻咽喉科逐渐向交叉学科发展，扩大了学术和临床领域，多所有条件的医院均发展为耳鼻咽喉头颈外科。

1990年，杨海忆受市卫生局和医学会委托，制定了耳鼻咽喉常用技术操作及天津市耳鼻咽喉常见疾病质量标准，作为耳鼻喉临床工作规章及临床教学教材。2002年，医科大学总医院周慧芳任副主编编写全国高等医学本科教材《耳鼻咽喉科学》，后再版更名为《耳鼻咽喉头颈外科学》。

耳鼻喉科专家名录

王世勋（1911—1996）

山东省青州人，中共党员，1938年毕业于齐鲁大学医学院医疗系（七年制），获加拿大多伦多大学医学博士学位。1951年主持创建天津医学院耳鼻喉科教研室及附属医院耳鼻喉科，并担任主任，曾兼任天津市医学会常务理事、耳鼻喉头颈外科学分会主任委员。发表论文30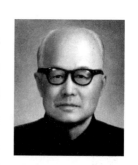余篇，主编参编的著作有：《耳鼻喉科手术学》《耳鼻喉科全书》《中国医学百科全书》《鼻科学》《气管食管科学》《手术耳鼻喉科失误》等。

林必锦（1911—1996）

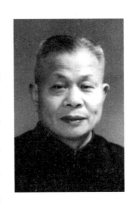

福建省永泰县人，1938 年毕业于北京协和医学院，获医学博士学位。曾任北平中央医院耳鼻喉科主任、天津恩光医院医师、天津市第一中心医院创建耳鼻喉—头颈外科任主任，兼任天津市医学会副会长，中华医学会耳鼻喉头颈外科学分会常委，天津市医学会耳鼻喉科学分会副主任委员，天津生物医学工程学会理事；《中华耳鼻喉科杂志》《国外医学》耳鼻喉科分册编委。林必锦对耳鼻喉科肿瘤切除术后器官功能恢复和器官功能的成型有深入研究，是我国著名耳鼻喉专家之一。他发表论文近 30 篇，编著有《耳鼻喉科全书》。

柳慎耳（1912—1996）

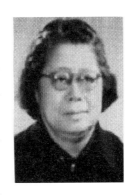

女，1912 出生于福建省晋江县，1937 年北平协和医学院毕业。曾任北京医学院耳鼻喉科副教授、天和医院耳鼻喉科主任、天津市第二中心医院耳鼻喉科主任，兼任中华医学会耳鼻喉科学分会委员，天津市医学会耳鼻喉科学分会副主任委员，《中华耳鼻喉科杂志》编辑。以开展急诊，以乳突手术标准化而著称，20 世纪60 年代开展各种听力重建手术；70 年代开展喉癌全喉切除术、颈廓清除术及发音重建术。80 年代引用气管黏膜管法，手术简单，并发症少，发音清晰，发表论文 24 篇，20 世纪 50年代出版著作《耳鼻喉科学》，被国内中级学校沿用多年。

阎承先（1916—2001）

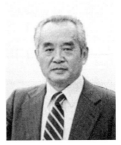

1916 年出生于辽宁省旅顺市，1943 年毕业于湘雅医学院，曾就职于贵阳中央医院，1973年在天津医学院第二附属医院耳鼻咽喉科任科

主任兼任天津市儿童医院耳鼻咽喉科主任。曾兼任中华医学会耳鼻喉—头颈外科学分会常委、天津市医学会耳鼻喉—头颈外科学分会主任委员、《中华耳鼻咽喉科杂志》《国际小儿耳鼻咽喉科杂志》等6种医学杂志编委。阎承先发表学术论文100余篇，主编《小儿耳鼻咽喉科学》《现代耳鼻咽喉科学》《耳鼻咽喉科全书气管食管学（修订版）》，著有《阎承先论文集》等，是我国著名的耳鼻咽喉科专家，中国小儿耳鼻咽喉科的开拓者和内镜学专家。

王　瀛（1918—2004）

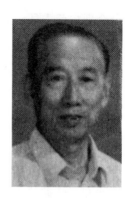

1918出生于辽宁省兴城县，1938年毕业于长春医科大学，曾任天津市滨江医院耳鼻喉科主任、天津市医学会耳鼻喉—头颈外科学分会委员。他从事耳鼻喉专业48年，是天津市耳鼻喉科奠基人及学科带头人之一。1979年，王瀛首创"眩晕科专科门诊"，制定美尼尔氏病、前庭神经元炎、位置性眩晕、伴晕的突发聋、药物中毒性眩晕、颈前庭性眩晕等症的诊断标准和治疗方案，撰写论文10篇。

步丰驹（1918—2005）

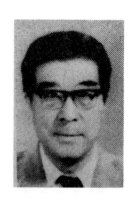

1918年出生于河北省枣强县，1943年毕业于国立贵阳医学院。1946年进入天津中央医院耳鼻喉科，曾任中华医学会耳鼻喉—头颈外科学分会委员，天津市医学会耳鼻喉—头颈外科学分会委员，并主持咽喉组、嗓音组工作；兼任《中华耳鼻喉科杂志国外分册》《天津医药》编委。步丰驹发表论文20余篇，参编著作《中华医学百科全书耳鼻喉科分册》《耳鼻喉科全书》共7册、《耳鼻喉科名词条编》《耳鼻喉科症状鉴别诊断》《耳鼻喉手术并发症及意外》《英汉常用医学词汇》。

赵绰然

1928 年 2 月 15 日出生于山西太原，1944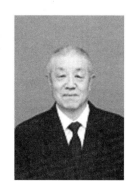
年毕业于山西大学医学院医学系。曾就职于天
津医科大学总医院、天津市环湖医院耳鼻咽喉
科，曾任全国中华耳鼻喉科学会鼻内窥镜手术
组组长、顾问。20 世纪 80 年代，赵绰然率先
将鼻内镜技术引入中国，成为全国鼻内镜技术的
开拓者与鼻祖，发表论文多篇、参与著书多部。

杨宝琦

1932 年 3 月 15 日出生于河北省磁县，1947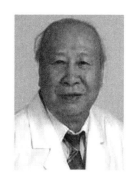
年 3 月在晋冀鲁豫军区白求恩国际和平医院参
军入伍，1952 年在山西大学医学院毕业，我国
嗓音医学的奠基人之一。杨宝琦曾任天津市第
二医学院附属医院院长及耳鼻喉科主任、天津
市耳鼻喉科研究所所长、天津市第一中心医院
耳鼻喉科主任，兼任中华医学会耳鼻咽喉—头颈外科学分会常委、
天津市医学会耳鼻咽喉—头颈外科学分会主委、国际嗓音与言语学
会委员、世界 Barany Society 委员（国际专家组织且每个国家仅 1 名
成员），《Acta oto-laryngologica》《听力学语言疾病杂志》《上海眼耳
鼻咽喉科杂志》《中华临床医药杂志》《中华综合医学杂志》《中华现
代耳鼻喉科学杂志》《全国肿瘤期刊论文》等杂志的编委和审稿人。

杨宝琦从医五十余年，主要致力于头颈外科、嗓音医学研究，
擅长耳鼻咽喉及头颈部肿瘤、喉癌手术及全喉切除术后发音重建技
术。先后获得天津市科技成果二等奖 1 项、三等奖 15 项、国家发明
奖 3 项，主编及参编著作 7 部，发表论文 100 余篇。

周祥宁

1956 年 10 月毕业于华西医科大学医疗系，曾任天津市第一中心
医院耳鼻咽喉头颈外科主任、天津市耳鼻喉科研究所副所长、天津
市医学会耳鼻喉—头颈外科学会分会委员、美国耳鼻喉科研究学会

会员。擅长耳部疾病治疗，特别是头颈部神经瘤的手术治疗。1989年，周祥宁研究用颈胸交感神经显微切除术治疗对侧型迟发性内淋巴积水获得成功，通过专家鉴定，评为国际首创成果。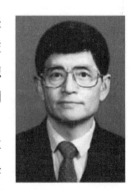

1988年，周祥宁于天津市第一中心医院耳鼻喉科建立了亚洲第一个听觉系统神经生物学研究室，进行内耳体外培养、位听神经节器官培养和螺旋神经节离散细胞培养。周祥宁曾获天津市科委科技成果二、三等奖。发表论文67篇，其中6篇被世界权威性科学论文索引（SCI）收录。参编《现代耳鼻喉咽科学》《小儿耳鼻咽喉科学第二版》等专著7部，与杨宝琦教授一起主编《耳鼻喉科—头颈外科学新进展》1部。

杨硕郎

1933年出生于福建省，1958年毕业于上海第二医学院医疗系（现为上海交通大学医学院）。杨硕郎曾任天津市第一中心医院耳鼻咽喉—头颈外科主任，从事耳鼻喉科临床工作40余年，擅长耳鼻喉头颈肿瘤的临床诊疗与研究、喉癌的诊断治疗，承担的"喉全摘除器管食道吻合应用硅胶管发音重建术"项目获市优秀科技成果二等奖。在国内核心及专业核心刊物发表论文多篇。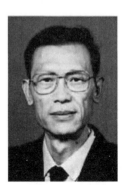

金国威

1945年9月出生，1968年毕业于第四军医大学五官系，毕业后任原济南军区炮32师军医，1970年转业到天津铁路中心医院（现天津市第四中心医院），曾任天津市第四中心医院院长，并同时兼任中华医学会耳鼻咽喉科学分会委员，天津市医学会耳鼻咽喉科学分会主任委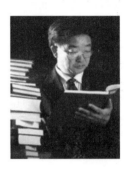

员、副主任委员，《中华耳鼻咽喉头颈外科杂志》《中国医学文摘杂志》《铁道医学杂志》《中国耳鼻咽喉颅底外科杂志》编委。

金国威从事耳鼻咽喉—头颈外科工作 40 余年，在喉癌的诊治、发音重建方面重点开展了多项科研工作，其中有 7 项研究获得天津市科学技术进步奖，经专家评审总体达到了国际先进水平。在国内外公开刊物发表论文 30 余篇。

林 鹏

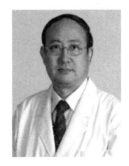

1957 年出生，1982 年 12 月毕业于河北医科大学医学系。现任天津市第一中心医院耳鼻咽喉头颈外科科主任、天津市耳鼻喉科研究所所长，曾任中华医学会耳鼻咽喉头颈外科分会常务委员、天津市医学会耳鼻咽喉头颈外科分会主任委员、中国残疾人康复协会理事、天津市残疾人康复协会副会长、中国抗癌协会头颈肿瘤外科专业委员会常务委员。兼任《中国肿瘤临床》《天津医药》《中华耳鼻咽喉头颈外科》《山东大学耳鼻咽喉眼学报》《中国耳鼻咽喉头颈外科》《临床耳鼻咽喉头颈外科》等杂志编委。

擅长于喉部肿瘤外科手术及术后恢复语言功能的多种发音重建手术及方法；下咽癌肿瘤切除后的下咽重建手术，发表论文 70 余篇，参编《耳鼻咽喉科学新进展》《耳鼻咽喉—头颈外科手术技巧》《耳鼻咽喉—头颈外科主治医生 500 问》《前庭功能检查技术》4 部著作。3 项研究获天津市科技进步三等奖。

周慧芳

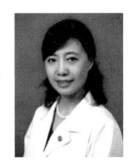

1962 年出生于天津，1984 年毕业于天津医科大学医学系。现任天津医科大学总医院耳鼻喉科主任、耳鼻喉科教研室主任。兼任中国康复医学会听力康复专业委员会主任委员、中国中西医结合耳鼻喉科专业委员会副主任委员、中国康复医学会常务理事、中国医师协会耳鼻喉专业委员会常委、天津市康复医学会副会长、天津市医学会耳鼻咽喉—头颈外科分会主任委员、天津市康复医学会听力语言康复专业委员会主任委员、世界卫生组织防聋合作中心防聋专家委员会委员、《临床耳鼻咽喉科杂志》《中国耳鼻咽喉头颈外科》《听力学及言语疾病杂志》《中国中西医结合耳鼻咽喉科杂志》《中华耳科学杂志》《天津医药》《天津医科大学学报》编委。擅长耳鼻喉肿瘤的治疗，鼻内窥镜手术，耳神经外科手术。发表论文 50 余篇，8 篇被 SCI 收录，参编著作 10 部，参译专著 2 部；获天津市科技进步二等奖 1 项、三等奖各 1 项，中国康复医学会科技进步二等奖 1 项。

第三节　口腔科

天津市口腔医院创建于 20 世纪 50 年代。吴廷椿教授毕业于华西医科大学，1947 年留学美国哥伦比亚大学学习颌面整形外科，获医学博士。回国后，吴廷椿立即组建天津市口腔医院并任院长，1990 年由和平路原址搬迁至大沽路原人民医院旧址，于 2000 年由市政府投资新建 8000 平方米门诊大楼，治疗椅位增加至 200 台，口腔专科医院规模位居国内前列。1973 年，天津医学院增设口腔医学专业，1988 年，天津医学院成立附属口腔医院，后更名为天津医科大学口腔医院。1994 年，和平区万全口腔诊所开业。1996 年，由国家卫生部批准天津市成立了全国第一家中外合资型口腔门诊部——天津爱齿口腔门诊部，同年率先引进了德国种植系统开展了临床种植修复，至 2008 年，口腔民营诊所已发展至 200 余家。

20 世纪 90 年代以来，以市口腔医院、天津医学院附属口腔医院为主，与天津市各二级以上综合医院口腔科，成为天津市口腔专业主要力量。据不完全统计，至 2008 年底，全市有口腔专科医院 2 所，综合医院设有口腔科室 238 个，全市口腔专业共有牙科椅位 1500 余台，病床 300 余张，口腔专业执业医师 1600 余人。

口内科针对牙体病因龋齿或外伤造成的缺损修复、牙髓病引进各种先进设备开展根管治疗，探索各种术式改进治疗效果，开展固核载体插入技术——热牙胶充填技术、空管疗法治疗牙髓病及根尖周病，第三中心医院采用拔除后磨牙，离体根管治疗后即刻再植方法获得成功。2003—2004 年，天津医科大学口腔医院、市口腔医院先后引进根管治疗手术显微镜和 spadan 根管超声系统，将二者用于牙髓病的诊治中，开展显微牙髓外科技术。这阶段，市口腔医院、医科大学口腔医院、医科大学总医院口腔科等单位先后将根管长度测量仪应用于根管治疗中，使根管充填更加精确。

2006 年，市口腔医院、天津医科大学口腔医院引进纳米树脂材料，与复合树脂补牙材料相比，纳米树脂色泽更逼真，颗粒更细，黏结性更好，具有极佳的抛光性和耐磨性，因此它可用于垫底、窝沟封闭、前、后牙充填等许多方面。

2007 年，市口腔医院引进使用无痛推麻镇痛仪，为无痛治疗在临床广泛开展打下了良好基础。

口腔黏膜病的治疗：1970 年后，市口腔医院用活血化瘀法治疗多形红斑，取得较好的效果，应用中医药治疗白细胞偏高、口腔肿瘤化疗反应及中西医结合治疗流行的小儿手足口病均获得满意疗效。1971 年研制的口腔黏膜病外用药"溃疡糊剂"用于止痛、消炎效果明显。1989 年天津医学院附属口腔医院研制口疮局部用药新剂型（中药粘贴片）用于临床，效果良好。

牙周：1951 年开始对牙周病开展了洁治、刮治、调胎切龈等系列治疗，20 世纪 70 年代初应用牙科全景 X 光机摄像，使牙周病的诊断治疗水平进一步提高。

20 世纪 70 年代末，市口腔医院开展根尖向龈复位瓣术、附着龈加宽术、游离龈移植术等膜龈手术。1987 年该院以截根术治疗牙周、牙髓联合病变；用羟基磷灰石进行牙周植骨术，以增加牙周组织支持力，达到保留松动牙的效果。1989 年研究应用生物隔膜技术引导牙周组织再生，治疗牙周疾患，取得良好效果。

20 世纪 90 年代初，市口腔医院、天津医学院附属医院口腔科先后采用牙周翻瓣植骨技术治疗中重度牙周病患者取得满意效果。

1995 年，天津医科大学口腔医院、市口腔医院等单位将最新的牙周理念应用于临床，开始牙周病的规范化系统治疗。首次把口腔卫生宣教和口腔卫生指导作为牙周系统治疗的一部分，并要求记录于病历中。同年，市口腔医院、天津医科大学口腔医院等单位引进国际上普遍使用的专用型刮治器——Gracey刮治器进行龈下刮治和根面平整（Sub-gingival Scaling and Root Planing，SRP）。

1996年，市口腔医院、天津医科大学口腔医院和总医院口腔科等单位采用牙周生物膜诱导术，选用生物膜材料做牙周翻瓣膜诱导组织再生术。2004—2005年，市口腔医院、天津医科大学总医院口腔科、医科大学口腔医院相继采用Biose骨粉及Bio-Guide组织膜行牙周手术，收到良好效果。2008年，天津医科大学口腔医院牙周科引进了美国Florida探针系统并应用于牙周病的临床诊疗，提高了临床测量的准确性和真实性。

1994年3月15日，市口腔医院在天津市率先建立儿童口腔科。1995年以乳磨牙罹患深龋甲醛甲酚活髓切断术；1998年以预成冠乳磨牙大面积缺损后修复术；2000年以切缘修复术在年轻恒牙冠折露髓后牙髓治疗。

口腔颌面外科：1954年天津市口腔医院开展各种术式改革治疗先天性唇、腭裂、颌骨畸形、口腔颌面部骨折、口腔颌面部肿瘤、对颞颌关节综合证治疗等。在修复方面，除开展活动义齿修复外，还探索用各种牙冠增加美观如开展烤磁冠和人工种植烤瓷义齿、人工牙种植修复术，随后逐步引进各种国外种植系统，使种植修复技术在天津很快得到普及并得以提高。1957年开始应用活动矫正器对儿童牙颌畸形进行正畸治疗。1980年后，市口腔医院、天津医学院附属口腔医院等改用固定矫正器进行矫治，进一步提高疗效。

整形外科及医学美容学

天津市整形外科专业始建于20世纪50年代。吴廷椿教授毕业于华西医科大学，1947年留学美国哥伦比亚大学学习颌面整形外科，获医学博士。回国后即组建天津市口腔医院并任院长，40年代末50年代初即开展唇、腭裂的修复手术，50年代末开展下颌骨前凸畸形

315

的矫正手术和走马疳后遗唇颊软组织缺损畸形的再造修复。

1960年，田奉宸在天津市口腔医院颌面外科开展了更多的整形美容手术。应用皮瓣、皮管等整形外科技术，进行鼻、耳的再造、唇颊软组织的再造修复、应用软骨移植行鞍鼻的整形术、重睑术，面瘫的整形治疗，唇、腭裂的整形治疗及双亲骨的异体骨移植研究工作。

20世纪60年代后期至70年代前期是整形专业处于停滞状态。直到70年代中期才逐渐复苏，特别是1975年全国科学大会以后，在全国厅局长会议上提出有条件的地区整形外科要开展起来，于是，天津市卫生局开始着手组建，发展整形外科专业队伍，筹建专业科室。

1978年8月15日，经过近两年的论证和准备，天津市第一个整形外科专业科室在天津市口腔医院建立。由田奉宸任科主任，开始设定床位12张，患者日见增多，床位随需求而渐增，专业开展日趋广泛。1979年始应用显微外科技术开展了游离皮瓣移植；面部轮廓整形—颌骨畸形的矫正。

同期，天津医科大学附属医院烧伤科，天津市第一中心医院烧伤科，天津医院烧伤科，武警后勤学院附属医院烧伤科等也都开展了一些晚期烧伤病人的整形治疗工作。

20世纪80年代是天津市整形外科发展较快的一段时间。

1984年，天津市口腔医院整形外科开展了假体隆胸，面部除皱，腹壁整形术，鼻及眼睑等各种常见的美容手术；天津医科大学附属第三医院成立整形外科，赵伯蝠为科主任。同年，解放军二五四医院整形烧伤专业从普通外科中独立出来，科主任王业江，当时设床位35张，工作人员有20余人，对烧伤后遗畸形做整形治疗。

1985年9月，北京中华医学会整形专业委员会成立。同年12月，天津成立整形外科学组，组长田奉宸，副组长赵伯蝠。

1986年，天津中医药研究院附属医院（原长征皮肤病医院）成立皮肤外科，同时开展了整形外科手术。同年天津医院烧伤科成立烧伤整形科，应用皮肤扩张技术，皮瓣等解决了烧伤患者的晚期修复问题。1988年，天津医院烧伤科脱离天津医院成立天津市第四医院（1995年增名天津市烧伤专科医院）。

1989年12月13日，由于整形美容专业发展的需要，经天津市卫生局批准，在天津市口腔医院整形外科的基础上扩大成立了天津市整形外科医院，设床位72张，整形外科医师22人，整形业务范围不断扩展。

1990年11月，中华医学会医学美学与美容学会专业委员会在武汉成立，赵伯蝠被选为委员。

1991年，随着美容外科手术比例的增加，天津市医学美容中心成立。此后天津市整形外科医院逐渐形成了整形中心，正颌中心，唇腭裂中心和美容中心。

1999年，天津市医学高等专科学校建立医学美容专业，至今已培养了15届毕业生，达1200余人，为天津市和全国各地输送了医学美容人才。

20世纪90年代是本市美容外科迅速发展的年代。不少公立医院成立了医学美容中心，各自举办不同类型的医学美容学习班，学习美容医学似乎已经成为一种时尚，要求美容手术的人群也与日俱增。美容院的违规手术屡见不鲜，医疗纠纷不断，这也催生了民营美容医疗机构美容门诊部和美容诊所的出现，同时也促进了公立医院美容医学的发展。

2000年，民营美容医院逐渐出现，如伊美尔医疗美容医院，文怡医疗美容医院，维美医疗美容医院，怡丽亚韩美容整形医院等。至2014年，民营医疗美容机构已有30余家。多做一些常见的美容手术，但医疗美容市场不断扩大。

2003年，天津武警医院烧伤科分出部分人员成立整形美容科。开展整形美容手术。2006年，刘旺完成天津市首例变性手术。

2014年6月，为了提高美容整形医师的医疗水平，保证医疗安全，实行了行业准入制度，进行了医疗美容主诊医师考试，这在一定程度上促进了医疗美容专业的正常发展。

口腔及整形外科专家名录

吴廷椿（1913—2001）

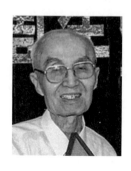

1913 年 10 月出生于辽宁省义县，1941 年毕业于华西协合大学牙医学院，获牙医学博士学位。1946 年进入美国哥伦比亚大学口腔外科学院学习。1947 年回国组建天津市口腔医院。中华人民共和国成立后，历任天津市口腔医院院长、天津医学院口腔系主任、中华医学会口腔科学分会常委、天津市医学会口腔科学分会主任委员。长期从事口腔颌面外科疾患的临床治疗和研究工作，成功地开展了颌骨缺损整复术。1986 年被接纳为国际牙科医师学院院士。发表论文 40 余篇，出版专著《下颌骨断裂缺损即时植骨》《口腔颌面外科及头颈部整形外科临床实践》，参编《中国医学百科全书》。

庞晓纲

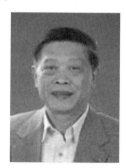

天津市口腔医院唇腭裂治疗科创始人，首席专家。毕业于天津医科大学，从事临床治疗工作三十余年。现任中华整形外科学会专家委员会专家，整形天津分会主任委员等，擅长唇腭裂序列治疗：唇裂、腭裂、腭咽闭合不全、齿槽崎裂、唇腭裂术后遗留各种畸形及各种美容手术。

张澜成

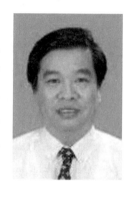

天津市口腔医院副院长，擅长对于耳、鼻、唇、颊等颜面部先天性和后天性畸形、缺损的整复；面部除皱、重睑、眼袋、隆鼻等美容手术。曾任天津市医学会医学美学与美容学分会主任委员，现任天津市医学会整形外科学分会主任委员。

李小兵

1984 年毕业于天津医科大学医疗系。毕业后一直从事整形美容外科、烧伤外科临床工作。现任天津市第一中心医院整形与烧伤外科主任，对器官再造、创面修复、瘢痕治疗、各种美容手术及危重烧伤电击伤病人的治疗有着丰富的经验。现任中华医学会全国整形外科学会委员、

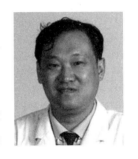

中华医学会全国烧伤外科学会委员、天津整形外科学会副主任委员、天津烧伤外科学会副主任委员，担任《中华烧伤杂志》编委，《中华医学杂志》审稿专家。

第七章 其他临床学科

第一节　急救医学

急救医学诞生于 20 世纪 60 至 70 年代，随着科学技术的进步和社会需求的变化，急诊、急救水平迅速提高，急诊医学得到了快速发展。1979 年，急诊医学作为一门独立学科，在国际上被确定为第 23 个二级学科。1980 年 10 月，我国原卫生部《关于加强城市急救工作的意见》及 1984 年《关于发布〈医院急诊科（室）建设方案（试行）〉的通知》，为中国急诊医学的起步和发展吹响号角。1986 年，中华医学会常务委员会批准成立中华医学会急诊医学分会，天津市王今达任副主任委员，标志着我国医学界确定了急诊医学为独立的医学学科，并确立了急诊医学的范畴包括院前急救、危重病医学、灾难医学、复苏学、急性中毒、创伤急救、儿科急诊及急诊医疗体系管理学。2005 年 3 月原卫生部 104 号文件《卫生部关于印发〈医院管理评价指南（试行）〉的通知》进一步为急诊科发展提供了动力。2009 年中国医师协会急诊医师分会在北京成立，2009 年原卫生部正式出台了《急诊科建设与管理指南》，进一步指导与加强急诊科的规范化建设与管理。经过 30 余年的建设和发展，急诊医学学科正在逐步走向成熟和完善，院前急救—院内急诊—危重症监护的"三环"急诊医疗服务体系（EMSS）不断得到完善，体现了急诊医学的整体性和协作性，体现了院前急救的时效性，院内急诊的有效性及危重症监护的整体连续性。

与国际同步，天津市于1974年8月，由天津市第一中心医院王今达在前卫生部部长钱信忠的支持下，建立了中国第一个从事危重病急救医学的研究机构——天津市第一中心医院三衰（心、肺、肾衰竭）抢救研究室。1982年，天津市原河东医院（现天津市第三中心医院）成立了天津市首家急症科。1984年，天津市第一中心医院成立急诊科，是天津市最早独立建制的急诊科，与三衰抢救研究室、ICU在一起，形成了临床、科研、教学和培训为一体的天津市急救医学研究所。天津市第一中心医院急救医学研究所于1989年创办了《中国危重病急救医学杂志》，于1994年创办了《中国中西医结合急救杂志》两个国家级专业杂志。1994年被国家中医药管理局批准为全国中西医结合急救诊疗中心。1996年被评定为天津市重点学科。1997年经原卫生部批准成立卫生部危重病急救医学重点实验室。2011年被原卫生部办公厅确定为国家临床重点专科建设项目单位。天津市第一中心医院急救医学研究所多年来运用中西医结合方法对脓毒症、多器官功能障碍综合征患者的救治已达到国际先进水平。所提出的对感染性多器官功能障碍综合征"菌毒并治"（曾获天津市科技进步一等奖）、"菌毒炎并治"理论及脓毒症、多器官功能障碍综合征中西医结合"四证四法"治疗原则，至今在全国仍具有指导意义，为同行普遍认可接受。在多年临床及科研基础上，成功研制国家级二类急救新药"血必净"，现作为唯一治疗脓毒症有效药物于2003年上市，在全国各大医院普遍应用，已取得重大治疗效果，受到同行专家们的一致赞同。天津市第一中心医院急救医学研究所曾获中华医学科技奖二等奖1项，三等奖2项，中国中西医结合学会科技进步二等奖2项、三等奖1项，天津市科学技术进步一等奖1项，二等奖1项，三等奖1项。

同年，根据原卫生部要求，天津医院、天津市第二中心医院、天津医科大学总医院等大医院先后成立急诊科。以此为发端，全市各级各类医疗机构，包括各区县医疗机构如静海县医院、蓟县医院、宝坻县医院等也相继建立了急诊科，配备了相应的急救设备。专科医疗机构根据业务需求大部分成立了急诊科，具备专科急诊急救服务功能，天津市儿童医院1987年创立了急救中心，天津市口腔医院于1994年在全国率先成立独立建制的口腔专业急诊科。至目前，全市各区县包括远郊区县大型二、三级医疗机构均已成立了独立的急诊科，与院前急救对接，形成了覆盖全市、功能齐全的天津市二、三级医疗机构急诊急救网络。1993年，应急救医疗的发展需求，医科大学总医院崔书章组建急救中心重症监护治疗病房（EICU），2001年，经整合成立天津市首个拥有独立急诊病房的急诊医疗中心，2008年，柴艳芬任急诊科主任，寿松涛任急诊医学教研室主任，2012年，总医院新急诊大楼改扩建后正式投入使用，急诊医疗服务、院内一条龙体系进一步成熟。天津医科大学总医院急诊科目前已主持和参加完成天津市自然基金3项，天津医科大学课题2项、天津市卫生计生委课题1项，天津市教委课题1项，参加国家中医药管理局课题1项。

1994年，任新生在天和医院建立了急救医学中心，包括急诊科、ICU、过渡病房和血液净化中心。1996年，天津市在全国率先成立ICU质控中心，任新生担任主任委员，2000年4月更名为"急诊、ICU质控中心"。2003年，天和医院急救医学科被评为天津市重点学科，2004年4月，天和医院急救医学楼建成，宣告急救医学中心的诞生，正式形成一体化的救治模式，大大提高了急危重症患者的救治效率，主持并参加完成市级和局级重点、面上课题多项，曾获中国中西医结合学会科技进步二等奖1项，天津市科委成果认定3项，天津市科学技术进步奖一等奖1项，局级科技进步三等奖2项，局级科技进步二等奖1项。2007年创建了泰达医院急救中心，填补了我市原经济技术开发区（现滨海新区经济技术开发区）急诊急救一体化模式的空白，2010年由乔佑杰接任天和医院急救医学中心学科带头人和中心主任。

1994年，由市政府批准成立天津市创伤急救中心挂靠在天津市天津医院，金鸿宾任中心主任，急诊科成为创伤急救中心的桥头堡和前沿阵地。2012年初，作为天津市医疗卫生资源调整的重点工作之一，确定天津医院与天和医院进行实质性合并，原天津医院创伤急救和天和医院综合急救在保持各自特色和技术水平的基础上，形成优势互补，急诊急救和创伤急救的技术力量、学术地位进一步得到加强。天津市医学会急诊医学分会自20世纪80年代末期由王今达等创立至今，王今达担任第一届、第二届、第三届主任委员，任新生担任第四届、第五届主任委员，乔佑杰担任第六届主任委员，带领全市各级医疗机构的学会委员做出了大量基础性和开拓性的工作，推动了急诊医学学科的建设和发展。2011年，原天津市卫生局将原"急诊、ICU质控中心"又分开单独成立了"急诊医学质控中心"，挂靠在天津市第一中心医院，首届中心主任张畔，积极推进学科建设，稳定专业队伍，完善急诊功能，提高抢救危重病能力，开展全市急诊科现状调研，并以调研报告的形式向市卫生计生委主要负责领导进言献策，为急诊的发展大声疾呼。

近年来，突发事件和突发公共卫生事件大有愈演愈烈之势，急诊医学专业人员在应对各种突发公共事件中展现了特殊作用。2003年SARS期间，天津市抗击非典首席专家即由天和医院急救医学中心任新生担任，他和同道制定出的诊治策略得到了来天津检查工作的WHO专家充分肯定。2008年四川汶川地震，2009年甲流，2010年青海玉树地震、舟曲特大泥石流，2013年H7N9感染等自然灾害和疫情面前，天津市急诊医学专家、医护人员接受国家卫生部和天津市卫生局委派，深入灾区、疫区，以特有的综合急救技能抢救各种急危重症患者。可以表明，在当今医学模式和疾病普遍发生变化的情况下，急诊医学专业越来越展现出了其重要的地位。

天津市急诊医学梯队建设正逐步走向成熟，急诊医学专业人员队伍在逐步扩大，规范化的急诊医学住院医师培训制度正在建立。从事急诊医学专业的医护技人员具备多学科综合临床知识理论和技能，熟练掌握心肺脑复苏术、人工气道建立、除颤起搏术、有创和无创机械通气、深静脉穿刺、动脉穿刺、心包穿刺、胸腔穿刺、腹腔穿刺、骨穿、腰穿、创伤止血包扎固定、亚低温治疗、纤维支气管镜诊疗、血液净化技术、营养及代谢支持、重症监护、有创和无创血流动力学监测、床旁快速检验（POCT）、急诊超声和心电图检查等诊疗技术。能对各种急危重和疑难症病人进行快速鉴别分诊和及时、正确、有效处理。主要救治的各种内外科急危重症包括：心跳骤停、急性中毒、淹溺、各种创（烧）伤、严重多发伤和复合伤、急性胸痛、急性冠脉综合征、严重心律失常、心衰、高血压危象、脑卒中、脓毒症、各种原因的休克、多器官功能衰竭（心、肺、肾衰竭等）、重症哮喘、咯血、急性肺栓塞、消化道大出血、急腹症、内分泌危象、呼吸道感染性疾病和传染病等。1997 年，天津医科大学开设临床七年制学生急诊医学专业课程，并成立崔书章任主任的天津市首个急诊医学教研室。2000 年获批天津医科大学急诊医学硕士授权点。2001 年开设五年制急诊医学公选课。2004 年在天津医科大学国际关系学院留学生开设 Emergency Medicine 英文教学课程，以后陆续在人文学院、康复医学系开设急诊医学课程。天津医科大学急诊医学专业和天津中医药大学中西医结合急救医学专业硕士研究生导师先后包括任新生、曹书华、秦英智、李志军、乔佑杰、徐磊、王勇强、柴艳芬、寿松涛等，博士研究生导师为曹书华，多年来为天津市乃至全国兄弟省市急诊医学学科培养了大批硕士、博士研究生，均已成为科室的学术骨干或学科带头人。曹书华现作为博士后流动站导师，可以招收急诊医学专业博士后人才，为博士毕业后的进一步研究培养提供优越条件。2009 年，天津市住院医师/全科医师规范化培训制度建立，2010 年，市第一中心医院、医科大学总医院、第三中心医院、人民医院、医大二院、天和医院等三级医院急诊科经原市卫生局评选成为天津市急诊医学住院医师规范化培训基地。2012 年，天津医科大学总医院急诊科招收首批全科医学硕士研究生，同年取得药物临床试验机构资格，2013 年进入国家卫生计生委临床重点专科建设项目序列。自 1998 年至今，天津医科大学总医院急诊科参与编写全国高等医药院校教材 17 部，主编、参编医学专著和参考书 20 余部。

随着医疗、医保、医药改革的不断推进和人民群众健康观念的日益提高，就医需求逐步加大，全市各级各类医疗机构急诊科的硬件水平和就医流程得到不断提升和优化，医学中心及区域医疗中心等大型三级甲等综合医疗机构和专科医疗机构实行全年 365 天×24 小时全天候的急诊医疗服务，开辟常见急危重症急诊绿色通道，采取"先抢救、后付费"的措施，能够在最短的时间和最小的服务半径内开展急诊医疗救治，提高了救治时效性和救治成功率。2012 年，天津医科大学总医院新急诊大楼投入使用，急诊医疗面积 6000 平方米，开放床位 137 张。自 1987 年购置第一台超声诊议始，全天 24 小时提供全身急诊超声检查，是全国唯一拥有独立超声检查室和专业医师的急诊科。市人民医院急诊中心自 2004 年 4 月正式对外开诊后，急诊年均 3 万余就诊人次增加至 2008 年的 10 万余人次，2010 年达到 13 万人次并出现逐年增加的趋势，急诊中心占地面积从最初的 1300 平方米扩大到 2010 年的 1540 平方米，科室面积和布局进一步优化，经过 10 年的发展急诊中心从医务人员结构到急诊诊疗水平以及硬件设备都发生了显著的变化，新急诊中心大楼也将在不久后投入使用，更好地满足急诊急救的医疗需求。天津市第一中心医院急诊科作为国内第一批成立的急诊科之一，高天元任首任主任，1999 年，张畔任科主任以来，于 2009 年对急诊功能区域进行优化改造，学习借鉴了北京、上海等兄弟单位急诊科的成功经验，开辟了功能等待区、导诊台，施行分级（四级）救治标准（接诊大厅公示），并分设检查区、诊疗区、抢救区、挂号收费区、取药区，能够在中心区域 15 米半径内开展分级分类医疗救治，急诊科完成了第一次飞跃，天津市第三中心医院急诊科作为天津市五大急救网络医院之一，1983 年成立时安骏为首任急诊科主任，历经 30 余年的艰苦奋斗，2008 年，急诊科在心脏中心的支持下利用体外膜肺氧合（EC-MO）成功救治了一例爆发性心肌炎、心源性休克病人。其后与心脏中心配合将 ECMO 用于心肺复苏及心源性休克的辅助支持治疗，成功抢救了许多濒临死亡的病人。2009—2010年院内心脏骤停复苏自主循环恢复率（ROSC）61.5％（24/39），复苏成功率43.6％（17/39），成活出院率15.4％（6/39）。院外心脏骤停复苏ROSC 17.0％（15/88），成活出院率1.13％。2012年，市人民医院急诊中心正式设立了鉴诊处，根据病情严重程度将患者分为1～4级，1级（A濒危病人）、2级（B危重病人）、3级（C急症病人）、4级（D非急症病人），初步建立A、B、C、D分级，红、黄、绿分区救治流程，根据就诊患者生命征和症状，将信息输入电脑，自动生成病情轻重级别，提高了急诊科的鉴诊效率、确保了医疗安全。天津市儿童医院急救中心自1987年创立以来，辐射整个华北地区，根据儿科患者不断增长的医疗需求，多次调整布局，优化流程，第二儿童医院急诊科3000平方米的占地空间进一步缓解了患儿就诊等候的时间。天津市口腔医院急诊科独立建制20年来，特别是自2008年以来，科室的建设和规模得到了较快的发展，占地面积520平方米，不论是规模还是业务范围在全国口腔专科医院均处于领先地位，多项口腔颌面外科急诊急救技术达到国内领先行列。

20世纪80年代，交通运输和建筑工业方兴未艾，创伤已从过去简单损伤、单一骨折向复合伤、多发伤转变，借鉴欧美国家医院创伤治疗模式，1985年天津医院金鸿宾和王基首先引进VIP（ventilation infusion pulsation）重症创伤患者急救程序，一年时间内将危重症患者的抢救成活率从原来的84％提升至97.6％。1987年在《中华创伤杂志》上发表论文，并将此项技术在天津创伤急救中心推广应用。

1986年，天津医院成立急救创伤科，在此基础上，1994年，天津市成立了创伤急救中心。创伤急救中心以创伤骨科治疗为主，配备普通外科、胸外科、脑系科、泌尿科医师和ICU医师，率先推行多学科一体化、程序化、规范化救治重伤员的方法，这样多发伤患者可在第一时间内依照国际惯用CRASH PLAN检查程序接受各专业医师的诊查，明确诊断，减少误诊和漏诊，并得到及时救治。

天津近现代医学史料

1998年10月13，金鸿宾发起组建天津市创伤交通医学研究所，由天津医院的创伤急救中心、中西医结合骨科研究所与天津大学力学系、天津市公安交通管理局事故处等单位联合组建而成，是创伤交通医学跨学科研究单位，挂靠天津医院，金鸿宾担任所长。

随着社会的发展，临床工作的积累和医学求助模式的改变，金鸿宾又提出借助各医学专业医师统筹工作，来提高创伤患者的救治水平的观点，得到天津市医学会领导的支持。1996年组建成立天津市医学会创伤学分会，由各大医院普通外科、骨科、胸外科、脑系科及泌尿科、重症监护等专业医师组成，金鸿宾担任主任委员。这个平台加强了天津市各专业学科医师之间的信息沟通，加强了与全国创伤专业人才的学术交流。在王正国、吴咸中两位院士的指导与支持下，1998年10月13日，天津市创伤交通医学研究所成立，金鸿宾任所长。其主要工作是创伤流行病学研究、现代创伤的特征及对策探讨、创伤评分研究、创伤病因学研究、中西医结合危重创伤的阴阳本质研究、创伤并发症的预警性研究和预防性治疗。

天津市创伤交通医学研究所成立所取得科研成果有：创伤急救的VIP程序，1999年获市科技进步三等奖。天津市科委"九五"攻关项目：多脏器功能不全综合征的发病机理和中西医结合治疗的深入研究；严重创伤所致MODS状态的神经—内分泌—免疫网络的变化。2006年获天津市科技进步一等奖。此外还取得了天津市科技成果6项，卫生局科技成果3项。自1998年以来，获国家级发明奖2项、部级4项、市级11项、局级3项。

在多年来临床探索的基础上，出版了多种骨科学术专著，《临床骨科学》《实用骨科手术学》《临床骨科医师手册》《急症骨科学》（天津科技专著二等奖）《中西医结合临床丛书—骨伤科学》《实用中西医结合骨伤科学》《骨科手术技巧》《骨科基本功》《尚天裕医学文集》《实用中西医结合骨伤科学》《中国骨伤科学辞典》《骨伤科生物力学》及《骨科基本功》等，为骨科医师提供了高水平的临床及教学参考书。参与编写由付小兵院士主编的《中华创伤医学》。2012年

330

原天津医院和天和医院整合，成立的新天津医院创伤急救中心，使急性创伤的综合救治能力得到全面提升。

2005年，中国人民武装警察部队附属医院成立脑创伤与神经疾病研究所，神经外科专家张赛兼任所长，在重型颅脑创伤病人现代救治体系及神经创伤ICU的设计和建立、亚低温脑保护、重型颅脑创伤病人手术设计及处理、重型颅脑创伤后急性期脑氧代谢、脑血流、脑组织间液微透析、肺损害及低氧血症、心脏损害及血液动力学等监测和处理、大剂量巴比妥昏迷治疗急性重型颅脑创伤临床和基础研究等方面进行了深入研究，该研究所主持并承担国家自然科学基金、中瑞国际合作项目、天津市科委重点攻关项目、天津市自然科学基金及武警医学院项目等。曾先后获国家科技进步二等奖、卫生部科技进步三等奖、中国人民武装警察部队科技进步一、二等奖、天津市科技进步一、二、三等奖及天津市卫生局科技进步一等奖等28项。主编《重型颅脑损伤救治规范》《创伤及危重病人营养支持指南》《急性颅脑创伤手术指南》《现代神经创伤及神经外科危重症》，主编译《颅脑创伤学》《神经创伤新进展（1）》《神经创伤新进展（2）》《神经创伤新进展（3）》《神经创伤新进展（4）》；参与编写《颅脑损伤诊治》《颅脑损伤学》《现代颅脑损伤学》《颅脑损伤诊治手册》《危重病急救医学》《"创伤学"颅脑创伤篇》《特发性正常压力脑积水（INPH）诊疗指南》《急性颅脑创伤手术指南》《神经外科学》和新编《现代颅脑损伤学》，参与编译《创伤学》《尤曼斯神经外科学》。

总之，从急诊医学学科发展和研究水平来说，是一所医院和地区临床医学总体水平的综合反映。目前，我市大型综合医院急诊科与国内急诊医学发展同步，特别是各医学中心和区域医疗中心，多数单位急诊科能够独立开展气管内插管与机械通气、除颤起搏、床旁纤维支气管镜诊疗、有创血流动力学监测、床旁血气分析、床旁血液净化治疗、床旁快速检验（POCT）、动态血压/动态心电检查、急性中毒、急性心脑血管疾病和急性创伤救治等急诊急救技术，正逐渐建立以心肺复苏、急性中毒、创伤、急危重症等方面的研究为医疗特色、科研重点的学科发展方向。研究的主要内容包括：患者的转运、分诊、初始评估、稳定、诊断、治疗和预防决策，以及急诊医学教学和管理等方面。研究的领域包括：院前急救（现场急救）、医院急诊科（急诊患者的处置）、危重病监护室（危重症患者的复苏、初始评估和稳定）、灾难医学应急救援、中毒救治和预防等。急诊医学专业队伍在管理、组织形式上，在临床救治和应对突发公共事件中，都能够作为医疗卫生战线的一支不可或缺的力量，发挥着重要的作用。急诊医学与其他二级学科相互垂直、交叉又互不覆盖，以提供及时的紧急医疗救治服务作为自己的立身之本，它的服务范围涵盖了院前急救、灾难医学、院内急诊及重症监护等领域，这套系统即急诊医疗服务体系（EMSS）。急诊医学克服了传统学科分科过细的缺点，将人体各器官视为一个不可分割的整体，认为身体的状态有赖于维持各系统功能的平衡状态，对疾病的诊疗不应只强调某一器官而应兼顾整体。同时，急诊医学特别重视时效性，推崇早期识别、早期干预，最大程度降低急危重症患者的病死率，减少致残率，为维护人民群众的生命健康保驾护航。

第二节　重症医学

天津市的重症医学在全国起步较早。从 20 世纪 70 年代末到 80 年代初，一些医疗单位开始实现了将危重病人集中在专门设立的区域或病房内集中管理的发展模式。天津市第一中心医院王今达在 1974 年成立天津市第一中心医院急性三衰抢救研究室，1984 年发展成为天津市急救医学研究所。

20 世纪 80 年代和 90 年代，天津市相继有数家医院成立重症监护治疗单元（ICU）。逐步在重要器官功能，如循环功能、呼吸功能、肾脏功能等的支持方面开始表现出自己专业的特点和重要性，为 ICU 的进一步发展创造了必要的条件。

进入 21 世纪，天津市重症医学的发展更加表现出系统化、规范化的特点。ICU 在全市范围内得到了广泛的普及，科室建制及梯队人员组成也更加规范。各地重症医学分会的规模逐渐发展，学术水平明显提高。

2003 年春，严重急性呼吸综合征（SARS）爆发，全国人民众志成城，共同抗击，"白衣战士"冲到了最前沿。经过一段时间的经验积累，重症医学的作用显现出来，"重症 SARS 患者送到有救治能力的综合 ICU 去"，在最艰难的时刻，重症医学的专业性和不可替代的作用充分显现，天津市的 ICU 医护人员在 SARS 患者的救治过程中发挥了重要的作用。

2005 年 3 月 18 日，中华医学会重症医学分会成立大会在北京隆重召开。这标志着我国重症医学（Critical Care Medicine）事业的发展进入了一个全新的阶段。天津市第三中心医院重症医学科秦英智为第一届委员会常委。

2008 年 5 月 12 日，四川省汶川地区发生强烈地震，重症医学科成为危重伤员救治的平台，受到同行及卫生部领导的充分认可，天津市第三中心医院重症医学科徐磊等作为国家专家组成员到四川进行救治指导，得到了当地同行的充分认可。

2009 年 1 月 19 日，原卫生部医政司发布关于在《医疗机构诊疗科目名录》中增加"重症医学科"诊疗科目的通知，授予学科代码320.58，重症医学科正式成为与内科、外科、妇产科等学科并列的二级学科。同年 2 月 23 日，原卫生部办公厅发布关于印发《重症医学科建设与管理指南（试行）》的通知。同时，包括《临床诊疗指南·重症医学分册》《临床技术操作规范·重症医学分册》等一系列权威性资料发布。同年 9 月 26 日，《重症医学专科资质培训（5C）》第一期在厦门召开，重症医学专业化培训正式开始。这一系列组合拳式的动作，标志着重症医学迎来了春天。天津市的秦英智作为专家组成员全程参与了重症分会的建设过程，天津市的徐磊、王勇强、傅强、李培军、杨万杰、尤希雷 6 位主任，成为全国重症医学专科资质培训教师，为全国重症医学的培训工作做出了贡献。

2009 年 8 月 25 日，天津市医学会重症医学分会第一届委员会成立，秦英智担任主任委员。

2014 年 6 月，中华医学会重症医学分会换届，徐磊当选为常委，王勇强当选为委员。

2014 年 10 月 16 日，天津市医学会重症医学分会换届，徐磊担任第二届委员会主任委员。

2015 年 5 月 21 日，中华医学会第 9 次全国重症医学大会在上海召开。为表彰秦英智在中国重症医学发展中做出的贡献，学会特授予秦英智杰出贡献奖。

服务对象

重症医学科负责重症内科患者，尤其是发生多器官功能障碍综合征的患者；重症外科患者，包括严重创伤的综合救治、大型手术的围手术期管理、已经发生多器官功能障碍综合征的外科患者；重症病理产科患者，包括重度子痫前期或子痫、HELLP综合征、产后溶血尿毒综合征、产后大出血、妊娠急性脂肪肝、羊水栓塞等。同时，重症医学科也作为重症传染病、群伤、集体中毒等大型公共卫生事件的抢救平台，和多学科共同协作，完成相应的任务。

重症医学分会近几年主要在机械通气、血流动力学监测、体外膜肺氧合支持、血液净化、严重感染、镇痛镇静、重症营养等的临床和基础研究方面表现突出。大部分达到国内先进水平，部分技术如机械通气达到国内领先水平。

研究成果

自2008年至今，天津市第一中心医院重症医学团队共完成6项由天津市卫生系统引进应用的新技术来填补空白项目。2010年，邢迎红主持完成"脑电双频指数（BIS）监测在ICU的应用"；王莹主持完成"运用胃内注气法盲插鼻肠管的技术应用"；2011年，王兵主持完成"神经调节辅助通气（NAVA）优化AECOPD患者脱机策略"；窦琳主持完成"等压气囊气切套管在气管切开患者中的应用"；2012年，李寅主持完成"Abviser腹内压监测系统在危重患者中的临床应用"；王莹主持完成"机械吸—呼技术在机械通气患者清理呼吸道分泌物中的应用"。

自2008年至今，以王勇强主任为第一完成人的团队获得1项天津市科学技术三等奖。"'四证四法'在脓毒症/多器官功能障碍综合征中的应用研究"获天津市科学技术三等奖。（完成人：王勇强、张畔、常文秀、王兵、高红梅、邢迎红、李寅、曹书华）。

天津市第四中心医院傅强参与多项研究并发表文章："感染性多脏器功能障碍综合征发病机制及中西医结合防治的基础及临床研究"于2008年12月获中华医学科技奖三等奖，傅强为第二完成人。

"重症急性胰腺炎中西医结合治疗临床与基础研究"于 2012 年 2 月获天津市科技进步二等奖。傅强为第四完成人。

自 2008 年至今，以杨万杰为第一完成人的团队共完成 5 项天津市科委成果。"限制性体液正平衡策略在严重创伤患者救治中的应用研究""肺挫伤致 ARDS 患者肺循环压力/血管外肺水变化规律及意义""分侧肺机械通气治疗严重非对称性肺疾病的临床研究""经桡动脉与经股动脉脉搏轮廓连续心排量监测参数对照研究""呼气保持法在血管内压力测定中的应用研究"。

急救、危重症救治医学专家名录

王今达（1925—2008）

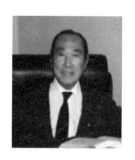

我国危重病急救医学新学科奠基人，1925 年 5 月出生于北京市，1945 年毕业于北京医学院，天津第一中心医院主任医师。天津市第一中心医院急救医学研究所所长、名誉所长，天津医科大学，中国中西医结合学会急救医学专业委员会主任委员，中华医学会急诊医学分会副主任委员，世界危重病急救医学学会委员、中国急救医学组织代表，《中华危重病急救医学》杂志总编辑，《中国中西医结合急救杂志》总编辑。

高天元（1930—2014）

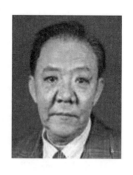

1930 年 8 月 23 日生于辽宁省，1958 年毕业于天津医学院，后分配至天津市第一中心医院内科，于 1974 年 8 月调入王今达创立的"三衰抢救研究室"，负责病房工作，并担任临床组组长。1985 年兼管急诊科，1993 年任天和医院任急诊科主任。高天元是天津市急救医学研究所创始人之一。

任新生

1941 年 12 月出生于北京，1965 年毕业于北京医学院（六年制，现北京大学医学部）。参与创建天津市急救医学研究所创建人之一，历任急研所 ICU 主任、天津市天和医院急救医学中心主任、天津市泰达医院急救医学中心主任。兼任中国中西医结合学会常务理事、美国危重病学会会员、中国中西医结合学会急救医学专业委员会主任委员、天津市中西医结合学会急救医学专业委员会主任委员及天津市医学会急诊医学分会主任委员,《中华急诊医学杂志》《中华危重病急救医学杂志》及《中国中西医急救杂志》编委。2003 年"非典"期间,任新生任天津市防治非典首席专家。

秦英智

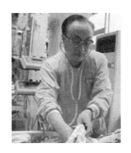

1945 年 7 月出生,曾任天津市第三中心医院重症医学科主任、中华医学会重症医学分会委员会常务委员、中国医师学会重症医师分会常委、中国病理生理学会第二届危重病医学专业委员会委员、天津市中西医结合学会急救专业委员会副主任委员。兼任《生物医学工程与临床》《天津医药》《中华危重病急救医学》编委。致力于呼吸机的研究和危重症抢救,擅长机械通气治疗各种原因导致的呼吸衰竭。

崔书章

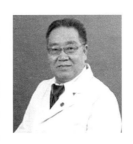

1945 年 9 月 13 日出生,1970 年毕业于天津医学院医疗系,曾任天津医科大学总医院急诊科和急救中心主任、天津市医学会急诊医学分会副主任委员、天津市中西医结合学会急诊医学分会副主任委员、《中华临床杂志》和《中西医结合实用临床急救杂志》编委,参编著作 11 部。

曹书华

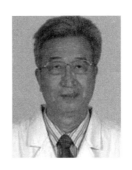

1969 年毕业于天津医学院医疗专业,曾任天津市急救医学研究所所长,天津市第一中心医院 ICU 行政主任。兼任中华医学会急诊医学分会委员、天津市医学会急诊医学分会副主任委员、中国中西医结合学会急救医学委员会副

337

主任委员、天津市中西医结合学会急救医学委员会副主任委员。发表论文数十篇，曾主编《脓毒症手册》，参编了多部专著《危重病急救医学》《实用危重病医学》等。主持研究项目"MODS 中西医结合治疗研究"获 2005 年市科技进步三等奖。

徐　磊

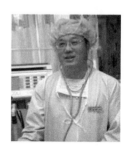

1961 年 9 月出生，1984 年毕业于天津医科大学，现任天津市第三中心医院重症医学科科主任，兼任中华医学会重症医学分会常委、天津市医学会重症医学分会主任委员、天津市呼吸机治疗研究中心副主任。长期从事危重病临床、教学和科研工作，擅长危重症抢救，发表论文 40 余篇，参编专著 3 部，获得专利 1 项，获天津市科技进步三等奖三项。

乔佑杰

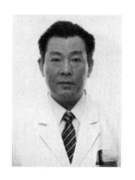

1962 年出生，1984 年毕业于天津医学院医学系。现任天津市人民医院急诊住院医师规范化培训基地主任、重症医学科主任。兼任中国中西医结合学会急救医学专业委员会秘书、中华医学会急诊医学分会危重病专家委员会常委、中华医学会急诊医学分会委员、天津市医学会急诊医学分会主任委员、《中国中西医结合急救杂志》《中国危重病急救医学》杂志编委。先后获得天津市科技进步二等奖、中国中西医结合学会科技进步二等奖。

第三节　精神卫生学

　　1946 年，天津私立广济医院精神科建立。这是我市历史上第一家具有精神科的医院，标志着天津市精神卫生服务能力发生了突破性的转变。1948 年 7 月，孙寿慈先生受聘为天津私立广济医院特约精神科医师后，逐步将这所私立诊所发展为精神专科收养治疗医院，并改名为天津广济精神病专科医院。1949 年，天津市安宁医院成立，主要收治管理民政救助对象中的精神病患者。1950 年，天津市强制治疗管理处成立，是市公安局直属处级单位，称精神病管治所。1956 年，天津广济精神病专科医院由市卫生局接管，正式成为公立医院。1958 年 5 月更名为天津市精神病防治院。至此，综合了卫生、公安和民政等各方面的力量的市内三所主要的精神专科医疗机构初步形成。各所医院的床位数逐步增加，医疗服务能力不断提高。1960 年经卫生局批准，租用南郊区双港公社李楼大队 30 亩地，建简易病床 60 张，定名为天津市广济医院分院。1967 年，天津市广济医院分院更名为天津市立新医院。1978 年 4 月天津精神病防治院与天津市立新医院合并重组，定名为天津市精神病院。

　　1980 年 10 月，经吴咸中副院长支持和朱宪彝院长批准，天津医科大学成立精神医学教研室，陈仲舜和李振涛为创建者。1982 年，天津医科大学总医院开办心理卫生门诊，为全国首批综合医院心理卫生门诊之一，负责综合医院的联络会诊和社会开放门诊工作。

1988年，强制治疗管理处（称精神病管治所）改称为安康医院，是全国公安系统唯一一家三级精神病专科医院。1989年，天津市精神病院更名为天津市安定医院，2006年增名天津市精神卫生中心。1991年，天津市安宁医院正式更名为天津市民政局安宁医院，增加了政府的投入，使医院的服务能力得到了很大提升。1988年，天津市民营的建华医院成立。

天津市安定医院经过近70年的发展，历经了私立精神病诊所到精神病专科收养院的建立，最后发展为集医疗、教学、科研和预防为一体的大型三级甲等精神专科医院。目前它是天津医科大学和中南大学湘雅医学院临床教学基地，是天津医科大学精神卫生临床学院、博士硕士点单位和国家医师规范化培训基地以及国家临床药物试验机构，天津市安定精神疾病司法鉴定所、天津市精神卫生研究所和天津市心理职业培训学校的挂靠单位，床位1400张，年门诊量达40万人次。临床分为普通精神科、临床心理科、儿童心理科、老年科、中西医结核科、心境障碍科、康复科、针灸科、成瘾医学科和社区预防科等临床科室。天津市安宁医院主要为民政救助对象的精神病收治管理。2014年晋升为三级乙等精神专科医院。目前，医院开放床位620张。安康医院床位745张，实际床位1000张，主要方向为药物依赖和强制戒毒以及司法精神病鉴定工作。

天津精神医学学科的建立和发展

1952年初，孙寿慈先生引进电休克治疗技术，并先率应用于临床治疗上，取得了一定的疗效。随后，他经过努力钻研，自行研制成电休克治疗机用于临床。这是最早的天津精神医学临床成果之一，为后来的临床成果奠定了基础。

冯志颖主任在精神疾病遗传学和濒死精神医学等领域的研究中，曾获多项市级和国家级科研成果，填补了10余项国内空白和新技术。天津最早开设心理咨询和治疗的历史始于1982年，陈仲舜与李振涛在天津医学院附属医院（现天津医科大学总医院）共同开设了中国最早的综合医院心理卫生门诊之一。1987年，陈仲舜创办了中国第一家心理热线，他被称为中国心理热线的开拓者。

近几年，天津精神医学的发展有了长足的进步。目前，天津市安定医院是天津市医学会精神病学分会、天津市中西医结合精神疾病专业委员会、天津市康复医学会康复心理学专委会及精神康复专委会的主委单位。

生物精神病学研究方向涉及各类精神疾病，从生物学角度探索精神疾病的病因学机制，先后从分子生物学、动物实验、神经生化免疫等方面进行了比较系统的探索研究，在重性精神障碍方面如精神分裂症的临床机制方面取得了很大成就。天津安定医院作为引领者，先后主持和参与多项国家级基金项目研究：2009年田红军牵头中国—荷兰精神分裂症合作项目，项目课题为"精神分裂症的易感基因识别"；杨建立获批国家自然科学基金资助项目"糖代谢相关因子异常在精神分裂症发病中作用机制研究"，李洁的"神经黑色素对α-Synuclein过表达多巴胺能神经元细胞功能的影响"以及杨坤的"氟西汀对抑郁模型大鼠S100B介导的信号通路ERK-NFKB的影响"等基础研究先后获得国家自然科学基金，2008年，天津安定医院还参与到"十一五"国家科技支撑计划项目中，项目分别为"重大精神疾病和行为障碍的识别技术与干预措施研究"和"重大精神疾病和行为障碍的识别技术与干预措施研究"。

临床心理学研究始于20世纪80年代初，2001年天津市在市安定医院率先成立精神专科医院的心理门诊，主要承担精神障碍患者心理咨询、心理测验和心理物理治疗工作。2002年引进海斯曼心理CT-2000D测查系统，该系统不仅可以全面评估正常、非正常人群的人格特征和心理健康水平，也是精神及心理疾病的鉴别诊断及疗效评估的专业型工具，其包含MMPI、SCL-90、SAS、SDS、EPQ、16PF、韦氏智力、记忆测查及认知功能等项目，其结果的信度与效度受到国内外心理专业人士的广泛认可。心理物理治疗作为临床辅助治疗项目已应用多年，主要包括：高压电位治疗、生物反馈治疗、多感音乐治疗、多功能脑电治疗；适用于抑郁症、焦虑症、强迫症、应激障碍、睡眠障碍、神经衰弱、心身疾病。2004 年合并心理开放病房、心理门诊及康复中心成立临床心理科，标志着临床心理研究深入和发展。心理科开放病房，是按照国际先进心理诊疗理念设立的，病房采用无隔离的设计格局，患者日常起居、活动不受任何约束、限制。近年来，随着诊疗观念的改变和心理治疗水平的提升，目前采取心理治疗和药物治疗并重的思路。多项心理治疗技术的引进，也填补了天津市该领域的空白。现已开展精神分析治疗、森田治疗、行为治疗、认知治疗等个体心理治疗和团体心理治疗。上述心理治疗的开展极大地丰富了治疗手段，能更好地为轻性精神障碍患者服务。2008 年四川汶川地震后，我市开始参与心理危机干预工作，先后参与青海玉树地震、天津滨保高速特大交通事故、马航 MH370 失联事件、湖北监利沉船事件等心理救援工作，受到社会各界的好评，现已成立天津市卫健委心理救援队，可以随时投入心理救援工作。2011 年 1 月 26 日开通了天津市心理援助热线，这是天津市第一条公益性专业心理服务热线电话，每年接听数千个咨询电话，2012 年 12 月 31 日至 2015 年 5 月整合到天津市 12320 卫生热线系统，并有效配合了 12320 办公室的工作。

老年精神医学的研究和临床治疗是重要的发展方向，市安定医院老年科的建立满足了社会需求和学科发展的要求，对国内外多个诊断治疗指南引入老年痴呆的诊断与治疗，开创了伴有精神行为异常老年痴呆患者诊疗的新局面。将重复的经颅磁刺激引入到老年抑郁症和老年痴呆症的治疗。近年来，将经颅磁刺激引入老年抑郁症的治疗，首创性地将经颅磁刺激引入老年痴呆症的治疗，均取得较为满意的效果。以药物检测为指导的个体化治疗引入临床实践。几年大力推广临床药物监测。老年科作为精神医学的特色科室，密切监测药物浓度。在药物浓度监测的基础上，真正实现治疗的个体化，减少了既往"试误"性治疗所带来的疾病恶化或严重不良反应的发生率，为老年精神的临床指导提供了科学依据。

儿童青少年精神医学研究始于 20 世纪 80 年代，2008 年 8 月 1

日，市安定医院儿童青少年心理科正式成立，使儿童青少年精神医学得以快速发展。儿童青少年精神医学以促进成长为目的，诊治包括孤独谱系障碍在内的儿童青少年期各类精神障碍患儿。2013年4月2日，天津市残疾人康复协会孤独症儿童康复专业委员会正式成立，成为天津市首个专门针对孤独症康复的专业性社团组织，旨在逐步加强全市范围内不同领域的孤独症研究者和工作者之间的合作，建立起孤独症儿童发育评估、干预、诊治、康复训练、信息咨询、家长健康教育及社会服务等一体化的综合干预体系。儿童青少年心理科一直坚持走出医院，到学校、到社区中开展"大手牵小手"活动，把心理健康服务送到基层单位，受到大家的一致好评。

此外，成瘾医学和行为医学的学科发展也对临床有着积极的促进作用，市安定医院于2011年酒依赖综合征临床路径使用，随着酒依赖特色专家门诊的成立和定酒依赖患者住院流程目标实现，标志着成瘾研究的开始。2015年4月，成瘾医学科正式挂牌成立。安康医院充分发挥学科特色，开展美沙酮口服液门诊，对海洛因戒断住院患者采用中药外敷治疗和丁丙诺啡口服治疗，取得突出的临床效果，同时，氯胺酮在抑郁和成瘾方面的深入探索，也丰富了成瘾和行为医学的内涵，开拓了研究思路。

关于精神医学的发展，在当前精神医学发展的大背景下预防变得尤其重要，天津市精神医学预防科的建立发展以及一系列的工作，证实了科学预防的特点。开展重性精神疾病管理和精防体系建设方面，2005年以来，受市卫计委委托负责实施全市严重精神障碍管理治疗工作（原名为：重性精神疾病管理治疗项目），从2005年的河西、蓟县两个示范区，发展到2010年的8个示范区（河西区、蓟县、南开区、塘沽区、红桥、西青、静海、宝坻8个区县），再到2011年的全市覆盖。工作内容包括：患者筛查、建档随访、家属健康教育及体检、精神科医生免费复诊及治疗方案调整、应急处置、住院经费减免。多年来，我市在国家规定的重点指标完成上均达到国家要求，同时培养了一大批包括各级行政管理人员、精神专科医生、社区医生民警、居委会和残联人员在内的社区防治队伍。2011年至今，受市局委托起草《天津市精神卫生防治体系建设实施方案》（以下简称"方案"），期间经多次论证调研，方案将以市政府名义下发。2013年始着手构建市区县两级精防体系，目前市、区县精神卫生中心已建设完成，承担市级精神卫生中心职能，充分发挥了社区预防和体系建设的重要意义。

精神病学专家

孙寿慈，天津市精神病科的鼻祖

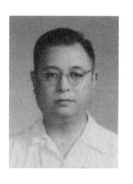

1914年出生于浙江省绍兴市，1941年毕业于浙江医学院。曾就职于北京平安医院、北京协华精神病院、天津德美医院精神科、天津私立广济医院精神科。1951年，主持天津私立广济医院工作，挂牌门诊专治精神病，1952年任院长，1956年市卫生局接管医院，曾任天津市安定医院精神医学主任医师。1952年初，他大胆引进电休克治疗技术，取得了一定疗效。

李永志

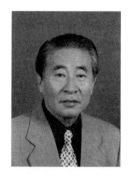

1934年出生于吉林长春市，1962年毕业于天津医学院（业大）。曾任天津市安定医院精神医学主任医师、名誉院长，兼任中国心理卫生协会理事、中华医学会精神科分会（首届）常务委员、中国心理卫生协会天津分会副理事长。从事精神医学临床工作50余年。具有丰富的诊断和治疗经验。参编著作《司法精神病学》《通用危重病急救医学》《神经外科学》。

冯志颖

1941出生于天津市，1966年毕业于天津医学院。曾任天津市安定医院精神医学主任医师、中华医学会精神病学分会常务委员、中华医学会心身医学分会委员、天津市老年健康协会副会长，天津市医学会理事、精神病学分会主任委员，天津市康复医学会常务理事、精神专业委员会主任委员；从事精神医学临床工作 50 余年，曾任《中华精神科杂志》《中国行为医学科学》《临床误诊误治》杂志编委。在国内外医学杂志上发表论文、译著 160 余篇，发表精神卫生科普文章 300 余篇，主编《精神与心理障碍》《精神疾病诊疗常规》《精神疾病用药指南》和《心身医学》等著作。

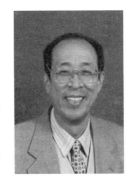

陈静医

曾任天津市公安局安康医院副院长，主任医师，长期担任天津市司法精神病鉴定委员会技术负责人，获天津市科技进步三等奖 3 项。兼任中国法医学会司法精神病学专业委员会首届副主任委员；中华医学会精神病学分会第 5 届委员会委员；中国心理卫生协会第四届理事；天津市医学会精神病学分会副主任委员；天津市康复医学会精神康复专业委员会副主任委员；天津市康复医学会第 5 届理事会理事；天津市心理卫生协会常务理事，副秘书长；天津市医学会第一届健康管理学分会常务委员。

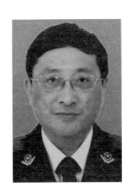

陈仲舜

1927 年 10 月 12 日出生于辽宁省法库县，1949 年毕业于新京（长春）大学医学院脑系科，曾任天津医学院精神医学专业副，精神科医师，曾兼任国际预防自杀协会（IASP）会员、中国性学会理事。1980 年末创建精神医学教研室，并担任负责人。1982 年，天津医科大学总医院开设了中国最早的综合医院心理卫生门诊；1987 年创办了中国第一家心理热线——因此，他又被称为中国心理热线的开拓者。主编和参编的专

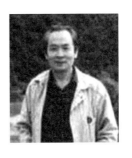

著有：《大中学生心理障碍与调治》《身心医学》《精神卫生》《心理咨询百科全书》《医用外来语词汇大辞典》《心理热线咨询手记》等。

李振涛

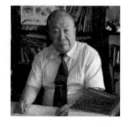

1943 年 5 月 16 日生，1968 年 7 月毕业于天津医学院医疗系。曾任天津医科大学精神医学教研室主任、天津市第一中心医院心理卫生医院院长；曾兼任中华医学会行为医学分会常务委员，中华医学会心身医学分会常务委员、天津市医学会精神病学分会常务委员，中国心理协会森田疗法应用专业委员会副主任委员。2000 年 11 月，创建"全国首家亚健康康复中心"。

田红军

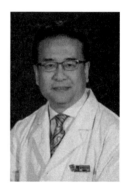

1969 年出生于天津市，1992 年毕业于天津医学院。历任天津市安定医院业务副院长、院长，精神医学研究室主任，天津市安定精神疾病司法鉴定所所长，天津市康复医学会理事、天津市医学会精神病学专业委员会主任委员、天津市心理卫生协会理事，《中国医院管理杂志》常务编委。

第四节　消化内镜学

　　自 1956 年天津市总医院（天津医学院附属医院）张成大、黄象谦等在天津首先开展半曲式胃镜和腹腔镜检查诊断消化道和腹腔疾患开始，天津市拉开了内镜临床应用的序幕。历经 60 多年几代人的不懈努力和奉献，内镜诊断治疗领域在天津市发生巨大发展和进步，为病患者相关疾病的诊断及治疗提供了与世界同步的微创诊疗技术。

　　总医院引进腹腔镜检查后，黄象谦在外国专家操作演示基础上不断钻研及改进，发现增加腹腔气体量可明显提升腹腔镜清晰程度的规律。自此，总医院消化专业组腹腔镜检查技术在国内名列前茅。20 世纪 60 年代初期，开办多期全国腹腔镜检查学习班，黄象谦向两名德国学者演示了腹腔结核的腹腔镜特征。1964 年 11 月 23 日，张成大和黄象谦在天津市举办了全国第一届消化系疾病学术会议，参会专家 150 余名，此次大会是新中国消化界的首次盛会，是中国消化学会建立的奠基大会，对中国消化内科学的发展产生了深远影响。黄象谦在大会上介绍了消化性溃疡的内镜特点和腹腔镜检查的应用。黄遒侠在随后杭州全国大会上报告总医院消化专业组共完成腹腔镜检查 600 余例，为当时全国之首。

　　20 世纪 50 年代始，天津市第一中心医院对胃肠道疾病的病因、治疗和预防研究中采用胃肠智能诊断仪（IST）、纤维内窥镜、微量胃液分析等检查，提高了对该系统疾病的诊断水平，并对胃肠道肿瘤、肝癌的介入性治疗获得成功。

1973 年，天津市总医院引进纤维内窥镜，成立消化内窥镜检查室，开展纤维胃镜、纤维结肠镜检查。

同年，南开医院吴咸中用有限的科研经费引进奥林巴斯胃肠镜系统，并派鲁焕章到日本做为期 3 个月的胃肠镜学习，为将胃肠镜应用于消化系统疾病的外科诊断及治疗和在国内率先用胃镜观察中西医结合治疗消化性溃疡及上消化道出血效果，建立了很好的客观及科学的诊疗依据和标准。鲁焕章发表的《中西医结合治疗急性溃疡病穿孔》《溃疡病穿孔后非手术治疗愈合过程的动态观察》领先于国际相关研究；1977 年，鲁焕章率先在我国外科学界开展经内镜逆行胆胰管造影术（ERCP）对胆胰疾病的诊断及治疗，所做的开拓性工作使胆胰疾病的微创诊治水平得到明显提高，真正体现了内镜微创诊治的价值，所开展的 ERCP 对胆胰系统疾病的诊断和治疗例数及效果在全国首屈一指，一时间国内精英纷纷前来学习，推动了 ERCP 技术的普及和提高，这些专家至今仍为国内消化内镜领域的领军人物，同时也奠定了天津消化内镜专业在国内的学术地位。

此后至 90 年代初，全市大型医院陆续开展了胃镜、结肠镜、腹腔镜等检查；22 所中型医院（市、区、县级医院）开展胃镜检查，各医院每年内镜诊疗数量逐年大幅度增加。由单一的诊断扩展到多种治疗，如肝硬化食道静脉曲张的单环结扎及硬化治疗、食管良恶性狭窄支架治疗、微波治疗晚期食道癌、消化道息肉切除、内镜下电凝止血、药物注射止血等治疗和疗效均达到当时的国内先进水平。天津市公安医院和韶山医院方桢团队开展胃镜异物取出技术在国内领先。天和医院杨如祥主任在当时国内无其他内镜治疗胃底静脉曲张的有效方法的情况下，在国内率先开展胃底曲张静脉的内镜结扎治疗，探索出一个内镜下可行的治疗方法；1993 年，天津医科大学总医院王邦茂由日本引进胃镜检查及内镜下急诊止血治疗，完全用急诊胃镜止血技术替代了传统的三腔两囊管治疗食道胃底静脉曲张的止血方法；1994 年，市南开医院在全国率先引进经口胆道镜（子母镜），通过 ERCP 手段达到胆管内病变直视下诊治的目的，诊疗例数及水平全国领先；90 年代中期始，李文开始参加全国及省市级大会的内镜演示及讲座，作为培训师加入由香港曹世植领导的亚太地区消化内镜学会进行的内镜治疗培训工作；1996 年，天津市总医院刘文天在天津率先开展了经内镜注射肉毒碱治疗贲门失弛缓及大球囊扩张治疗贲门失弛缓症的技术，进一步扩展了内镜治疗的新领域。

1985 年冬，消化内镜学分会的前身——中华医学会消化病学分会消化内镜学组成立。1990 年 8 月，中华医学会批准成立独立的消化内镜学分会，1991 年 3 月，南京召开成立大会。天津市南开医院鲁焕章作为唯一的一名外科医生当选为中华消化内镜学会第一届委员会常务委员，天津医科大学总医院的黄豌侠当选委员。鲁焕章于 1996 年当选中华医学会消化内镜学分会第二届委员会副主任委员。1997 年学会下设的外科学组在天津成立，鲁焕章担任第一届学组的组长。

1995 年 10 月，在以鲁焕章、黄豌侠为首的天津市从事消化内镜专业的内、外科医生的共同努力下，天津市医学会消化内镜学分会成立，鲁焕章当选为第一届主任委员。此后分别于 2000 年（主任委员：黄豌侠）、2006 年（主任委员：秦鸣放）和 2013 年（主任委员：秦鸣放）换届选举。

20 世纪末至 21 世纪初，天津市消化内镜领域进入了全面发展和跨越性巨变的新的历史时期，以李文、王邦茂、秦鸣放、张志广、王东旭、张国梁等为代表的新一代内镜专家，继承老一辈打下的学术基础及成就，不断发展，并致力于内镜学科技术的提高和推广，跟进国内外最新技术的发展，天津市先后举办了多次国家及省市级的消化疾病进展及内镜研讨会，消化内镜治疗技术也在全市范围内迅速发展，食管、小肠和结肠狭窄扩张术及支架置放、消化道息肉切除以及经皮内镜下胃造瘘术等均得到应用及普及，使以往需要外科手术的多种消化系疾病可用创伤较小的内镜治疗所替代。1999 年 1 月，总医院开展了超声探头辅助下双通道内镜消化道黏膜下肿瘤剥离术（DCEILE），此后，市内有多所医院先后开展了内镜下黏膜切除术（EMR）治疗消化道早癌及黏膜下肿瘤，目前 EMR 技术已广泛应用于消化道黏膜病变的切除。2002 年，天津医科大学总医院、南开医院率先开展了无痛胃肠镜检查，使患者减少了内镜诊治的痛苦，此后，天津市人民医院、武警医学院附属医院又率先全面普及无痛胃肠镜技术，尤其是无痛 ERCP 诊疗术极大地减轻了病人接受诊疗时的恐惧和痛苦。

随着消化内镜检查技术的普及，1998 年，天津医科大学总医院率先开展了小探头超声技术，并在国内首次开展了小探头超声内镜引导下胰腺假性囊肿的穿刺引流。此后，解放军第二五四医院、市南开医院、市人民医院、市肿瘤医院、市第一中心医院、天津医大第二附属医院、武警医学院附属医院等也先后购进了小探头超声、环扫和（或）扇扫超声内镜，提高了消化道病变的诊断水平，对过去经常规内镜检查无法识别的消化道黏膜下肿瘤，如平滑肌瘤、间质瘤、异位胰腺、脂肪瘤、囊肿、血管瘤等经超声内镜检查得到了初步诊断，已成为消化道黏膜下肿瘤内镜下治疗的重要辅助手段，推动了全市内镜治疗进程。此外，多所医院借助环扫和扇扫超声内镜技术，开展了胆胰、纵膈、胃肠道疾病的超声内镜诊断和介入技术，包括 EUS 引导下纵膈肿物、胰腺肿物等的细针针吸（FNA）活检、腹腔神经丛阻滞术（CPN）、胰腺囊肿引流术、胰腺肿瘤的介入治疗等，使天津市 EUS 检查及介入治疗水平与国内同步。21 世纪初开始天津市市人民医院率先结合 ERCP 技术开展了胆胰管内超声诊断（IDUS）技术，使胆胰系统疾病诊断准确率进一步提高。

消化道早癌一直被认为是评价内镜诊治水平的重要标志。2000年，天津医科大学总医院参加了由中华消化内镜学会主任委员于中麟倡导并有全国 20 多所医院参加的消化道早癌诊治的"陇海工程"，开展了消化道早癌的色素内镜筛查，并在全国率先购进了超放大内镜，提高了消化道癌前病变和早癌诊断的准确率。随后又开展了超放大内镜结合色素内镜技术，更提高了小癌灶、微小癌灶及异型增生的检出率。此后，市人民医院、市肿瘤医院、市南开医院、港口医院、武警医学院附属医院、市第一中心医院和宁河县医院等也开展了超放大内镜的检查。2006 年以后，天津医科大学总医院、市人民医院、市南开医院、市第一中心医院、天津医大第二附属医院、武警医学院附属医院、解放军第二五四医院、市肿瘤医院、市第三中心医院、天津中医学院第一附院、武清区中医院、天津中医学院第二附院、港口医院等多所医院又将窄带成像（NBI）内镜和 FICE 技术先后应用到早癌的筛查及日常诊疗工作中，已成为市内消化道检查的重要手段。天津医大肿瘤医院、天津医科大学总医院、天津市人民医院、天津中医药大学第一附院、天津市第五中心医院等，开展了对消化道早癌或癌前病变、黏膜下肿物切除术的经内镜黏膜下切除术（ESD）。2008 年，在天津总医院召开的全国消化内镜大会上发布了早期大肠癌内镜诊治共识意见（天津共识）。2010 年底，天津医科大学总医院和武警医院又先后在天津率先开展了经口内镜下食管括约肌切开术（POEM）治疗贲门失弛缓症，且天津医科大学总医院还在国际上率先开展了 Heller 术后复发的贲门失弛缓症经口内镜下肌层切开术。

在消化系统疾病中，最困扰消化科医生的是不明原因的腹痛和消化道出血。2002 年，天津医科大学总医院在国内较早地开展了胶囊内镜诊断方法。目前，市人民医院、市南开医院、解放军第二五四医院、武警医学院附属医院、武清仁和医院和区中医院、市第一中心医院、天津医科大学第二医院、市传染病医院、渤海石油医院、市第三中心医院、塘沽华泰医院、市第四中心医院、天津中医学院第一附院、天津中医学院第二附院、市公安医院和市海河医院等先后开展了胶囊内镜检查。21 世纪初，天津医科大学总医院、市南开医院、市人民医院等先后开展了双（单）气囊小肠镜检查和治疗，过去很多不明原因的消化道出血、克罗恩病和小肠肿瘤等患者经过检查得到了确诊和治疗，使天津市小肠疾病的诊治水平实现了飞跃。

作为国内 ERCP 技术的发源地之一，天津市的 ERCP 技术一直处于国内领先水平，已为市内及全国培养了大量人才。进入 20 世纪

90 年代，ERCP 技术不断发展，市南开医院、市人民医院（市第二中心医院）等将已于 80 年代初开展的胆道括约肌切开术、胆胰管取石术、鼻胰管引流术等多项技术、胰管括约肌切开术等进行进一步提高诊疗技术，开展多项新的技术，如胆肠双支架引流术、胆胰肠多支架引流术、胰管狭窄扩张及支架术、胆道梗阻金属支架植入术等。市南开医院还将 ERCP 与腹腔镜、胆道镜结合，开展三镜联合治疗胆道结石，并不断发展建立"微创治疗肝内外胆管结石的阶梯形方案"。21 世纪初，各大医院还相继引入许多新技术，如胆管镜、胆胰管腔内细胞刷检等提高了 ERCP 的诊断水平，内镜超声引导下的胆胰管穿刺引流突破了 ERCP 的局限，扩展了 ERCP 的治疗领域，一些区县级二、三级医院均已开展常规的 ERCP 相关技术。2005 年，市人民医院还率先开展胆管内超声和全覆膜胆道支架治疗胆道良性狭窄技术，并于 2013 年率先引进 Spyglass 胆胰管镜系统，对胆胰管良恶性狭窄诊断、结合激光碎石系统对复杂胆道结石的治疗提升到一个新的阶段。市人民医院内镜诊疗中心先后成为"中华医学会消化内镜专科医师天津培训基地"、中国抗癌协会"中青年医师医学影像规范化诊治科教园地"、中国健康促进会"中国 ERCP 技术标准化人才培养项目培训基地"。

2012 年始，天津市人民医院领衔承担"天津市二十项民心工程—大肠癌筛查项目"，带领全市各级医院及社区医院参与其中，圆满完成任务，对大肠癌的预防和诊治知识得到大面积的普及，至今 4 年间已完成高危人群结肠镜筛查性检查 5 万余人，筛查出息肉患者 1 万余人，癌症患者近 500 人，为高居人群大肠癌早诊早治的推广做出了很大贡献。

天津市是国内早期开展腹腔镜手术的省市之一，1991 年市南开医院鲁焕章完成了天津市首例腹腔镜胆囊切除术，是国内最早开展的单位之一，并建立了腹腔镜培训中心，向全市及全国推广腹腔镜技术。经过不断地探索努力后，腹腔镜技术日臻完善，治疗病种日益增多，天津市人民医院、天津医大总医院、医大肿瘤医院等医院开展了腹腔镜对胃癌、结直肠癌根治术、脾切除术等，术式逐渐创新，几乎覆盖腹部外科手术的全部领域，形成了突出的专业特色，培养出一批专业技术骨干。同时作为我国腔镜外科的早期开拓者，南开医院为我市及国内腹腔镜外科培养了大量的人才，为这一技术的迅猛发展和不断深入做出了很大的贡献，成为公认的腔镜外科发展的源头之一。

随着腔镜（消化内镜、腹腔镜）设备、器械和操作技术的不断进步，微创治疗的新理念和新方法不断涌现，疾病的治疗方式和方法也随之焕然一新，给患者带来了极大的益处。

内镜超声技术

超声内镜是将高频超声探头安装在内镜顶端，因而具有内镜和超声扫描的双重功能。内镜超声检查术（endoscopic ultrasonography，EUS）是利用超声内镜，或者通过内镜活检通道置入超声小探头，在消化道腔内对消化道及消化道周围的脏器进行超声扫描的检查方法。EUS是集内镜和腔内超声于一体的技术，既可以内镜直接观察消化道黏膜和病变，又可进行实时超声扫描，获得管壁及周围临近脏器的超声图像，进一步提高内镜和超声的诊断水平。

根据内镜超声的技术特点，既可以明确消化道病变的起源层次；消化道肿瘤的侵及范围、淋巴转移；消化道邻近器官的病变，也可以在内镜超声的引导下对病变部位进行细针穿刺，开展EUS穿刺活检（EUS-FNA）、EUS注射治疗（EUS-FNI），现已进入介入性EUS治疗阶段。

天津市南开医院、天津医科大学总医院、天津市人民医院等单位在天津市率先开展内镜超声诊断和治疗工作，并在年会中进行交流和演示，极大地推动了内镜超声技术在天津市的推广和应用。

内镜下黏膜切除技术

随着消化道早癌检出率的提高，内镜下微创切除病变的方法也相继开展，并取得了可以替代外科手术切除的根治效果，并极大地减轻了手术创伤及术后可能造成的消化道结构的改变，改善患者的

353

生活质量。目前应用较多的消化道早癌的内镜治疗方法有：内镜下黏膜切除术（EMR）和内镜下黏膜剥离术（ESD）。

天津市肿瘤医院、天津医科大学总医院、天津市人民医院、天津市南开医院等单位相继开展上述内镜下微创治疗，并推广普及该技术。

腹腔镜技术

天津市的腹腔镜技术在国内起步较早，1991年底，市南开医院在吴咸中的主持和指导下，由我国已故著名内镜外科专家鲁焕章完成了天津市首例腹腔镜胆囊切除术。1994年，南开医院建立了国内最早的腹腔镜外科应用研究基地，此后，天津市的腹腔镜技术在南开医院的帮助下迅猛推广普及，1998年鲁焕章病逝后，南开医院在著名青年内镜专家秦鸣放的领导下，手术种类由单一的腹腔镜胆囊切除术逐渐扩展到普通外科领域30余种病种。2003年，天津市微创外科中心在南开医院建立，2004年又被市卫生局命名为天津市微创外科技术推广中心。南开医院多次主办大型的国际及国内腹腔镜学术会议，来自英国、澳大利亚、日本的多位著名专家学者来院参会，对促进天津市腹腔镜技术的提高起到了积极的推动作用。天津腹腔镜手术例数达3万例，是我国腹腔镜外科领域中的中坚力量。

1. 腹腔镜肝胆胰脾外科

腹腔镜胆囊切除术（LC）作为有症状胆囊疾病（结石、息肉、胆囊炎等）首选治疗手段已得到世界范围的公认。经过近20年手术技巧的不断完善，目前天津市二级以上医院均能完成LC。虽然各医院技术能力不均衡，但总体来讲出现并发症的概率均较初期有明显降低，LC的微创优势已得到医患公认，目前天津市超过80％的胆囊切除术均在腹腔镜下完成。

腹腔镜胆总管切开探查术（LCBDE）正在逐步取代大部分开腹胆总管切开探查术成为诊治胆管结石的重要手段之一。市南开医院于1998年在国内首创三镜联合胆管探查术。其具体内容为：对于内镜取石失败而留置鼻胆管引流（ENBD）导管的病人采用腹腔镜胆总管探查术，术中联合胆道镜取石，术毕内衬 ENBD 导管，一期缝合胆总管，不放置 T 管。术后 4～5 天经 ENBD 导管进行胆道造影，确认手术效果。南开医院结合自身软硬镜方面的技术优势，在国内率先进行了微创治疗肝外胆管结石阶梯性方案研究，方案中对于不同类型、不同程度的肝外胆管结石病人的阶梯性应用，充分体现了内镜腹腔镜联合微创治疗的优越性，扩大了微创治疗肝外胆管结石的范围，几种方法的互补作用也提高了微创治疗的成功率。上述两项研究内容分别于 2002 年和 2004 年发表在《中国实用外科杂志》，受到学术界高度关注。两项研究成果分别于 2003 年及 2004 年获市科技进步二等奖。这些标志着天津市的腹腔镜外科技术水平跻身于国内领先行列。

腹腔镜胆肠吻合内引流术有腹腔镜胆囊空肠吻合术、腹腔镜胆管空肠吻合术、腹腔镜胆管十二指肠吻合术。主要用来治疗胆总管囊肿、胆管下端良恶性狭窄、晚期胰腺癌等疾病。2005 年，南开医院秦鸣放在国内较早报告的 32 例腹腔镜辅助的胆肠吻合术治疗晚期胰腺癌，证实腹腔镜胆肠、胃空肠吻合联合 ENBD 姑息治疗晚期胰腺癌可行、有效，具有创伤小、减黄彻底、术后痛苦轻、住院时间短等优点。内镜、腹腔镜联合诊治恶性梗阻性黄疸的临床研究，于 2008 年获市科技进步二等奖。

现代腹腔镜外科发展初期应用于肝脏外科的腹腔镜手术主要有肝囊肿开窗引流术、肝脓肿引流术、肝外伤的诊治、肝良性肿瘤切除术、肝癌微波固化或冷冻术等。近 10 年来，腹腔镜肝切除的范围已由肝边缘浅表病变的局部切除扩大到半肝乃至更大范围的规则性切除。南开医院于 2003 年完成了天津市首例腹腔镜左半肝切除术。随着技术的进步及手术器械的完善，制约肝切除术的技术难点—出血已能得到较有效控制，提高了手术安全性，腹腔镜左半肝切除或肝左外侧叶切除在南开医院微创外科已作为左肝内胆管结石手术治疗的首选术式。

腹腔镜脾切除术是腹腔镜外科中高难度手术之一。门静脉高压患者行全腹腔镜下操作风险较大，中转开腹率高，而采用手助腹腔镜脾切除术（HLS），能明显缩短手术时间，减少术中出血量。2003年南开医院成功实施了天津市首例手助腹腔镜脾脏切除术，至今已完成80余例。

2. 腹腔镜胃肠外科

腹腔镜胃肠道手术种类繁多，且多涉及消化道重建，手术操作比较复杂。南开医院自1998年开展腹腔镜胃肠道手术。除一些常见术式如腹腔镜阑尾切除术、胃十二指肠溃疡穿孔修补术以外，天津市的腹腔镜外科在胃食管结合部良性疾病的微创治疗及腹腔镜结直肠手术方面已经形成自己的技术优势，在国内处于领先水平。

胃食管反流病是一种继发性胃食管运动障碍性疾病，南开医院于2001年完成了天津市首例腹腔镜胃底折叠术，至今已完成腹腔镜抗反流手术及食管裂孔疝修补术300余例，是国内手术例数及发表学术论文最多的单位之一。

贲门失迟缓症是一种贲门括约肌不松弛和食管体部不蠕动为主要特征的原发性食管动力紊乱性疾病。Heller-Dor术式至今已成功完成50余例手术。

结肠良性病变及结直肠癌都可以进行腹腔镜手术。1999年，南开医院完成了天津市首例腹腔镜结肠切除术。市人民医院依靠该院病源优势于2004年开展腹腔镜结直肠手术，治疗的疾病包括结肠癌、直肠癌、家族性息肉病、慢传输型便秘、结肠息肉、骶前肿物、溃疡性结肠炎。开展的术式有：右半结肠切除、左半结肠切除、全结肠切除、Dixon术、Miles术，目前手术例数已愈600例，技术水平位于国内先进行列。

3. 腹腔镜腹壁疝外科

腹腔镜腹股沟疝修补术（LIHR）始于20世纪90年代初。目前，临床上应用的有四种方法：内环口关闭术、腹腔内补片植入术（IPOM）、经腹膜前补片植入术（TAPP）和全腹膜外补片植入术（TEP）。前两种属于腹腔内修补方法，后两种属于腹膜前修补方法。

天津市的腹腔镜疝修补手术于 1998 年在南开医院开始实施，最早的术式为经腹腔镜单纯内环口关闭加腹腔内补片固定术，2002 年过渡为 TAPP 术，2008 年推广实施 TEP 术，至今已完成 TAPP 术 120 例；TEP 术 50 例，微创效果显著。

目前，国外大部分切口疝手术在腹腔镜下完成。随着技术的不断成熟，以及各种防粘连补片如膨化聚四氟乙烯（e-PTFE）双层补片的使用，国内腹腔镜切口疝修补手术的应用亦越来越广泛。南开医院于 2004 年开展此类手术，有待积累更多的手术经验。

4. 腹腔镜减重手术

腹腔镜减重手术主要有腹腔镜可调节胃束带植入术、袖状胃切除术及胃肠短路术。

2005 年，南开医院微创外科与美国强生公司合作完成了天津市首例腹腔镜可调节胃束带植入术，至今共完成 30 余例，手术全部成功，术后均经 10 个月以上随访，显示减重效果良好。

5. 腹腔镜小儿外科

天津市儿童医院微创外科在天津市小儿外科专家谷继卿领导下于 2000 年创建。至今已应用腔镜诊治各类疾病 5000 余例，治疗病种达 30 余种，突破了严重的腹膜粘连、肠旋转不良、胸腔及腹腔肿瘤、巨大脾、腹膜炎、阑尾周围脓肿、胆囊及胆道穿孔等多种被认定为腔镜手术的相对或绝对禁忌证，是国内手术例数、治疗手段、积累经验最多的单位之一。近期增加和创新的手术包括：腹腔镜肠旋转不良 Ladd's 手术、腹腔镜脾囊肿去顶术、胃镜—结肠镜—腹腔镜联合应用治疗 P-J 综合征。市儿童医院微创外科成立后，由儿童多发疾病入手，及时调整自己的工作重点，在迅速增加手术量的基础上，将治疗范围扩展到了小儿外科的大部分领域，已成为国内具备一定规模的专门针对儿童的融腔镜、内镜为一体的微创治疗中心之一。

6. 腹腔镜在其他专业的应用

腹腔技术在泌尿外科、妇产科也成为常用的技术手段。见相关专业叙述。

经自然腔道内镜手术（NOTES）凭借其更为微创和无瘢痕的优势而日益成为微创外科关注的焦点之一。NOTES 是一项全新的技术，是外科领域的一次革命。单孔腹腔镜技术（SILS）是近年来新提出的技术理念，它是取人体脐孔作为手术径路，达到美观、微创、快速恢复的目的。电脑机器人手术无疑将成为微创外科发展的另一重要阶段，它主要是通过手术者操纵电脑来遥控机器人进行手术，使手术变得更精确。这些发展方向，是天津腹腔镜手术进一步研究实践的方向。

腹腔镜手术方式近年来在普外、泌尿等诸多领域广泛应用，术式基本涵盖常规各种手术，应用越来越普及。甚至一些传统的内科治疗领域也有涉及，如微创减重手术在Ⅱ型糖尿病治疗中取得效果显著。天津市南开医院、天津市人民医院、天津医大总医院、医大肿瘤医院等医院开展了腹腔镜对胃癌、结直肠癌根治术、脾切除术等。

肥胖已成为我国面临的一个严重的公共健康问题。天津市南开医院较早在国内开展了各类微创减重手术，如胃镜放置胃内水球、腹腔镜可调节胃束带术（laparoscopic adjustable gastric banding，LAGB）、腹腔镜袖状胃切除术（laparoscopic sleeve gastrectomy，LSG）和腹腔镜 Roux-en-Y 胃旁路术（laparoscopic roux-en-Y gastric bypass，LRYGB）。伴有肥胖的Ⅱ型糖尿病患者减重手术后，80％以上患者糖尿病得以治愈。因此，目前开展的减重手术不再仅仅是针对肥胖，而成为针对Ⅱ型糖尿病、高血压等疾病治疗的代谢外科。

消化内镜学专家名录

李 文

出生于 1962 年，1985 年毕业于天津医科大学。现任天津市人民医院内镜诊疗中心主任、普外科副主任，兼任中华医学会消化内镜学分会委员、天津市医学会消化内镜学分会副主任委员、天津市医学工程学会常务理事，《中华消

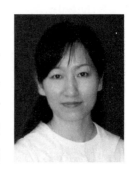

化内镜杂志》等杂志编委。

多年来致力于消化疾病及消化内镜的临床及科研工作，尤其擅长肝胆胰腺疾病的内镜下诊治和消化道癌及癌前病变的内镜筛查与早诊早治。在天津市率先开展 EUS 及 ERCP 等多项新技术，处于国内外领先水平，成为中国首位境外内镜操作示范专家。在国内外杂志发表科研及学术论文 30 余篇，主编《消化内镜操作技术——胆管结石 ERCP 诊治技术》部分，主译《超声内镜学》（第二版），参编论著 8 本。（鲁焕章、秦鸣放、王邦茂见内、外科专家）

第五节　感染病学

1949—1965 年是以开展广泛的群众性爱国卫生运动为主要内容的综合防治传染病阶段。中华人民共和国成立初期，天津市卫生状况很差，传染病猖獗，又逢美国在朝鲜战场和中国东北使用细菌武器。当时，霍乱、天花都有流行，麻疹、白喉、脊髓灰质炎、流行性脑脊髓膜炎、伤寒、痢疾等多种传染病大规模流行，发病率很高，病死率也很高，成为儿童的主要死因，相应人均寿命很短，只有 35 岁。据疫情资料提供，在死亡原因分析中，传染病占首位，其中前五位分别为结核病、麻疹、新生儿破伤风、痢疾和流脑。

新中国成立初期，天津市遗留着旧社会的痕迹，人民生活贫困，体质虚弱，结核病、新生儿破伤风和肠道传染病严重威胁着群众的身体健康。中华人民共和国成立后，全国人民迅速掀起了"除四害，讲卫生，粉碎美帝细菌战"的高潮，天津市卫生面貌有了很大改观。传染病的发病率大幅度下降。中华人民共和国成立前曾猖獗流行的古典型霍乱、天花已经绝迹。

为全面掌握传染病发病状况，及时采取防治措施，从 1952 年起天津市开始建立疫情报告制度，并于 1953 年 4 月 15 日公布实行《天津市传染病管理暂行办法》，规定报告管理甲、乙、丙三类 19 种传染病。根据国务院颁布的《传染病管理办法》，1956 年制定《天津市传染病管理办法实施细则》，经市人委批准施行，并健全了自下而上的疫情报告和统计制度。

重点防治

1966—1982 年是开展白喉、百日咳、破伤风混合制剂的预防接种和防治霍乱为重点的时期。1964 年开始将预防接种纳入地段负责制，以街为单位，按儿童卡片进行接种。主要接种的疫苗只有白喉、百日咳、破伤风混合制剂，还有部分霍乱、伤寒三联菌苗。

1983—1990 年是以消灭脊髓灰质炎为重点，搞好计划免疫工作，全国控制传染病的发生与流行，做好四种疫苗（脊灰糖丸、麻疹疫苗、百白破菌苗、卡介苗）的接种，降低脊髓灰质炎、麻疹、白喉、百日咳、破伤风和结核的发病率。而 1995 年消灭脊髓灰质炎是我国政府向世界卫生组织所做的庄严承诺，为实现这一目标，天津市从 1983 年起执行世界卫生组织（WHO）提出的扩大免疫规划（EPI）。经过努力于 1988 年实现了以省（直辖市）为单位四种疫苗接种率达 85％的目标，1990 年又实现了以区（县）为单位接种率达 85％的目标，麻疹、百日咳的发病率已降至卫生部提出的 10/10 万以下的指标，白喉、脊髓灰质炎也达到或接近卫生部规定的 0.01/10 万的发病水平。由于流脑和乙脑疫苗的应用，发病率均降至 1/10 万以下。从 1986 年起，在天津市使用乙型肝炎血源疫苗。1990 年市区学龄前儿童已普遍注射，农村在抓好新生儿接种的前提下，在向学龄前儿童推广。

根据《中华人民共和国急性传染病管理条例》，1980 年 1 月 23 日批准施行了《天津市急性传染病管理条例实施细则》，使传染病的报告管理规范化。1989 年 9 月 1 日施行了《中华人民共和国传染病防治法》，使传染病防治工作由行政管理逐步转为法制管理，本法规定管理的传染病分为甲、乙、丙类 35 种传染病。

肠道传染病防治

1. 霍乱（EI-TOR 生物型）

天津市自 1953 年消灭古典型霍乱后，10 年无霍乱发生。本市在 1964 年和 1984 年由霍乱弧菌 EITor（埃尔托）生物型引起的霍乱

（当时曾称副霍乱）传入天津，引起流行。1966 年发现 24 例，1967年发现 2 例，均无死亡。全市各医院、卫生院普遍开设肠道门诊（腹泻门诊），逢泻必做 EITor 霍乱弧菌培养，发现阳性再由区县防疫站、市防疫站鉴定实验确诊。

水产品、熟肉、瓜菜是主要感染途径，塘沽区、汉沽区、和平区、河西区及宝坻区都在农副产品市场或捕捞的鱼虾中检出霍乱 EITor 弧菌。

进入 21 世纪以来未再收病人住院。卫生部防疫司组织编写的《霍乱防治手册》，张迈伦参加编写。

2. **病毒性肝炎**

在已知的病毒性肝炎甲、乙、丙、丁、戊型中，至 90 年代天津市仍以流行甲型肝炎为主，每年甲型肝炎的流行程度决定着发病的上升或下降，所以，暂把病毒性肝炎列入肠道传染病。（详见肝病学）

3. **细菌性痢疾**

在没有流行性感冒大流行的年代，细菌性痢疾发病率居各种传染病首位。从疫情报告看，每年都有痢疾发生，夏秋季流行，发病率高，病死率低。1957—1961 年、1963—1967 年、1973—1976 年，这些年份发病病率都在 1000/10 万以上。其中 1964—1966 年发病率最高达 1572～1785/10 万，而病死率仅 0.02%～0.1%。此间，不断出现暴发流行。

痢疾的传播方式为日常生活接触，经口感染、偶有污染饮水、食物引起的暴发。患者以儿童和青壮年居多。

痢疾菌型监测，1955—1978 年从全市收集到痢疾患者分离菌株 4056 株，福氏菌 3265 株，占 80.6%，宋内氏菌 417 株占 10.3%，舒密氏菌、鲍氏菌、志贺氏菌占 0.5%～4.5%，另发现未定型 92 株，占 2.3%。1990 年对痢疾菌型监测发现，优势菌已由福氏菌转为宋内氏菌，共鉴定痢疾菌 178 株，宋内氏 103 株占 57.9%，福氏菌 57 株占 32%，鲍氏菌 14 株占 7.9%，志贺氏菌 4 株占 2.2%。这样的优势菌群的变迁，也说明了天津市环境卫生质量和人民卫生水平的提高。

4. 伤寒与副伤寒

从 20 世纪 50 年代建立疫情报告以来，每年都有伤寒病例发生，曾出现两次流行高峰：一次在 1958—1965 年，以 1961 年发病人数最多，发病率为 71.1/10 万。另一次是 1972—1979 年，以 1974 年发病人数最多，发病率为 75.5/10 万，死亡 7 人，病死率 0.14%。

延误治疗与没有隔离造成接触性传播。在 1964—1966 年完成深水井的地区，如南郊区、东郊区、西郊区等稻田水网地区，均未发生介水传播，农村伤寒发病率显著下降，1979 年以来市区和农村发病率相近，其比例为 1∶0.9—1.2。

天津市伤寒病例一年四季均有发生，流行有明显季节性，一般从 6、7 月上升，8、9、10 月达高峰，11 月开始下降。7—11 月发病人数占全年总病例数的 75% 以上。每年开展查源工作，并探索带菌者治疗方法，用中药疏肝利胆剂与氨苄青霉素联合治疗，取得较好疗效。

5. 脊髓灰质炎

由于脊髓灰质炎发病后有明显的肢体瘫痪症状，就诊率高。40 年来，脊髓灰质炎防治大体可分做三个阶段：即疫苗前阶段、疫苗后阶段和消除消灭阶段。

世界卫生组织（WHO）提出 2000 年消灭此病，我国做了承诺，采取了防控措施，疫苗接种早已纳入计划免疫措施，年年进行大力推广，接种疫苗覆盖面很大。近 15 年来偶有急性迟缓型麻痹的患儿，多来自农村、郊区，可能是漏空预防接种，或其他肠道病毒 coxsaki、ECHO 等病毒所致；抑或为疫苗病毒变异，致病性复原所致，有待证实。临床上仍无有效治疗措施，早期抗病毒用利巴韦林、更惜洛韦。

市传染病医院 1983 年迁入新址以来，1988 年收治 75 例，1989 年收治 53 例，以后逐年减少，20 世纪 90 年代以后至 2008 年，每年收治 1 至 2 例，最多 7 例。

呼吸道传染病防治

1. 白喉

中华人民共和国成立前，白喉在天津就有流行，但无详细统计资料，中华人民共和国成立后，在 20 世纪 60 年代初期，天津曾有过白喉大流行，持续数年，市传染病医院收治住院病例累计约 3000 例以上，除用白喉抗毒素有效治疗外，采用党参、麦冬、黄芪、大青叶、夏枯草、牛蒡子、锦灯笼等为抗白喉合剂，对轻症患儿有一定疗效。近 20 年来偶有个别病例，缺乏重复治疗验证报告。

在白喉流行期间，该院孙玉柏曾创用牛肉汤棉拭子增菌培养帮助临床诊断，提高了确诊率。为解决白喉患儿窒息的危险，往往需入院后即做气管切开术，进行抢救，在天津医学院附属医院耳鼻喉科的帮助下，该院杨大峥、张迈伦、陈统强等均能独立施以此种手术，抢救了不少患儿的生命，近 10 年来未收治白喉病人。

2. 百日咳

本病是天津常见的小儿传染病之一，历年均有发生或流行，可发生于任何季节，但以夏秋季发病为多。

新中国成立初期至 1963 年，百日咳年发病率为 252.5～540.11/10 万。

20 世纪 90 年代后，该病较大流行少见，但每年都有散发病例。对其传染源有新认识，过去认为只有小儿感染百日咳杆菌为传染源，对成人感染与否认识不足，实际上成人也可感染。这种发生在 6 个月以下婴儿的百日咳定型为窒息型百日咳。自 20 世纪 70 年代初，该院董建仁研制的百日咳合剂，祛痰化痰止咳临床疗效明显，临床沿用至今。董建仁、张迈伦总结出中西医结合治疗百日咳论文，发表于《天津医药》。

3. 流行性脑脊髓膜炎

流行性脑脊髓膜炎（简称流脑），在天津历年均有发生。每一次流行高峰间隔（除第二、三次流行间隔一年外）4～8 年，呈周期性流行。前 4 次流行高峰的强度逐渐增大，呈梯状上升。除第二、三次流行高峰之间以外，每一次高峰的前几年，发病率逐年递增，后几年则逐年递减。

病人以 1 岁以下儿童最多，从 1954—1957 年 995 例患者年龄分布看，1 岁以下儿童占病例总数的 21.0％，5 岁以下占 55.37％，10 岁以下占 80.5％，10 岁以上占 19.5％。近几年来，小年龄组发病数减少，大年龄组病人有增多趋势。

本病流行高峰在每年 1～4 月，常年可散发，该病感染以隐性感染为主，感染后不发病者约 95％，出现症状者不足 10％，本病感染以 14 岁以下儿童多见，成年人也可感染。我国主要为 A、C 群，青霉素、磺胺嘧啶有效。传染病院统计，大约对磺胺耐药者不足 10％。临床有滥用抗生素现象，医院已有严格管理措施。国家于 2008 年按各地区发病情况已将预防本病纳入计划免疫。天津市 20 世纪 70 年代曾不断流行，收治病人最多一年 600 例，到 80 年代，每年收治 100～150 例。进入 21 世纪以来，每年平均收治 15～20 例。张迈伦总结文章《流脑的误诊和鉴别诊断》论文发表在《天津医药杂志》。

4. 猩红热

天津市历年均有猩红热发生或流行。在 1971—1990 年的 20 年间发病率维持在 10.88～81.19/10 万之间，并有逐渐下降的趋势。病死率明显下降。病人以 14 岁以下儿童为主。

5. 麻疹

麻疹是天津市儿童最常见而又多发的传染病，在呼吸道传染病中常居首位。

1966 年，全市儿童普遍推行麻疹减毒活疫苗预防接种后，麻疹发病率大幅度下降，同时，病死率也明显降低，比新中国成立初期下降了 99％以上。

由于麻疹疫菌的广泛应用，发病率和死亡率大幅度下降，现在发生的麻疹病人与新中国成立前后有了明显变化，其主要特点是发病年龄向大年龄组推移。

虫媒传染病防治

1. 流行性乙型脑炎

1946 年 Sabin 氏曾用中和试验确诊 1 例流行性乙型脑炎（简称乙脑），同年，市立传染病医院也收容过本病患者，从 1947—1948 年共收治病例 54 例。

中华人民共和国成立后，本病在天津有两个流行高峰，一次为 1951—1952 年，发病率为 21.15～27.30/10 万；另一次为 1965—1967 年，发病率为 16.53～24.60/10 万。两次高峰时隔 13 年。1959—1963 年发病率较低，3.30/10 万以下。1950 年病死率为 35.47%，至 1990 年已下降为 7.14%。

1952 年，郑武飞等人从一例患者分离出病毒，经动物感染，交叉补体结合试验及中和试验鉴定为乙型脑炎病毒。

乙脑的中枢神经系统病损广泛，发生呼吸衰竭的机制有区别，临床表现不同，张迈伦、王葆勤等在临床实践中进行定位诊断有利于影响预后，曾总结论文《乙脑的呼吸衰竭》发表在 1980 年的《天津医药杂志》。

2. 流行性斑疹伤寒

1960—1962 年间的病例 46.7% 属输入病例，该部分人群带虱者较多，成为传播本病的媒介。

其他传染病防治

1. 流行性出血热（又称肾综合征出血热）

天津市首例流行性出血热出现于 1970 年，该病 1976 年证实为病毒引起，由野鼠和家鼠感染为媒介，通过呼吸道、消化道接触、胎传而感染，无特效治疗药物。临床治疗对症处理防止出血，肾功能损害尿少者进行血液透析治疗。20 世纪 90 年代至今，市传染病医院收治重症伴肾功能衰竭者在张迈伦、盛淑琴的指导下，经血液透析，不少病例抢救成功，降低了病死率。

20 世纪 80 年代，每年收治 3～4 例，至 90 年代后期，每年收治 55～73 例，到 21 世纪初为上升趋势，后下降，仍有散发病例。

2. 狂犬病

中华人民共和国成立前狂犬病时有发生，但无详细资料。中华人民共和国成立后有疫情报告，在 20 世纪 50 年代属散在发生。1952 年发生 5 例，1953 年和 1954 年各发生 1 例，1956 年 2 例，1957 年 3 例，1958—1972 年无病例报告。此后，狂犬病年年发生，并有上升趋势。70 年代以前，注射狂犬疫苗是根据犬的状况、被咬伤部位和程度决定是否注射。80 年代以后，不分咬伤部位和程度，也不论是什么动物致伤，均注射狂犬疫苗，狂犬疫苗需求量大大增加，每年处理动物致伤约五万人次。

20 世纪 90 年代以来宠物热，观赏动物猛增，被动物咬伤人数剧增，给控制狂犬病带来一定困难。本可以在被狂犬咬伤后得到及时正确的治疗，做到 100％不发病，但仍有部分病人咬伤后不及时注射疫苗及血清，造成预后不良。近年来，天津市偶有病例多来自郊县，发病后仍为 100％死亡。

3. 炭疽病

从 1953 年首次记载本病至 1979 年止，全市共登记患者 162 例，所有患者几乎都是皮毛厂和绒毛加工厂的职工。从 20 世纪 80 年代至 1990 年未再有炭疽病人出现。

20 世纪，市传染病医院收治过散发病例，多为皮肤炭疽，当时用金霉素、青霉素治疗，效果很好。也曾收治过肺炎炭疽者，均丧生。近 20 年来，未收治过确诊病例。

4. 破伤风

破伤风未纳入法定传染病，其他综合医院也收治。市传染病医院近 20 年来每年偶有病例住院治疗，及早注射破伤风抗毒素（TAT）效果很好。但新生儿破伤风是法定传染病，城市中 20 年来无住院病例，郊区偶有病例发生。

5. 疟疾

天津市无本地病例，多来自我国南方疫区，也有来自援非工作人员感染，发病者病例不多，用青蒿素治疗取得良好效果。

6. 水痘

未列入法定传染病，但此病在小儿中多发，尤其在托幼机构、小学集体单位易发生小流行，无免疫力的小儿感染后 80％ 可发病。发病轻重不一。水痘痊愈后有的病例发生免疫耐受，病毒未完全清除，尚留在脊神经节内，此种情况者，多在成年后免疫力下降时发生带状疱疹病。

7. 高致病性禽流感

2008 年全国出现疫情，天津也有，天津市疫情很快被控制，全国各地也销声匿迹了。国内有病例报告，死亡率很高，尚无人传人的报告。市传染病医院未有住院治疗者。

8. 流感

主要季节性流感（不包括高致病性禽流感），没有大流行，没有住院患者，基本在基层医疗单位治疗。每年对小儿、老人进行预防注射可控制流行。

9. 流行性腮腺炎

每年有散发病例，时有住院患者，多为合并脑膜炎等症者，对症处理及板蓝根等中药治疗，大部分良性预后，痊愈出院。

第六节　皮肤、性病学

中华人民共和国成立前，天津各医院无专设皮肤科。1951年，天津总医院（天津医学院附属医院）设皮肤科，由梁华堂负责。此后，天津第一中心、第二中心医院、公安医院等建立皮肤病科，由卞学鉴、朱广居、章荣秋分别负责该科工作。至20世纪90年代，全市一级以上医院都有皮肤科。天津医科大学总医院、市长征医院、市南开医院、公安医院都建有皮肤科病房。天津医科大学总医院、市长征医院建立了皮肤病、性病的研究所（室），推动了临床水平的提高。近20年来，皮肤病治疗手段日益增多，临床疗效日趋提高。

皮肤病

20世纪60至70年代，南开医院、长征医院、天津医学院附属医院、公安医院等自制皮炎药品均取得良好效果。70年代后，应用光化疗法（紫外光照射）治疗牛皮癣、白癜风疗效显著。激光疗法治疗带状疱疹、皮肤感染、疮疡、皮肤疣（瘊子）、各种痣及腋臭，疗效居市内先进水平。此外，用皮肤外科挤压术治疗各型痤疮（粉刺）；对传染性软疣的拔疣术及扁平疣的刮治术治疗皮肤病，效果较好，并在市内推广应用。

天津医科大学总医院朱德生对皮肤病进行多项研究，主编《皮肤病学》由人民卫生出版社出版。该书经过实践又增添了新内容，于1980年再版。傅志宜主编的《皮肤病症状鉴别诊断》于1985年

369

在天津科技出版社出版。该院陈鸣皋、傅志宜于 1985 年与工业部门的专家合编《演员化妆皮炎防治》，系统介绍了使用化妆品的科学知识及防治化妆皮炎的知识等。同年，傅又编著《临床皮肤病鉴别诊断学》。1986 年，王继生主编《实用皮肤病学》（天津科技出版社出版）。1986—1990 年，天津医学院第二附属医院刘墨义主编《血管炎的诊断与治疗》、沈剑鸣编著《全身性疾病的皮肤表现》、王树椿主编《老年人皮肤病》，分别在天津科技出版社，中国医药科技出版社出版。20 世纪 90 年代，天津医科大学总医院刘全忠对皮肤接触性过敏、染发剂过敏及动物试验进行深入研究，获文化部及天津市科技成果奖。化妆皮炎研究室全体人员从 1978 年获全国科学大会奖至 1998 年获文化部科技成果三等奖，其科研成果共获部级及天津市级成果奖 11 项，在全国名列前茅。

随着生活水平的不断提高和工业化的大力发展，荨麻疹、湿疹、接触性皮炎等过敏性皮肤病的发病率明显增高，成为皮肤科门诊的常见病、多发病，各大医院皮肤科纷纷开设过敏性皮肤病专科门诊，其中以长征医院张理涛、总医院王惠平、公安医院陈敬为主。这些疾病的发生都与变态反应有关，尽可能寻找到过敏原是做好疾病预防和诊治工作的关键。长征医院、总医院和公安医院较早开展斑贴试验，其后又开展了点刺试验。长征医院最早在全市开展体外过敏原检测（应用 UniCAP 检测血清特应性 IgE 抗体），2011 年左右在全市各大医院普遍开展。

皮肤病学科在天津市开展的特色治疗是各种激光治疗。早在 20 世纪 70 年代，公安医院、医科大学总医院等就开展氦氖激光治疗多种慢性炎症性皮肤病。1998 年，天津市最早引进脉冲激光治疗的是第一中心医院皮肤科纪黎明，同年长征医院乔树芳、公安医院也引进临床治疗。1999 年，乔树芳又引进脉冲激光脱毛技术，在全市率先开展。2003 年，第一中心医院皮肤科曾三武引入激光光子嫩肤技术，2005 年纪黎明又引入脉冲染料激光治疗血管瘤等病。2007 年，医科大学总医院皮肤科在应用激光的基础上，引进光动力疗法（药物加激光），由齐蔓莉和侯淑萍负责，治疗尖锐湿疣及多种皮肤肿瘤，效果优于单纯激光治疗。随后人民医院王玉如、长征医院等也开展光动力治疗，收到较好疗效。2002 年，医科大学总医院周之海将直流电离子透入疗法治疗皮肤病引入天津市，填补天津市此领域的空白，带动了物理治疗皮肤病发展。近些年来随着激光技术的迅速发展，各种新型激光设备的不断推出，激光治疗皮肤病成为各大医院皮肤科的重点发展方向。针对治疗色素性皮肤病和血管性皮肤病的新型激光在效果上较前更为显著，除此之外各种不同类型的激光还被用于治疗痤疮、酒渣鼻、瘢痕、脱毛、改善皮肤过敏、腋臭等。2008 年，总医院率先开展红蓝光治疗痤疮；同年，长征医院刘刚的"Er：YAG（2940nm）激光微剥脱在皮肤科的临床应用"填补了天津市的空白；2011 年，儿童医院应用双波长激光治疗儿童血管瘤，天津市中医药研究院附属医院（长征医院）和公安医院开展"黑脸娃娃"改善毛孔粗大和油脂分泌过多问题，长征医院和总医院开展光子激光（420nm）和点阵激光治疗痤疮后瘢痕。

皮肤病理新技术的开展和应用。皮肤病理学中直接免疫荧光检查对诊断很多皮肤病有重要意义。1995 年，医科大学总医院在职硕士生陈宏首先开展皮肤病直接免疫荧光检查研究，并成功将该项研究用于临床，取得了一定成绩。陈宏还开展微波用于免疫荧光检查研究。2000 年，医科大学总医院李燕、倪海洋继续开展直接免疫荧光的工作，并应用于临床诊断。随后长征医院病理科也开展直接免疫荧光检查的研究。目前，全市数所医院开展此项工作。1997 年，医科大学总医院傅建文引入甲真菌病的病理学检查技术，填补了天津市内空白，随后数所医院相继开展了无创检测技术在皮肤科的应用。

皮肤组织病理检查是许多皮肤病诊断的金标准，然而，组织病理学活检取材一般为创伤性的，患者疼痛、易留瘢痕；病理切片的制作费时费力，且仅能提供活检部位的信息。同时在皮肤科临床诊疗的过程中，也经常需要对可疑皮损及其演变进行定期观测，并对其干预手段及疗效提供客观量化的评价指标。基于这些观测的需求，皮肤科需要新型的、无创的皮肤影像学诊断技术。2013 年，儿童医院临床开展皮肤 CT（也称激光共聚焦扫描显微镜）检查，为白癜风的诊治提供了有力的帮助。2014 年，长征医院张峻岭引进无创电子皮肤镜技术，填补了天津市的空白，并成功应用于临床白癜风、色素痣、银屑病、扁平苔藓的诊断与鉴别、黑素瘤、基底细胞瘤的诊断筛查。

随着人民生活水平的显著提高，患者对一些皮肤病预后的要求不断提高，不仅要求治疗了疾病，而且还要求尽可能减少遗留问题，同时部分人群对自身形象有了进一步提升的需求，这就使得皮肤美容事业在近些年蓬勃发展。皮肤美容及皮肤美容外科在全市各大医院管理不统一，医科大学总医院、南开医院等归属皮肤性病科，市长征医院、公安医院等为独立科室。1996 年，第二中心医院首先引进自体吸疱表皮移植治疗白癜风，同年医科大学总医院田宝通也相继开展相关治疗，为白癜风治疗开辟了新途径。2000 年，第一中心医院纪黎明开展自体毛囊移植技术治疗白癜风，填补了天津市内空白。南开医院与北京合作，也进行了这方面的工作。在美容外科手术方面，医科大学总医院胡建中、孙晨薇、张俊艳结合性病研究所特别创立的包皮缩短法阴茎增粗术、包皮环切术去皮量的计算方法都有一定创新，填补了天津市的空白。

激光技术的快速发展也带动了皮肤美容的发展。激光除皱、祛斑、祛印儿、嫩肤、脱毛，全市大型医院皮肤科先后开展。长征医院、公安医院、总医院、第三中心医院先后开展光子嫩肤，总医院和长征医院开展激光脱毛。2014 年，公安医院首家引进黄金微针。微整形手术近几年也快速发展。2008 年，总医院率先开展肉毒素注射除皱，长征医院、天津医科大学第二医院先后开展果酸换肤。皮肤外科方面。2013 年，总医院胡建中"保留腋浅筋膜的大汗腺切除术"填补了天津市的空白。2014 年，长征医院李鹏远"P-FUE 毛发移植术治疗秃发"填补了天津市的空白。

性病

中华人民共和国成立前，天津性病传播十分严重。中华人民共和国成立后至1956年，市政府采取多种治理措施禁止卖淫活动，性病基本消灭。20世纪80年代末期，嫖娼卖淫的活动渐多，性病亦逐年上升并有迅速蔓延之势。1989年，除天津医科大学总医院设性传播疾病研究室及性病门诊、病房（在分院）外，不少综合医院亦接受性病病人诊治。

1985年，天津市重新发现梅毒病例，此后性病疫情呈逐年上升、病种逐年增多之势。病种已从梅毒、淋病发展到非淋菌尿道炎、生殖器疱疹、尖锐湿疣、艾滋病等多病种。1986年，国家卫生部由中国医学科学院病毒研究所所长、院士曾毅主持举办艾滋病学习班，市传染病医院张迈伦和市卫生防病中心张之伦、叶智珍参加学习后，由张迈伦向全市200余名医务人员系统传达讲授，开启了全市卫生系统工作人员对AIDS的认识和了解AIDS防控工作。自1986年起，由市卫生防病中心带头协调，报市卫生局批准，在天津医学院附属医院、医学院第二附属医院、市传染病医院、市第一中心医院、市长征医院、市中心妇产科医院、公安医院、市劳改局新生医院、市中心血站、天津检疫局、塘沽医院等单位逐步建立性病、艾滋病监测、防治哨点。

1990年，市政府成立了市预防和控制艾滋病委员会，同时，成立了由专业人员组成的专家咨询委员会。市传染病医院于1990年建立性病诊疗中心，门诊治疗梅毒、淋病、非淋菌性尿道炎、尖锐湿疣、生殖器疱疹等性传播疾病；住院部收治梅毒（包括婴儿先天性梅毒）和艾滋病患者，该院是天津市唯一治疗艾滋病的定点医院。1995年，市传染病医院在张迈伦指导下收治了天津第一例艾滋病患者。该院盛镭参加2004年卫生部在北京地坛医院举办的艾滋病培训班。学习卫生部推广使用免费抗病毒药物治疗艾滋病。于2005年10月至2006年10月，盛镭作为访问学者派到英国圣斯蒂文HIV中心进修学习艾滋病临床治疗。2006年11月回国后，启动了天津市艾滋病的抗病毒治疗—HAART，接收 AIDS 有性感染机会的患者住院治疗，使天津的 AIDS 患者获得规范治疗。自 2007 年，天津的艾滋病新发病例逐渐增多，住院患者逐年递增。市疾病预防控制中心与市传染病医院联合，全面开展全市的艾滋病免费咨询与初筛检测；执行国家免费抗病毒药物的治疗方案；加强艾滋病防治措施；普及艾滋病防治知识。截至 2008 年底，市疾病预防控制中心监测 HIV 感染者 1000 余例，市传染病医院治疗艾滋病患者 200 余例。进行艾滋病母婴传播阻断抗病毒治疗 10 例。

1989 年 1 月，医学院附属医院皮肤科（当时名称为皮肤科，之后全国改为皮肤性病学科）经市卫生局批准，在王德馨的主持下，正式成立全市第一家性传播疾病防治咨询门诊，开始接待病人。1989—1991 年门诊高峰期间，半天门诊量达 120～140 人，该院组建以王德馨、傅志宜、方洪元、刘全忠、王树椿、张蓉芳（负责化验）为骨干的性病组，对推动全市性病防治起到了重要作用。1993 年，该院性病组扩充人员，组建了天津市唯一的性传播疾病研究室，不仅有防治性病雄厚医疗技术力量，并有设备先进、化验齐全的专门性病实验室，10 多种性病检测及防治达到国内先进水平，性病患者门诊量及住院病人量均居全市之首。一年后长征医院成立性病门诊，后成立性病科，主任医师李维云任科主任。随后第一中心医院也开展性病临床诊疗，由主任医师齐立坤负责；医学院第二附属医院由主任医师李文全负责性病门诊，公安医院由主任医师田丽华负责性病门诊，第二中心医院、市中心妇产科医院等也开始了门诊治疗性病的工作。几年后天津市治疗性病工作全面开展。

为进一步提高天津市性病防治和科研水平，1996 年 8 月经市教委批准，在医科大学总医院皮肤科原性传播疾病研究室的基础上成立天津市性传播疾病研究所，是市内首家集性病防治、科研、咨询和教学为一体的机构，首任所长傅志宜。该研究所对天津市性病防治的推动和深入研究起到了重要作用。傅志宜的《天津地区早期梅毒 70 例分析》和《氟嗪酸治疗解脲支原体感染》，医科大学 8 年制研究生朱思伟的《天津地区淋病临床及药敏分析》，8 年制研究生车雅敏的《天津地区不同人群解脲支原体感染的调查》和《Susceptibility of mycoplasma hominis To herhs》等论文都是天津市性病出现后的早期论文，相继在国内外杂志发表。2002 年，医科大学总医院车雅敏与长征医院毛舒和合作课题"泌尿生殖道人型支原体对中西抗菌药物敏感性的研究"获市卫生局科技进步二等奖。随后，当时还是博士生的刘全忠沙眼衣原体研究也随之开始。梅毒等病的多项检测开展对推动性病化验也起到了很好的作用。傅志宜主编《性传播疾病》和《性传播疾病新进展》两本国家级继续教育教材，组织举办全国艾滋病性病学习班共 3 期以及天津市性传播疾病培训班共 5 期，极大地推动了全国和天津市性病防治工作。

学科建设与发展

近十几年来，为了不断提高天津市皮肤科医生的学术水平，增进各医院皮肤科医生彼此之间的了解和学术之间的交流，天津市医学会皮肤性病学分会和天津市中西医结合学会皮肤性病分会每月组织一次全市的学术活动，介绍各专业领域的最新进展和各医院的临床、研究现状，以及全市的疑难病例讨论。同时，平均每 2 年左右组织一次全市皮肤科年会。2009 年 6 月在刘全忠的组织和带领下天津市成功主办了中华医学会皮肤性病学分会第 15 次全国学术年会，参会人数达 1800 人，无论从组织工作还是学术水平都创造了历年来的最高水平。

皮肤科专家名录

梁华堂

1948 年，梁华堂教授由东北沈阳来津，建立天津医科大学总医院（原中央医院）皮肤花柳病科，简称"皮花科"门诊，出任皮花科主任（当时编制在内科）。梁华堂教授相继担任中华医学会皮肤性病分会常务委员和天津市医学会皮肤性病学分会主任委员，是天津市皮肤性

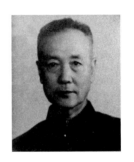

病学科的创始人之一。1958 年皮花科与内科正式分开，成立独立皮肤科，梁华堂任科主任，建立了独立的皮肤科门诊和病房，同时建立了皮肤科病理室和真菌室。

朱德生

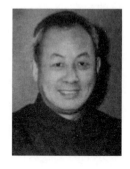

1949 年，在天津医科大学总医院皮肤科任科主任，兼任中华医学会皮肤科学分会副主任委员和天津市医学会皮肤科学分会主任委员，是我市最早的皮肤科专业硕士研究生导师，在全国培养了一大批皮肤科的业务骨干，发表论文数十篇，主编专著《皮肤病学》。

王德馨

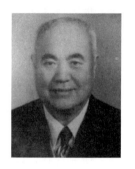

曾任天津医科大学总医院皮肤科主任，先后担任中华医学会皮肤科学分会常委、天津市医学会皮肤科学分会主任委员。创先在全国开展中西医结合治疗结缔组织病的深入研究，对硬皮病、皮肌炎和红斑狼疮的治疗取得突出的成果，居于全国领先地位。

边天羽（1923—2000）

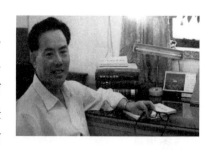

1923 年出生于浙江省诸暨县，1949 年 6 月毕业于第三军医大学，曾在天津市总医院从事医学及中西医结合的研究工作，1963 年到天津市南开医院创建我国第一个中西医结合皮肤病诊疗和研究基地——中西医结合皮肤科，担任科主任。1984 年到长征医院建立以皮肤科为重点的中西医结合医院并任院长，1986 年创建中西医结合皮肤病研究所并任所长。边天羽是我国中西医结合皮肤病事业的奠基者。主编《中西医结合皮肤病学》等 4 部皮肤病学专著，其论文由丁素先主编出版了 50 万字的《边天羽论文集》；成功研制出 69 种颗粒冲剂、外用药物 74 种；获 8 项科研成果，其中天津市科技进步二等奖 2 项，三等奖 1 项。中国中西医结合学会理事、中国中西医结合学会皮肤性病分会副主任委员、天津市中西医结合学会副会长、天津市医学会皮肤性病学分会副主任委员。

陈鸣皋

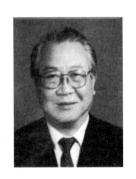

曾任天津医科大学总医院皮肤科主任。主持演员化妆品皮炎的研究，1980 年完成"文艺化妆油彩原料的文生考核方法及考核指标"，并于同年获得天津市科技进步二等奖。由陈鸣皋、傅志宜和刘金城等完成的《演员化妆皮炎防治》一书是该领域全国首创的第一部著作，担任《中华皮肤科杂志》《临床皮肤科杂志》编委。

傅志宜（1937—2016）

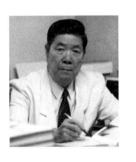

傅志宜教授 1937 年出生于山东烟台，1961 年毕业于天津医科大学，曾任天津医科大学总医院皮肤性病科主任、皮肤性病学教研室主任、天津性传播疾病研究所所长等职务；兼任中华医学会皮肤性病学分会副主任委员、天津市医学会常务理事、天津市医学会皮肤性病学分会主任委员、天津市性科学协会副理事长、天津市医学会医学美学及美容学分会副主任委员、《中华皮肤科杂志》《临床皮肤科杂志》《皮肤科世界报告》《中国性科学杂志》《中国麻风皮肤病杂》《实用皮肤病学杂志》《中国中西医结合皮肤性病学杂志》等杂志编委。

获得国家级、部委级科技成果（进步）奖 13 项。发表论文 70 余篇，编著《皮肤病症状鉴别诊断》《临床皮肤病鉴别诊断学》《皮肤病性病鉴别诊断学》《临床皮肤病性病学》《皮肤科疑难病例诊断》《性传播疾病新进展》《临床病例会诊与点评》等多部专著，合编专著十余部。

刘全忠

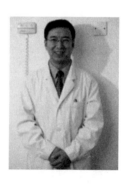

1959 年出生于山西省，1981 年毕业于山西大同医专，1999 年获天津医科大学博士学位，现任天津医科大学总医院皮肤性病科主任，曾任中华医学会皮肤性病学分会副主任委员，现任中华医学会皮肤性病分会常务委员、中国医师协会皮肤性病学委员会执行委员、中国医师协会皮肤性病学委员会性病亚专业委员会主任、中国中西医结合学会皮肤性病学专业委员会委员、天津市医学会皮肤性病学分会主任委员，兼任《中华皮肤科杂志》副总编、《中国皮肤性病学杂志》副主编、《临床皮肤科杂志》《中国麻风皮肤病杂志》《天津医药》等杂志的编委。

车雅敏

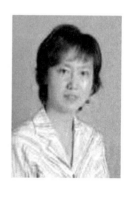

1969 年出生，1995 年毕业于天津医科大学医疗系八年制，2005 年获中国医学科学院中国协和医科大学医学博士学位，现任中国性学会副理事长、天津市性科学协会会长、中华医学会皮肤性病学分会委员、天津市医学会皮肤性病学分会副主任委员、中国女医师协会皮肤病专家委员会委员和《天津医药》《中国性科学》《实用皮肤病学杂志》编委。

从事皮肤性病学的临床、教学和科研 20 余年，多次获省部级和市级科技进步奖，主编（译）或参编（译）皮肤病著作 18 部，在国内外期刊发表论文 50 余篇。

其他国务院特贴专家

丁素先，女，天津市长征医院

蒋靖，女，天津市南开医院皮肤科

李景云，天津公安医院

李维云，女，天津市中医药研究院附属医院

卢桂玲，女，天津市中医药研究院附属医院

吴之伍，女，天津市南开医院

徐丽敏、女，天津市长征医院

陈敬，女，天津中医药大学第二附属医院

乔树芳，天津市中医药研究院附属长征医院

第七节 麻醉学

1947年中央医院（天津医学院附属医院）聘有加拿大医学博士姚张明和华西医大毕业的亚仁华专职担任该院麻醉工作，开展气管内吸入麻醉、神经阻滞麻醉、褥垫法连续腰麻等专业技术。由姚张明主持的麻醉专业进修班，是国内最早的专业培训班。1948年姚张明离去，该进修班由王源昶主持，为本市及外省市继续培训专业人才，长达四十年之久。来津学习的近200余名，其中不少人已成为全国知名的专家学者，载入《中国当代麻醉学家》的有20余人。天津的专业基地除天津医学院附属医院麻醉科外，还有第一结核病院、第二中心医院、中国医学科学院血液病医院等单位。

1947—1966年褥垫法连续腰麻、笑气吸入麻醉和建立麻醉血库。1951年施行气管插管 Flagg 氏铁筒法吸入麻醉；1957年施行静脉硫责妥纳—普鲁卡因—唛啶全身麻醉术；1948年施行单剂量硬脊膜外神经阻滞术；1955年施行胸壁外心脏按摩复苏术、支气管内麻醉术、双腔导管支气管插管麻醉、低温麻醉、麻醉期控制性降压、危重病人的中心静脉压监测、重症休克抢救等。

20世纪60年代初，本市心血管外科及其麻醉方面取得的成就在国内居领先地位，《选择性低温选择性体外循环直视心脏手术》的论文在1962年世界第20届外科学会上宣读，被誉为"四大体外循环"方法之一。1964年，在南京召开的首届全国麻醉会议上，天津提出的论文，其质量水平居全国之冠。1966年后，天津医学院附属医院成立麻醉专业教研组，开始接受硕士研究生。王源昶在交感神经 $\alpha\beta$ 受体联合阻滞剂的科研基础上又提出麻醉期间循环调节的理论，更新了原控制性低血压的概念，解决了某些内分泌病所致高血压危象的手术麻醉处理。

市第二中心医院麻醉科主任医师郑志雄从1957年开始在麻醉专业所用的器械改革方面进行多方面的探索，成效显著，于1971年参加华北第一座高压氧舱的建设及首次人体试压并试制自动呼吸活瓣成功，后仿制国外压力预调型通气机投产，填补了当时中国的空白。1984年李仲廉、邓迺封、郑志雄、周振东、赵玉庆等人各自在所在单位开展"顽固性痛症治疗"技术，效果良好。今已有李、邓、郑三人加入IASP，成为正式会员。市麻醉专业学会派委员参加天津医学院、天津职工医学院的专业班授课，为本市培训数十名学员。

1990—2008年是天津麻醉事业迅速发展的时期，随着从业人员、技术水平、专业药物和设备的不断发展，天津麻醉已经摆脱了人员素质低、设备老化的困境，发展为集临床麻醉、疼痛诊疗、危重症为一体的真正意义上的临床二级学科。据统计，2006—2008年全市完成麻醉100.6万例，其中麻醉相关死亡率小于1.5/10万，达到国际国内先进水平。在为外科各领域发展提供保障的同时，麻醉医生开始走出手术室，在急慢性疼痛诊疗、门诊诊疗麻醉等领域发挥越来越大的作用。

多年来，天津麻醉从业人员的数量和基本素质有了质的改变。1990年，经教育部批准，天津医学院在全国医学高等院校中第二个设立5年制麻醉学专业，招收麻醉本科生，大批经过专业训练的毕业生对迅速提高天津麻醉从业人员的素质起到关键作用。据2007年底统计，全市麻醉从业人员674人，其中本科以上学历达到70.5%，副主任医师以上职称53人，麻醉医生学历和职称水平大大提高。2003年，天津市2名年轻医生获得麻醉学科博士学位，标志着天津麻醉高水平人才队伍的形成。截止到2007年底，天津麻醉医生中具有硕士学位 120 人，博士学位 18 人。2005 年，天津医科大学总医院王国林遴选为博士生导师，2006 年开始招收天津第一名麻醉专业博士研究生。2008 年，天津麻醉住院医生培训基地在天津医科大学总医院、医科大学第二医院等 10 所综合性医院建成并招收首期培训住院医生，标志着天津麻醉人才培养的制度化、规范化。

1992 年，李文硕创办《麻醉与临床相关医学杂志》并担任主编，为天津麻醉早期的科研工作做出了贡献。王国林于 2004 年承担天津麻醉专业第一个市级自然基金和国家自然基金课题。

1992 年，天津市医学会麻醉学分会承办中华医学会第一届全国产科麻醉学术会议，这是天津市首次主办全国性学术会议，此后，全国疼痛学术年会、全国小儿麻醉年会、全国麻醉高等教育年会、全国神经外科麻醉年会、《中华麻醉杂志》全体编委会等多次全国性麻醉专业会议在天津举办。

进入 20 世纪 90 年代，各种新型麻醉药物的出现是麻醉迅速发展的基础，天津各大医院麻醉科不断引进各种新型麻醉药物，在临床摸索经验，然后迅速推广到全市。90 年代初期，随着非去极化肌松药在全市各大医院的逐渐普及，改变了全身麻醉中肌松单一问题（仅有琥珀酰胆碱用于全麻诱导及维持），进而减少了由于琥珀酰胆碱应用不当造成的肌松不完善、二相阻滞及其他相关副作用。1994年，新的静脉麻醉药丙泊酚在天津医科大学总医院首先用于临床，以后迅速普及到全市各医院，成为全凭静脉麻醉的新方法和主要用药。在此基础上，1998 年把控输注技术（TCI）相继在医科大学总医院、医科大学第二医院等麻醉科开展，全身麻醉开始走向以起效快、安全、苏醒快为特点的新时代。20 世纪 90 年代末期，随着新的局麻药物罗哌卡因、左旋布比卡因的相继上市和在全市各医院的广泛应用，局麻药过敏、心脏及神经毒性等问题逐渐得以控制。罗哌卡因感觉运动阻滞分离的特点使无痛分娩及术后镇痛得以开展与推广。随着神经刺激引导神经阻滞技术的引进，腰丛、坐骨神经、股神经阻滞等技术在各大医院得到普及，大大提高了病人的安全性。

20 世纪 90 年代中期，现代化麻醉机逐渐取代呼吸机，在各大医院麻醉科普及，成为全身麻醉的主要呼吸支持手段，麻醉方式也逐渐从全凭静脉普鲁卡因麻醉向静吸复合麻醉发展，提高了全身麻醉病人的安全性。2002 年以后，随着地氟烷、七氟烷等新一代吸入麻醉药物的引入临床，和各大医院相继改造和新建手术室，手术室净化系统的应用，吸入麻醉重新得到重视并广泛开展。

随着一大批新设备和新技术的出现，麻醉在保障病人安全、减少病人痛苦等方面的作用逐步得到各方面的认可。

进入 21 世纪以后，随着各医院监护设备的更新换代，有创监护手段如有创动脉压力监测、中心静脉压监测、连续心排量监测等逐渐在大型综合性医院和部分专科医院得到普及应用。2000 年以后，医科大学总医院、市第一中心医院等综合性医院在原有基础上，开始建立麻醉科术中检验室，新的实验室检测手段如动脉血气、电解质检测、乳酸检测、血栓弹力图等逐渐成为各医院的麻醉科常规监测项目。21 世纪开始，以 BIS 为代表的麻醉深度监护技术逐渐在临床推广使用，2001 年，医科大学总医院试用了第一台国产麻醉深度监护仪，并在 2004 年首先将 BIS 监测用于临床。2005 年，市环湖医院首先在全身麻醉病人使用熵指数监测麻醉深度。在麻醉深度监测技术的基础上，同年，该院首先开展神经外科麻醉术中唤醒技术，此后医科大学总医院、市人民医院等先后在神经外科、功能骨科等领域开展唤醒技术应用。

2003 年，医科大学总医院在全市率先建立麻醉后恢复室（PACU），并设专门护士。2005 年成立具有 8 张床位的规范化 PACU 并制定相关管理规定。2007 年天津市麻醉质控中心规定 PACU 为三级医院必须具备的标准。

1995 年 6 月 12 日，天津市临床麻醉质量控制中心正式成立，这是在全国较早成立的省级麻醉质控中心，该中心和天津市医学会麻醉学分会的专家在医院等级评审、麻醉学科准入、临床麻醉安全控制、青年医生培养等方面做了大量工作，为天津麻醉事业的发展做出了贡献。

麻醉学专家名录

王源昶（1922—1998）

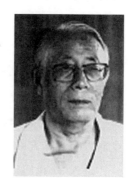

1922 年出生于山东省荣成县，1948 年 10 月毕业于北京医学院医疗系。曾任天津医科大学总医院麻醉科主任，兼任中华医学会麻醉学分会委员与天津市医学会麻醉学分会主任委员、《中华麻醉学杂志》《中国急救医学杂志》编委会常委。

1951 年开始开展了气管、支气管内麻醉、高位硬膜外麻醉、连续脊椎麻醉、普鲁卡因静脉复合麻醉、低温麻醉、控制性低血压麻醉、人工冬眠疗法、低温中断循环、低温体外循环、低温半身体外循环等一系列麻醉术，并顺利开展了中心静脉压与左房压监测，在较短时间内便取得了全国同行刮目相看的显著成就。1957 年他创造了胸外心脏按压术，并应用于妊娠合并急性阑尾炎病人行单次硬膜外麻醉致心脏停搏复苏成功（《中华外科杂志》1957），这一成果较 Kouwenhoven（J. A. M. A，1960）早 3 年。此项成就在 1985 年 9 月在日本松本市举行的日本第四次会议上为日美德麻醉急救医学家所公认，也于 2013 年被列入由 EGER 教授等主编的世界麻醉史中。这也是中国麻醉学专家对世界麻醉最为重大的贡献之一。他共发表学术论文 134 篇，参编与主审麻醉学专著 13 部，举办麻醉进修班 20 届（1951—1981），为中国培养麻醉医学学科带头人 200 多名。

他编写了数十万字的麻醉教材与参考教材，为后来麻醉医学专业的教材编写创造了条件，打下了坚实基础。特别值得提出的是将 Safar1981 年版的心肺脑复苏一书的译出，对促进急救医学发展做出突出贡献。

李文硕（1930—2017）

1930 年 5 月 23 日出生于天津市，1957 年毕业于天津医学院。

曾任天津医科大学总医院麻醉科主任和麻醉学教研室主任、副院长。兼任天津市麻醉学会主任委员、全国高等麻醉学研究会副主任委员、《麻醉与临床相关医学杂志》主编、《中国中西医结合外科杂志》副主

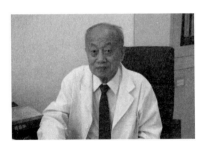

编、《中国煤炭工业医学杂志》常务编委、《中国医药杂志》《天津医药杂志》编委。

从事麻醉临床 40 年，在临床麻醉和液体治疗的理论与实践研究有较深造诣，发表学术论文 183 篇，参编、副主编、主编、主审、参审医学专著 45 部，出版专著《液体治疗学》《临床液体治疗》《临床输液手册》，这些成果目前在国内仍居领先水平，他为发展我国的液体治疗学做出了杰出贡献。

郑志雄

1932 年出生于福建省莆田市，1953 年毕业于福建医学院。曾任天津市第二中心医院麻醉科主任、中华医学会急诊医学分会委员。

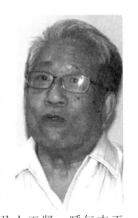

最显著的特点是未曾用过的麻醉药自己先用，手头缺少的器材尽可能设法组装试制。工作以来曾经亲自尝试吸入三氯甲烷、氯乙烷、85％氧化亚氮、安氟醚、异氟醚共九种以上全身麻醉药；由于国产医疗器械短缺，他多年来参加呼吸机、麻醉机、人工心肺机、血液灌流及人工肾、呼气末正压装置、心脏按摩机、喷射通气机（从常频直至高频振荡）等仪器的研制和动物实验，并组装、改装各类全麻回路。他 30 年来致力于科研工作，曾发表论文 50 余篇，参编著作多部。

邓逦封

1934 年 9 月生于北京，1957 年毕业于第一军医大学，毕业后从事麻醉专业临床、教学和科研等工作，曾任天津医科大学第二医院

麻醉科主任、麻醉教研室主任。在国内率先将微型计算机应用于麻醉学领域，《无创性心功能血流动力学及心律失常监测微机系统》获得天津市科技进步三等奖；《气管内插管式心电、呼吸、体温组合传感

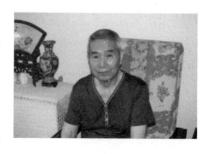

器》等课题获国家教委科技进步二等奖和国家发明四等奖。创办本市首家"疼痛门诊"及疼痛诊疗中心。

王国林

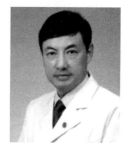

1955 年 12 月出生于江苏金坛，1982 年毕业于南京医科大学医学系，1989 年获硕士学位；曾任天津医科大学总医院副院长、麻醉科主任、麻醉学教研室主任、天津市麻醉学研究所所长。现任中华医学会麻醉学分会第十届委员会常委、中国医师协会麻醉学分会副会长、全国高等医学教育研究会麻醉学分会副理事长、中华医学会麻醉学分会神经外科麻醉学组组长，天津市医学会麻醉学分会主任委员，兼任《中华麻醉学杂志》副总编、《国际麻醉学与复苏杂志》副总编、《临床麻醉学杂志》常务编委。

薛玉良

1951 年 3 月出生于天津市，1977 年 2 月毕业于天津医科大学，历任天津医科大学第二医院麻醉科主任兼天津市第一中心医院麻醉科主任，现任天津市泰达心血管病医院麻醉手术部主任；兼任中国医师协会麻醉学医师分会委员、

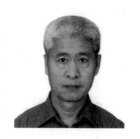

天津市医学会麻醉学分会副主任委员、中国心胸血管麻醉学会常务理事、副会长、《中华麻醉学杂志》《临床麻醉学》《国际麻醉与复苏》《天津医药》等杂志编委。擅长体外循环和复杂移植手术麻醉，发表论文 40 余篇，主编和参编著作 19 部，主编《体外循环基础与临床》，创建麻醉研究室。

第八节　疼痛学

80 年代初天津医学院第二附属医院和天津市第一医院等个别医院尝试开展"除痛门诊"，是国内疼痛门诊开展最早的城市之一。1990 年，天津医科大学总医院、第二附属医院等麻醉科分别在各自分院建立疼痛门诊及病房，主要以连续硬膜外或局部阻滞复合皮质激素、阿片类药物治疗腰腿痛、肩周炎、肋间神经炎、腱鞘炎和癌性疼痛等急慢性疼痛。2000 年，医科大学第二医院建立疼痛科，逐步开展影像引导下的神经阻滞治疗慢性疼痛，如半月神经节介入治疗三叉神经痛、背根神经节介入带状疱疹后神经痛、等离子射频复合胶原蛋白酶治疗椎间盘源性疼痛、腹腔神经丛和腹下神经丛介入治疗癌性疼痛等。

1996 年天津市肿瘤医院根据国外多学科治疗癌痛的经验，借鉴美国 MD Anderson 癌症中心的理念，组成了由麻醉科、中西医结合科、肿瘤内科共同参与的多学科癌痛治疗模式，是在国内最早开展多学科治疗癌痛模式的医院之一。1997 年至 1998 年间该院在综合病房接收治住院癌痛患者，由麻醉科医生接受和管理癌痛患者，开展了以神经阻滞、神经毁损为主要治疗手段的微创介入疼痛治疗。2001 年以后由王昆副主任负责除痛门诊的管理，并开展了 PCA 泵持续臂丛神经阻滞、酒精脊神经毁损治疗骨转移癌痛等，对以后在 B 超或 CT 引导下行腹腔神经丛阻滞、PCA 治疗腹腔肿瘤疼痛等奠定

387

了治疗基础。

2002 年天津医科大学第二医院郑宝森和马文庭主任等申报的"改良 BONICA 技术颈椎胶原酶治疗颈椎间盘突出症"是国内首次提出胶原蛋白酶治疗椎间盘突出症的客观量化标准，获得 2011 年天津市科技进步三等奖。

2005 年肿瘤医院在天津市率先引进了射频热凝毁损系统对癌性肋间神经痛、开胸术后刀口疼痛、带状疱疹、骨转移痛及癌性会阴痛等肿瘤神经病理性疼痛治疗。

2006 年为天津市疼痛治疗特色的阿霉素半月神经节介入治疗三叉神经痛和阿霉素背根神经节（DRG）介入治疗带状疱疹后神经痛（PHN）和外周癌性神经痛技术，影像引导下 DRG 介入治疗 PHN 总有效率为 91％，已经得到全国疼痛治疗同道的公认，并作为特邀代表在台湾地区疼痛学会年会做了"阿霉素介入治疗神经病理性疼痛"学术交流。每年有几十名来自全国近 30 个省市的疼痛科医生专程到天津学习阿霉素技术。同年天津市疼痛科开始引进臭氧（O3）椎间盘注射和射频消融治疗椎间盘突出症。郑宝森主编的全国第一部《神经阻滞技术解剖学彩色图解》也在天津出版。2006 年肿瘤医院开展了经皮椎体成形术、溶骨性破坏的射频消融治疗等技术。

2007 年天津开展等离子射频治疗颈腰椎间盘源性疼痛，当时天津疼痛治疗开始采用多模式疼痛介入治疗技术。例如：射频复合胶原酶，臭氧复合胶原酶、等离子复合胶原酶治疗椎间盘突出症，之后引进美国 Disc-FX 治疗腰椎间盘突出症。该技术可以经皮穿刺利取出突出的椎间盘，同时用低温（42℃）等离子髓核消融技术减少突出的椎间盘张力，减轻或解除椎间盘突出物对神经的挤压而治愈椎间盘源性疼痛获得成功，使得治疗椎间盘突出症技术不断发展，同时治疗效果显著提高。天津医科大学总医院开展 CT 引导下介入治疗三叉神经痛等慢性疼痛。同年，天津肿瘤医院建立了全国第一家以疼痛科医生为主体的癌痛病房。收治不同肿瘤导致的顽固性癌痛。开展了包括瘤体毁损治疗坐骨神经痛、射频热凝毁损联合经皮椎体成形术治疗骨转移、上腹下神经丛毁损治疗盆腔癌痛、粒子植入治疗癌性神经病理性疼痛等。

2009年本市疼痛科医生在全国率先引进椎间孔镜治疗腰椎间盘突出症技术。第一例治疗是由北京301医院张西峰亲自到医大二院疼痛科完成。治疗后的患者疼痛立即消失，治疗前疼痛的下肢可以抬到15°，治疗后立即可以抬到75°，次日患者可以下地行走。同年郑宝森申报的疼痛学项目"阿霉素对大鼠背根节作用机制的基础研究"首次获得天津市自然科学基金资助，使得天津市疼痛学基础研究进入了一个更高的水平。

2010年天津肿瘤医院疼痛科引进了心理治疗医生，开展了肿瘤心理的筛查、评估和治疗。在2012年心理学科获得了一项国家青年科学基金。

2011年开始天津疼痛学分会按照天津市卫生局要求，组织专家到申报注册疼痛科医院进行审验工作。截至2014年完成对天津医大总医院、第一中心医院、人民医院、环湖医院、第四中心医院、肿瘤医院、天津医院、第四医院、海河医院、汉沽医院、武清区医院、宁河医院、静海医院、蓟县医院、宝坻医院、东丽医院、北辰医院、津南医院、西青医院、三潭医院、港口医院等20余所医院按照国家卫计委标准通过了天津市卫生局医政处对疼痛科注册的审批，对我市疼痛科规范化建设与顺利发展奠定了良好组织基础。

2012年由郑宝森指导刘靖芷主任完成的"微侵袭技术治疗难治性神经痛的实验与临床应用研究"获2012年度天津市科学技术三等奖。

2014年天津肿瘤医院疼痛科开展了晚期肿瘤营养治疗，完善了肿瘤患者姑息治疗的体系，包括肿瘤患者的癌痛及症状治疗、心理治疗和营养治疗的综合肿瘤姑息治疗体系。

389

第九节　激光医学

天津市医学会激光医学分会成立于 1992 年 9 月 10 日，由沈庆祥、许福昌等发起并召开了成立大会。20 年来，天津市医学会激光医学分会积极开展形式多样的学术活动，通过每年举办一次天津市激光医学学术年会，总结交流天津市激光医学领域的最新成果，促进激光医学领域科技创新和成果转化，同时还成功举办了多次全国学习班。2004 年还承办了全国激光医学暨全军激光医学学术年会，取得圆满成功。近年来，随着天津市激光医学技术的发展，临床应用愈加广泛，涵盖眼科、耳鼻喉科、皮肤科、泌尿外科、骨科等多个领域，称为临床实践中不可或缺的诊断、治疗途径之一。

眼科方面

激光技术已经渗透到基础和临床的许多学科和专业之中，并对眼科医学的发展起着重大的促进作用。

耳鼻咽喉头颈外科领域

基于激光技术的临床实践由来已久，早在 1992 年便全面开展了二氧化碳脉冲点阵激光治疗声带白斑、乳头状瘤等手术治疗。随着光动力疗法基础研究的逐渐深入，在耳鼻咽喉头颈外科方面的临床应用也逐渐开展起来。

皮肤科

多种多样的治疗手段是皮肤病的特色，其中激光技术的发展给皮肤病的治疗带来了飞跃。激光治疗色素性皮肤病和血管性皮肤病在天津市开展较早，但由于某些因素曾一度停滞，近些年来随着激光技术的迅速发展，各种新型激光设备的不断推出，激光治疗皮肤病成为各大医院皮肤科的重点发展方向。

美容整形

2011年10月以来，天津市眼科医院眼科医学美容专业引用二氧化碳超脉冲点阵激光仪，治疗眼部及颜面部瘢痕，睑缘各类赘生物，眼周血管瘤，痤疮瘢痕，睑黄瘤，细腻肤质等，该项技术荣获2012年度天津市卫生系统引进应用新技术填补空白项目。激光除皱、祛斑、祛印儿、嫩肤、脱毛，也在全市大型医院皮肤科先后开展。长征医院、公安医院、总医院、第三中心医院先后开展光子嫩肤，总医院和长征医院开展激光脱毛，2014年公安医院首家引进黄金微针，成为皮肤年轻化治疗更加强有力的武器。

此外，2011年11月，中国医学科学院生物医学工程研究所和天津市滨海华医光电技术有限公司共同申请并获得批准成立天津市激光医学工程技术中心，顺利通过验收，成为我国第一个获得政府批准的省级激光医学类的工程技术中心，该中心为集技术研发、技术输出、临床试验、成果转化为一体的多功能技术平台，中心拥有高学历专职研发人员30余人，聘请10余位国内外知名专家作为客座专家，中心拥有先进的激光医学研究平台，在天津市四家三级甲等医院建立了临床试验基地，为天津市激光医学的发展提供了一个良好的创新平台。

激光医学专家名录

李迎新

1959年8月13日出生，1990年10月毕业于天津大学精密仪器工程系，获博士学位；现任中国医学科学院生物医学工程研究所教授、常务副所长、党委副书记、兼任中华医学会激光医学分会前任主任委员，中国生物医学工程

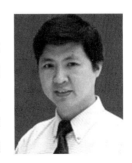

学会理事，天津市医学会激光医学分会前任主任委员，天津市生物医学工程学会副理事长，《国际生物医学工程杂志》总编辑；《中国激光医学杂志》《中国生物医学工程学报》《中国医疗设备》常务编委。

黄永望

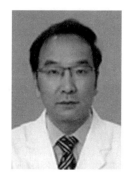

1957年2月出生于天津市，1982年毕业于天津第二医学院；现任天津医科大学第二医院耳鼻咽喉头颈外科主任，兼任中国艺术医学协会嗓音专业委员会主任委员、中国艺术医学协会理事、中国中西结合学会耳鼻咽喉科专业委员会嗓音专家委员会主任委员、天津市医学会激光医学分会主任委员、天津市医药学专家协会耳鼻咽喉科专业委员会主任委员、中华医学会激光医学分会委员、中国光学学会激光医学专业委员会委员、天津市医学会耳鼻咽喉头颈外科学分会副主任委员、天津市中西医结合学会耳鼻咽喉专业委员会副主任委员；《中国中西医结合耳鼻喉科杂志》《听力及言语疾病杂志》编委。

王 雁

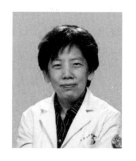

1962年出生于天津，1983年毕业于天津医科大学；现任天津市眼科医院副院长，屈光手术中心主任，天津市眼科研究所副所长，天津市眼科学与视觉科学重点实验室副主任、南开大学博士生导师，美国 Nova Southeastern University、东南大学客座教授。兼任《中华眼科杂志杂志》《中华眼视光和视觉科学杂志》《中华眼科实验杂志》等学术期刊编委，《中华医学百科全书》眼科学卷编委。

第十节　介入医学

天津市医学会介入医学分会于 2014 年 9 月 5 日成立。天津医科大学肿瘤医院郭志被选为主任委员，范勇、宇东、于长路、丛洪良为副主任委员，邢文阁、陈光、张秀军、于海鹏为常务委员，工作秘书于海鹏，学术秘书司同国。天津市介入医学分会的成立，为天津市开展介入治疗的不同学科专业人员提供一个相互交流、共同学习、共同提高的平台。分会成立以来举办两次学术交流会，针对当今研究热点及研究方法问题，如新材料、治疗技术、治疗争议问题，从不同角度解读介入治疗在肿瘤综合治疗中的价值与地位，为介入治疗与其他多种抗肿瘤治疗手段的交叉融合提供交流平台，探讨肿瘤介入综合治疗新平台建设的可行性。

第十一节　医学遗传学

　　20 世纪 70 年代，医学遗传学在天津市有了一些发展。天津医科大学总医院辜士扬在我国内分泌专家、天津医学院院长朱宪彝的支持下，于 1970 年在天津医科大学总医院妇产科建立了天津市第一个医学遗传室。1972 年完成了天津市第一例外周血染色体的检测；1979 年 11 月在湖南长沙召开的我国第一届医学遗传学术会议期间，成立了若干个学术性的组织，其中最大的就是产前诊断协作组（即现在的中国优生科学协会）。产前诊断协作组下设七个片：东北片、华北片、西北片、华东片、上海片、西南片、中南华南片，其中华北片的负责人是辜士扬。1980 年又建立天津市第一个遗传咨询门诊，由遗传专业医生和妇产科医生共同进行遗传咨询和优生优育指导。1980 年受天津市卫生局委托为天津市培养了一批从事医学遗传研究的人员。与中科院遗传所联合承担"七五"国家重点课题，开展产前诊断的研究工作，1982 年完成了天津市第一例羊水染色体的检测。1986 年辜士扬建立了孕早期绒毛染色体的 G 显带方法，荣获国家计划生育委员会科学技术进步三等奖和天津市科技进步成果三等奖。随后辜士扬又建立了酶解法制备绒毛染色体的技术，为世界首创，荣获天津市科技进步三等奖，并于 1986 年将该成果应用于临床，完成了本市第一例经阴道抽吸绒毛进行胎儿染色体的检测。举办了两期全国学习班推广绒毛染色体制备技术。目前该技术仍处于国际先进水平。

第十二节　健康管理学

2008 年继北京之后，由张愈、田惠光及一些有识之士的专家、学者发起成立天津市医学会健康管理学分会（健康管理学专业委员会），居全国第二。其宗旨：团结广大医务人员，调动其积极性，学习、研究健康管理的理论与实践，创造性的发展健康管理事业，为人民健康服务，达到降低慢性病的发病率之目的，为提高我国人民健康水平贡献力量。

截至 2011 年，天津健康体检与管理有关机构共 98 家，全国健康管理相关机构数量不少于 5744 家。其中体检中心机构占机构总数的 65%。

健康管理分会成立以来，主要工作如下：

一、制定适合国人需求的体检和评估标准

根据健康管理学的实际内涵其责任，制定体检套餐项目，细化体检套餐内容，由单纯疾病筛查向健康综合评估转变，达到干预的预防目的，实现其可持续性发展。

二、开展科学研究，促进学科发展

为了促进学科发展于 2010—2014 年期间进行了三项课题的研究：1. 生活模式干预对糖尿病疗效的研究：通过健康教育，以改善生活方式为主要的干预手段，提高了患者对糖尿病综合治疗的依从性，使血糖得以控制。2. 对基本健康管理的应用研究：采用天津市基本健康管理试用规范，对目标人群进行基本健康管理效果的分析。

3. 帝泊洱茶饮对血脂异常患者干预效果的研究。

三、开展社区公益性培训，建立健康管理基础人才队伍

四、开展学术交流，提高学术水平

五、促进健康体检服务业的发展，为企业提供公益性服务

第八章　医技学科

第一节　检验医学

1954 年，天津市的检验医学老前辈自发组织、并经市民政局批准成立了天津医事检验学会，开展学术交流活动。1957 年，反右派运动后停止活动。1977 年，天津市医学会检验分会恢复活动。

20 世纪 90 年代以来，医学检验在全市快速发展，各型医院的临床检验部门在许多检测项目上都已实现自动化，所能测定的项目种类比以前丰富很多，城乡基层卫生机构也配备了常用的检验设备，为临床提供大量有意义的检测结果。医学检验已成为全市临床医学中不可缺少的部分，医学检验技术的进步在临床工作中所发挥的作用也越来越重要。

血液分析仪又名血细胞分析仪，是医院临床检验应用非常广泛的仪器之一。随着近年计算机技术的发展，血细胞分析技术由三分群转向五分群，从二维空间转向三维空间。20 世纪 80 年代初，天津医学院第二附属医院引进 sysmex 公司 F-800 血细胞分析仪。90 年代初，天津市静海县医院引进了天津地区第一台 KX-21 三分群血细胞分析仪。1999 年，市第三中心医院引进全市第一台 SF-3000 全自动五分群血液分析仪，由此血细胞分类技术由三分群进入五分群时代。随后，中国医学科学院血液病医院、天津医科大学总医院、天津市肿瘤医院、天津泰达国际心血管病医院陆续引进 XE 系列全自动五分群血液分析仪。

1999 年，市肿瘤医院引进 sysmex 公司全自动血凝仪 CA-6000。2001 年 12 月，市第一中心医院、医科大学总医院先后安装了 UF-100 全自动尿沉渣分析仪。

生化分析仪是根据光电比色原理来测量体液中某种特定化学成分的仪器，现已在各级医院、疾病预防与控制部门、计划生育服务站广泛使用。天津市自 1980 年成立检验中心以来，在孟广文、贾维芬和帅真等人的推动下实现了生化酶法检验及半自动生化仪的推广，并初步尝试试剂的统一。1982 年，天津市第一医院、公安医院率先引进柏林格曼海姆公司 CORONA 分立式全自动生化分析仪。20 世纪 90 年代初，自动生化分析仪在大医院逐步推广。2002 年，市第三中心医院引进强生 Vitros DT60 半自动干式生化分析仪；2004 年，解放军第二五四医院引进强生 Vitros 250 全自动干式生化分析仪，随后天津多所医院普遍使用了干式生化分析仪用于急诊生化检验。氨基酸的检测在肝硬化、肝癌、糖尿病及呼吸衰竭诊治中有很大意义。20 世纪 80 年代初，市第三中心医院引进市内首台日立 835 型氨基酸分析仪，随后，市第三医院、医科大学总医院也引进氨基酸分析仪用于临床。市儿童医院采用高效液相色谱仪进行血液的氨基酸分析，2008 年，市第三中心医院更新引进了日立 L-8900 型氨基酸分析仪。

1993 年，市卫生防病中心、天津医学院附属医院、公安医院先后引进细菌和药敏自动分析仪。

2000 年，天津津城放免中心引进了全自动电化学发光免疫分析仪（ECL1010），随后几年天津市多所医院（包括多所二级医院）普遍采用全自动化学发光免疫分析仪分析临床标本，显著提高了临床免疫检验项目的检测水平，使免疫项目与生化项目一样可以定量报告并缩短了报告时间。

PCR 核酸检测技术于 20 世纪 90 年代中期进入天津市临床检验领域。荧光定量 PCR 核酸定量技术是在常规 PCR 基础上加入荧光标记探针或相应的荧光染料来实现其定量功能。1999 年，市第一中心医院、解放军第二五四医院率先引进荧光定量 PCR 技术。2000年，荧光定量 PCR 技术进入医科大学总医院、市传染病医院、市天津医院、市儿童医院、中医学院第一附属医院等。2004 年荧光定量 PCR 技术普及，先后进入市第三中心医院、医科大学第二医院、第五中心医院及其他二级甲等医院。首批通过卫生部审批准许开展临床基因扩增检验技术的有市第一中心医院、市第三中心医院和市传染病医院。截至 2007 年已有多所医院通过了由卫生部和天津市临床检验中心组织的审批。

2001 年，天津中医学院第一附属医院等引进挪威 NycoCard Reader Ⅱ 全定量金标检测仪开展 D-二聚体等检测项目，随后天津市多所医院引进类似设备使得床旁检验（POCT）技术蓬勃开展。

天津市医学会检验分会主办组团参加国际、国内学术交流会，大会发言的有：2008 年 7 月第 17 届国际支原体学术会议，王金良的报告为大会 3 个主旨讲演之一的《支原体疾病研究在中国》；1998 年 5 月 18 日，在美国亚特兰大召开的第 28 届美国微生物学年会上，王金良报告《血液培养中肠球菌的耐药性分析》；2000 年 6 月 15 日，在香港的第 3 届世界华人临床生化大会上，王金良做大会主题讲演《迈向 21 世纪的检验医学技术》；6 月 20 日，他在菲律宾马尼拉召开的首届亚洲临床检验科学家会议上，报告《注视革兰阳性球菌的耐药性发展》；2000 年，参加世界华人临床生化检验学术会议，并参与主持分会场讨论。

检验学专家名录

王金良

1933 年 5 月出生于天津市，1951 年从事检验工作，曾任天津市公安医院检验科主任、副院长、中华医学会检验分会、常委、副主任委员、《中华检验医学杂志》编委、天津市医学会检验分会主任

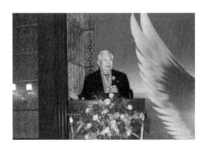

委员。

从事检验工作 60 余年，在我国率先开展了非发酵菌的检验并制定了鉴定流程，在全国推广。率先自主研发了"肺炎支原体"抗体的 ELISA 检测法，在我市率先开展了幽门螺杆菌检验，领先在临床应用"多功能"综合检验项目。发表论文 200 余篇，主编《临床微生物检验和进展》《实用检验医学试验技巧》，参编《实用检验医学》《现代诊断微生物学》等 6 部专著。主审《输血医学进展》译著。

帅 真

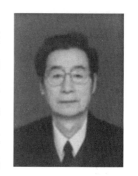

1931 年 8 月出生，1956 年毕业于哈尔滨医科大学。曾任天津市临床检验中心主任，兼任天津市医学会检验分会副主任委员、《天津医药》《临床检验信息》杂志编委、《临床检验》杂志特邀编委。参与组建国内第一个临床检验中心——天津市临床检验中心，先后主持完成本单位及外单位的合作科研课题 12 项，获天津市科技成果奖 5 项，其中血清镁离子酶法测定为国际首先建立，并获专利证书。曾先后撰写论文近 30 篇，参编著作《实验室数据处理》。

李忠信

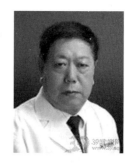

曾任天津医科大学第二医院临床检验教研室主任、中华医学会检验分会常委、天津市医学会理事兼检验分会主任委员、天津生物医学工程学会理事兼临床医学工程专业委员会委员。《生物医学工程与临床》杂志编委，《临床检验杂志》《江西医学检验杂志》特邀编委。专业研究方向：实验室自动化和管理、临床化学方法学建立。曾在国家核心期刊发表学术论文 6 篇，主编专著 1 部、副主编 2 部、参编 5 部。曾承担天津市教委等课题研究 2 项，获天津市人民政府优秀新产品奖 1 项。

姚　智

1962年出生，曾就读于天津医科大学、北京医科大学及天津大学，获得临床医学专业学士学位、基础医学专业硕士学位及应用化学专业博士学位。现任天津医科大学党委书记，曾任天津医科大学免疫学系主任、天津医科大学

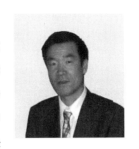

副校长、天津市医学会检验分会第七届主任委员，兼任教育部免疫微环境与疾病重点实验室主任、国务院学位委员会学科评议组成员、国际支原体联盟常务理事、中华医学会微生物学及免疫学分会主任委员、中国免疫学会常务理事、天津市免疫学会理事长及《中华微生物与免疫学》《中国肿瘤临床》副主编、《Journal of Cellular and Molecular Immunology》《中国免疫学杂志》《国际免疫学杂志》《中国生物治疗》等杂志编委。

主要从事免疫微环境与疾病之间关系的研究，先后承担国家"973"课题、国家"863"项目、国家"重大新药创制"科技重大专项、国家自然科学基金及天津市重点攻关项目等课题20余项，发表SCI收录论文151篇，相关研究成果发表在PNAS、Cancer Res.、JBC等国际知名期刊上，所带领的课题组发现Tudor-SN表达异常升高，导致肿瘤细胞骨架排列紊乱，侵袭迁移能力上升；发现Fibulin家族通过抑制Wnt/b-catenin通路起到抑制肺癌细胞侵袭转移的作用等，为相关肿瘤的诊治预防提供的实验室数据。获得省部级科技奖励7项，获得国家发明专利5项，主编或参编著作11部。

彭　林

1965年6月生，1989年毕业于现任天津市儿童医院院长。天津市医学会检验分会第8届主任委员；天津市临床检验中心主任；中华医学会检验分会常务委员；中国医师协会检验医师分会委员；《中国实验诊断》《中华血栓止血学杂志》

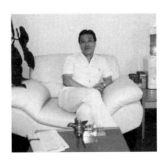

《中华检验医学杂志》编委。

在血液学相关领域（如：血栓与止血，心脑血管性疾病，以及造血调控方面）从事基础与临床科研工作近十几年，积累了丰富的理论知识及实验操作经验。历年来作为主要成员主持并参与完成了多项国家自然科学基金及卫生部基金资助的科研项目。在美国进修期间参与完成两项 NIH 资助课题，作为课题负责人申请并完成了一项美国心脏学会（AHA）资助的为期三年的博士后基金课题（Research Foundation for Young Post-doctoral Investigator）。作为第一作者在国际级及国家级主导刊物上发表论文近三十篇，多次在国际性和全国性学术会议上作研究报告并获好评。

第二节 病理学

1951 年，天津医学院王德延、谭郁彬执教病理学课程并建病理教研室，由马长寿、管善保等做病理技术及病理诊断工作。1951 年天津卫生学校教师吴圣殿等组建病理教研室开展外检及尸检工作。1954 年，铁路中心医院辛实、中心妇产科医院陈有仲相继在所在医院成立病理科。

1955 年，天津医学院马泰、周南等建立病理生理教研室。1956 年李漪在天津医学院建立实验肿瘤研究室。1956—1990 年，市中心妇产科医院由林崧建立病理室以来，培养了不少人才，如陈有仲、穆涛等，并积累了大量国内外罕见的病理资料，整理病理及细胞学科教片 20 余套。此间曾组织全国妇产科病理学习班，为本市及外地培养 50 余名病理科技术骨干。此外，该院开展细胞学阴道镜防癌检查，做到宫颈癌早发现早治疗。穆涛还主办了死婴尸体解剖学习班，培养了 30 多人。

1990 年，陈有仲参加瑞士癌症协会胜加仑洲细胞病理学实验室学习，苏仪经教授主编的《宫内膜细胞病理学》陈有仲为三位编委之一，该书向世界发行。1957 年，由王乃谦、王德延、谭郁彬、张志尧等组成中华医学会天津病理学分会。此时天津病理学科已形成近百人的专业技术队伍。

1964 年，由王乃谦在卫生局马场道的科研大楼内组建天津市科

第八章 医技学科

405

研兼临床病理教学的病理研究室。

1980 年，成立了天津市医学电镜中心室。1985 年王乃谦、张志尧调入天津医药科学研究所，成立病理研究室。

20 世纪 90 年代初至今的 20 余年，随着我国改革开放走向深入，社会经济、科技水平的不断提高，医疗卫生事业的快速发展，天津市病理学科也迎来了加速发展的重要时期。在此期间，全市各医疗单位的病理科在学科建设、基础设施的完善、仪器设备的更新、新技术新方法的应用、人才和学术梯队建设、教学和科研水平的提升等方面均取得了显著的进步，学科面孔发生了深刻变革。作为临床医学的三大支柱之一，病理学已经从以形态学为主的单纯对疾病在组织和细胞学水平对疾病进行诊断、分类，过渡到在形态学基础上，通过细胞生物学、分子生物学等新手段进行分子诊断，在基因和蛋白水平上对疾病进行新的分类，在检测疾病的分子靶点的基础上直接指导临床的分子靶向治疗，从而为临床学科的发展发挥更为重要的支撑作用。

学科建设和基础设施改造

随着天津市医疗事业的发展，全市医院进行了大规模的基础设施建设，使病理科的工作条件得到明显改善，2000 年以来，医科大学病理教研室（含医大总医院、医大第二医院）、市肿瘤医院、市人民医院、市中心妇产科医院、市胸科医院等工作用房均达到 1000 平方米以上，其他医院也都扩充了面积，划分了功能区，实验室设施不断完善。大部分三甲医院已达到卫生部标准。2001 年，医科大学病理教研室成为国家"211"工程重点建设学科。1991 年，医科大学总医院建立了市内第一家免疫组化实验室，2001 年，医科大学病理教研室建立了分子病理实验室。

仪器设备的更新、改善

20 世纪 90 年代初期，病理技术装备开始更新换代，1992 年，天津医学院附属医院首先采用了自动脱水机、封片机、包埋机等新型病理技术设备，随后各大三甲医院病理科也先后进行设备更新，至 2000 年以后，全市病理科均已采用上述新装备。2008 年，市肿瘤医院首先购置 HE 切片自动染色机，新装备的应用显著提升了病理技术的现代化、标准化水平，使制片速度大幅度提高，切片质量得到保证，推动了病理技术的发展。

新技术、新方法的引进、推广和应用

1. 免疫组化技术

1990 年，天津医学院病理教研室在天津医学院附属医院组建了市内首个免疫组化实验室，开始将免疫组化技术应用于临床病理诊断，首先将 PAP、ABC 等免疫组化技术应用于软组织肿瘤、淋巴造血系统肿瘤、神经内分泌肿瘤的分类，癌与肉瘤的鉴别诊断，乙肝病毒、乳头状瘤病毒的定位诊断。同时，天津医学院病理教研室孙保存与军事医学科学院五所合作，开展了国产免疫组化试剂的研制，在国内率先研制成功国产化的 ABC 免疫组化试剂盒，国内 10 余家单位推广应用，获市科技进步三等奖。多次举办免疫组化技术学习班向市内和周边地区以及黑龙江省等地区的医院推广免疫组化技术。1999 年，市肿瘤医院张连郁等用免疫组化方法首次研究了 BCL2 和 BCL6 蛋白表达与 NHL 病理发生和预后的相关性，在国内率先提出两种基因在蛋白水平的协同表达，对 DLBCL 的临床亚组的划分，为临床化疗提供个体化方案带来重要的意义。至 20 世纪 90 年代末期，全市大部分三甲医院均设立了免疫组化实验室，并将该技术应用领域不断扩大。目前，该技术已成为病理诊断不可或缺的技术手段，在乳腺癌、肺癌、肝癌、结直肠癌、淋巴瘤和神经内分泌肿瘤等肿瘤性疾病的诊断和分类中发挥了重要的作用，此外，还应用于多种病毒感染性疾病的诊断。随着分子病理学的进展，多项癌基因表达蛋白，耐药基因表达，肿瘤蛋白靶点的检测，也通过免疫组化方法实现，为临床治疗提供了更为丰富的信息。

2. 分子病理诊断技术

20 世纪 90 年代初期，天津医学院病理教研室率先引进了核酸原位杂交技术，在医学院附属医院病理科开展 HPV DNA 原位杂交检测，用于尖锐湿疣和宫颈癌的辅助诊断。随着 PCR 技术的进步，2007 年，市中心妇产科医院率先应用 PCR 技术在宫颈活检和细胞涂片中开展 HPV DNA 的分型诊断，并在多所医院推广。2005 年，天津医科大学病理教研室建立了基于 PCR 技术和荧光原位杂交技术（FISH）的软组织肉瘤的融合基因检测。

2002 年，市肿瘤医院建立分子诊断实验室，开展肿瘤细胞的遗传学研究。2004 年，该院孙保存进行"双向分化恶性肿瘤血管生成拟态分子机制的研究"，通过对肿瘤组织具有血管生成拟态的患者进行早期诊断、治疗、抑制肿瘤的血道转移，可以提高其生存率，并找到一些肿瘤基因治疗的新靶点。2005 年，孙保存在"FLIP 干扰性小 RNA 阻断大肠癌细胞免疫逃逸的体外试验研究"中，首次提出大肠癌发生中存在凋亡受抑制为特征的细胞选择性增殖现象，并提出舒林酸的预防效果优于治疗效果及 Fas/FasL 系统参与了凋亡诱导机制的观点，研究中建立的技术方法和相关研究结论被广泛应用。

3. 细胞学诊断技术

1992 年，市肿瘤医院细胞学引进了银核仁组成区（AGNOR）染色技术，根据银染色颗粒数目辅助诊断良、恶性肿瘤，在全国率先将该技术引入细胞学诊断。2000 年和 2002 年，市中心妇产科医院和医科大学总医院先后在宫颈细胞学诊断中采用了描述性诊断（TBS）报告，促进了宫颈脱落细胞学诊断的规范化。2003 年，市肿瘤医院对乳腺导管内癌，提出以癌细胞核为主的新分型方法，并在国内各省市应用。2005 年，市中心妇产科医院在市内率先将液基薄层细胞学检测技术（TCT）应用于宫颈脱落细胞学检查，使细胞学涂片制备实现了标准化和自动化，随后，医科大学总医院、市胸科医院等多所三甲医院引进该技术，并应用于胸腹水、痰液和尿液涂片的制备，拓展其应用范畴，促进了细胞病理学诊断的发展。

学术梯队建设和人才培养

1957 年，天津医学院病理教研室王乃谦等为河东医院、第一医院、天津护校等单位培训病理医师 10 余名；20 世纪 60 年代初天津

408

人民医院开始接受全国各地肿瘤病理专科医师进修，每年约 50 至 60 人次。1964 年，天津市病理研究室设于劳动卫生研究所内，为医药工业研究所、畜牧兽医研究所等 10 余个单位培训病理专业技术骨干。天津肿瘤医院、胸科医院、中心妇产科医院、第一中心医院共为本市及外省市培训数百名病理学工作者。到 80 年代，本市的四郊五县医院均建立病理室．由高级病理医师主持工作。

天津在医、教、研领域，形成各具特色的各专科病理专业队伍：有内分泌病理的谭郁彬、庞智玲；肿瘤病理的王德延、张连郁、张宗麟、傅段林；妇产科病理的林崧、王肇敏、陈有仲、范娜娣、穆涛、徐惠芳；普通病理的程之、曾榕、王知难、韩乔海、周雪英；胸科病理的张志尧、邱近明；淋巴瘤病理的张乃鑫；口腔病理的侯芝艳、边学襄；消化科病理的杜宗尧、芦于源；中西医结合病理的李景德、邹念芳；肾科病理的李瑞宗、张景全、周美云、卞照汉；儿科病理的廖湘彬、隋淑静；耳鼻喉科病理的孙若荃；实验病理的张志尧、吴圣殿、林炳水；生殖病理的赵永全、赵永美；超微病理的白景文、张志尧、林柄水、徐东琴；另外在免疫病理、分子生物学等新技术领域也做出了显著成绩。

教学和科学研究

天津在病理学方面有 50 人次获部级、市级奖。参与编著各科专著 28 部，其中《实用外科病理学》（张乃鑫、谭郁彬主编）；《妇产科病理学》《超微病理学基础》及《肿瘤病理诊断》等具有代表性，出版发行遍及全国。王德延主编的《肿瘤病理诊断》被评为全国医药优秀著作之一，获卫生部奖。截至 1990 年，全市病理工作者共发表论文近 2000 篇。

1951 年，张振东主编的《病理学》出版。天津病理研究室对细胞培养、组织化学等方法的建立，为推进病理研究及诊断做出贡献。在心血管病、职业病、细胞病理、传染病等方面完成了卫生部及市科委下达的多项课题，受到表彰。1970 年后张志尧在原第一结核病防治院的基础上，在天津市心血管研究所建立了病理研究室，承担本市医疗纠纷的尸检鉴定工作及全国各大课题，在防治气管炎及有关心血管疾病方面做出较好成绩，获全国科技大会奖、卫生部及天津市科技进步奖。张志尧对毒性职业病病理学的研究，提出职业性中毒动脉粥样硬化的学术观点。1978年天津医学院、市劳动卫生研究所、心血管研究所等相继开展了免疫组化。天津医药研究所病理研究室孙文义为本市及全国建立了T136自发性肝腺癌鼠系，使实验病理学向前发展了一步。

20世纪90年代以来，天津医科大学病理教研室和市内各医院病理科挂靠的导师共培养病理专业研究生200余人，其中博士生30余人。毕业的研究生已成为市内各医院病理科中青年医生的重要来源，为全市病理人才建设做出了重要贡献。

医科大学病理教研室和市肿瘤医院分别承担了卫生部主办的两个临床病理医师进修班的教学工作，已为全国各地培养了400余名病理医师，成为当地医院病理科的技术骨干。

在科学研究领域，近20年来也取得了显著的进步。在肿瘤血管生成研究、大肠癌发病机理研究、脑胶质瘤研究和乳腺癌研究中取得了显著的成绩，获市科技进步一等奖3项，其中：天津医科大学病理教研室、市肿瘤医院孙保存主持的"大肠癌发生与器官特异性转移机制及干预的研究"获2006年市科技进步一等奖；天津医科大学总医院神经病理于士柱主持的"人胶质瘤的病理学与分子病理学研究"获2008年市科技进步一等奖；获得二、三等奖20余项。天津中医药大学范英昌、天津医科大学孙保存等获2008年天津市教学成果一等奖。主持国家重点项目3项，面上项目15项，省部级、局级重大、重点、面上等30余项，使天津市的病理科研水平在国内达到先进水平。发表论文500余篇，其中SCI收录论文100余篇，主编教材10部、专著20余部，孙保存主编的病理学教材获中国大学优秀教材二等奖，谭郁彬、张乃鑫主编的《病理诊断学》，范娜娣主编的《王德延肿瘤病理学》在国内产生了较大的学术影响。

410

病理学专家名录

陈文杰（1925—2000）

1925 年出生于河北省乐亭县，1948 年 7 月毕业于北京大学医学院。曾任中国医学科学院血液学研究所所长，兼任南开大学医学院院长、中华医学会血液学第二、三届委员会主任委员、中国病理生理学会微循环学会主任委员。1976—1982 年任联合国世界卫生组织助理总干事兼总部规划委员会主席。

长期从事病理生理学研究和病理诊断工作。他发现了我国第一例 Gaucher 氏病，在国内率先诊断出了"地中海贫血"和"非白血型骨髓病"。在血栓和止血研究方面也有独特的见解和突出的成就，不仅全面系统地研究了各类血液病的出血机制，而且参与研制了成功止血药物"十号止血粉"，被评为国家四等发明奖，对我国战备止血做出了重要贡献。

王德延

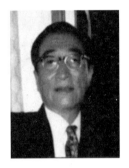

我国著名肿瘤病理学家，天津市病理学届创始人。1941 年毕业于北京协和医学院。1951 年从师北京协和全国著名病理学家胡正祥教授，曾任天津医学院病理教研室主任、肿瘤医院病理科主任、天津市医学会病理学分会第一任主任委员。主编了我国第一部肿瘤病理学专著，为我国的肿瘤防治工作起到了巨大的推动作用。为病理事业做出了突出的贡献。

谭郁彬

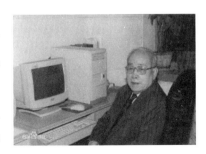

1924 年 4 月出生，研究生导师，我国著名病理学家。天津市病理学界创始人之一，于 1948 年 8 月毕业于中央大学医学院，1951 年任天津市总医院内科总住院医师，同年被送往北京协和医院，参

411

加著名病理学家胡正详教授主持的病理高师班进修学习，曾任天津医学院病理教研室主任、基础部主任等职、天津市内分泌所所长、中华医学会病理学分会常务委员、天津市医学会病理学分会主任委员。兼任《中华病理学杂志》《诊断病理学杂志》《中国地方病学杂志》《天津医药》等杂志编委，以内分泌病理学专家的称号闻名于全国，在国际享有盛誉。获得卫生部优秀科技成果二等奖（甲级）（1982），获天津市科技成果三等奖（2000）。1993 年，作为副主编出版朱宪彝主编的《临床内分泌学》；2000 年主编《外科病理诊断学》，2001 年出版《中国肿瘤病理学分类》第 10、11 分册。于 20 世纪 70 年代中期，在天津市受卫生部委托开创了病理诊断进修班。

张乃鑫

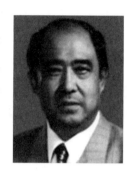

1936 年出生，1960 年毕业于天津医科大学医疗系，1966 年中国协和医科大学病理学专业研究生。曾任天津医学院病理教研室主任，基础医学部主任、中华医学会病理学分会常委、主任委员、天津市医学会病理学分会主任委员、《中华病理学杂志》编委。

从事病理学医、教、研工作 38 年，在淋巴结病理学、慢性氟中毒实验病理学领域做了较多工作。1980 年以来发表论文 40 余篇。于 1992 年获天津市高校优秀教学成果一等奖。为天津市病理事业的发展做出了贡献。主编实验教材 1 部，专著 1 部，参编教材多部。

（孙保存见肿瘤专家名录）

第三节　放射学

20 世纪 80 年代起，放射科由单一的 X 线诊断发展为包括 CT、磁共振成像（MRI）、数字减影设备、超声（US）及介入性放射学的影像医学、放射肿瘤学和核医学等较高水平的专业。

放射设备

天津市放射设备，自 1978 年后发展较快，至 1990 年，全市所有中小型医院、卫生院都安装了 500 毫安以下的国产 X 光机，部分大医院引进国外大型 X 光机及其他影像设备。

1991—2008 年，是天津市医学影像发展的重要时期，其重要标志是进入了全新的数字影像时代。医学影像技术的发展，尤其是介入放射学的出现，使医学影像从单纯的疾病诊断演变为既有诊断又有治疗的双重职能。

1. 计算机 X 线摄影

计算机 X 线摄影（CR）问世，改变了传统的屏—片组合的模拟影像，实现了传统的 X 线摄影的数字化影像。而数字式直接 X 线摄影技术（DR）的出现又使影像的清晰度进一步提高，曝光量明显减少。1995 年，第一台 CR 在天津市第一中心医院投入使用。2005 年第一台 DR 在天津市港口医院投入使用。

2. 计算机 X 线断层摄影

计算机 X 线断层摄影（CT）是 20 世纪 70 年代发展起来的成像

413

技术，曾给医学影像学带来一场深刻的革命。其主要特点是横切面、断层成像、数字摄影，使 X 线的重叠影像成为层面图像，并可用 CT 值测量人体组织密度。多年来，CT 成像技术的发展一直围绕解决扫描速度、清晰度及扫描范围的协调发展。1970 年，CT 应用于头颅五官检查。1974 年，CT 应用于体部器官检查。1985 年，第一台单排 CT 在铁路医院（现第四中心医院）投入使用。2003 年，第一台 16 排 CT 在天津泰达国际心血管病医院投入使用。2005 年，第一台 8 排 CT 在天津市武清区中医院投入使用。2008 年，第一台 64 排 CT 在天津医科大学总医院投入使用，第一台双源 CT 在天津市胸科医院投入使用。

3. 磁共振成像设备

临床磁共振成像（MRI）扫描速度越来越快、图像越来越清晰、检查的方法和可检人体部位越来越多，其应用也越来越普及。同时，具有无侵入、无电离辐射的优点，使其逐渐成为常规检查的影像设备。1988 年，本市第一台 1.0T 超导 MRI 设备在天津医学院第二附属医院投入使用。1996 年，本市第一台 1.5T 超导 MRI 设备在天津医科大学总医院投入使用。2004 年，本市第一台 3.0T 超导 MRI 设备在武警医学院附属医院投入使用。1997 年，第一台本市 0.2T 永磁体 MRI 设备在天津市蓟县人民医院投入使用。

4. 介入放射学设备

DSA 技术构成介入放射学的重要组成部分，是血管性造影和血管性介入治疗不可缺少的工具。人们对 DSA 技术认识的不断深化，造影方法的不断改进，应用领域的不断扩大，特别是与介入放射学的结合，它的优势愈来愈明显。1983 年，本市第一台单 C 臂 DSA 设备在天津市肿瘤医院投入使用。2001 年，本市第一台平板 DSA 设备在武警医学院附属医院投入使用。

诊断与治疗

1946 年，天津中央医院放射科主任医师杨济等开展了胃肠道造影、支气管造影、四肢血管、淋巴、腹膜后及盆腔造影、心脏血管造影等。1959 年，吴恩惠等相继开展了脑室造影、脑血管造影和椎管造影等。1956 年，第五医院张乃恕开展了正常骨骼发展年龄标准的放射诊断研究，编写了《中国人四肢骨龄标准》手册。1965 年宋汝良、白金铭等对胃肠道恶性淋巴瘤的 X 线诊断、胃溃疡良、恶性的鉴别诊断及贲门癌的早期确诊做出了贡献。1980 年后，天津市放射学诊断进入医学影像学的发展阶段，天津医学院附属医院、二附院、第一中心医院、第二中心医院、第三中心医院、南开医院等有 CT 20 台。天津医科大学总医院、二附院等应用全身 CT 扫描机、头颅 CT 扫描机可诊断头部、神经系统等多脏器检查。天津医学院附属医院等介入性放射治疗即在影像监护下进行血管人工栓塞术等。各大医院一般的影像诊断的符合率为 95％以上。县及县以下医院均可做胸部、腹部、胃肠、骨及骨关节透照及造影。

1. 神经系统

CT 最早用于颅脑检查，因非螺旋扫描方式的图像质量高于螺旋扫描方式，故目前颅脑 CT 平扫仍采用非螺旋扫描方式，但扫描时间较前大大缩短，多排螺旋 CT 可在 3～5 秒内完成全脑的扫描，并可开展各种功能成像及其他项目。1998 年，头 CT 灌注成像和头 CTA 成像、脊柱 CT 成像在天津医科大学总医院开展。同年脊柱 CTC 成像在市第三中心医院开展。

MRI 对诊断脑瘤、脑血管病、感染性疾病、脑变性疾病和脑白质病、颅脑先天发育异常等，均具有很高临床实用价值，在发现病变方面优于 CT。对于颅颈交界区、颅底、后颅窝及椎管内病变和脊髓病变则为首选检查技术。高场强 MRI 检查头部的扫描时间较前明显缩短，图像质量明显提高。1988 年，头 MRI 成像在天津医学院第二附属医院开展。1996 年，头 MRA 成像、脊髓 MRI 成像、脊柱 MRI 成像在天津医科大学总医院开展。1999 年，头 MRS 成像、头 DWI 成像、头 FMRI 成像、头血氧水平依赖成像、头皮层定位成像、脊髓 MR 水成像在市第一中心医院开展。

缺血性脑梗死的功能影像学研究。缺血性脑梗死具有发病率高、

415

致残率高、死亡率高、复发率高、并发症多的"四高一多"特点，引起严重社会经济负担，故对其早期诊断及治疗一直为研究热点。天津医科大学总医院医学影像科张云亭教授领导的团队多年来一直致力于缺血性脑梗死的功能影像研究。该团队应用 CT 灌注、MRI 弥散加权成像（DWI）、MRI 灌注加权成像（PWI）、MRI 弥散张量成像（DTI）、MRI 波普（MRS）、MRI 脑温测量以及 MRI 血氧水平依赖成像（BOLD）等多种功能影像学检查技术对缺血性脑梗死进行了大量实验和临床研究，分析了不同功能影像技术的应用价值，对缺血半暗带（IP）进行了影像学定量研究，分析了脑梗死后运动、语言功能损伤及功能恢复的重组机制，为脑梗死的早期诊断及治疗提供了理论基础和指导。

该研究团队提出了多种功能影像学检查方法对于缺血性脑梗死及 IP 早期诊断的可行性以论文和学术交流的形式推广，在国内为期刊以及国际会议发表多篇论文；培养了多名博士及硕士生。在天津医科大学总医院应用于急性缺血性脑梗死患者早期影像诊断、IP 的评估以及脑梗死后康复治疗等，大量脑梗死患者从中受益，部分患者得以接受溶栓治疗，使脑梗死面积缩小，症状得以恢复，减轻后遗症。经推广国内共 20 家三级甲等医院应用本研究结果。该项目获得了 2012 年天津市科技进步奖公益类一等奖。

2. 五官头颈

1985 年，颈椎颈髓 CT 成像在天津铁路医院开展。1988 年，颈椎颈髓 MRI 成像在天津医学院第二附属医院开展。1996 年，颈动脉 MRA 成像在天津医科大学总医院开展。1998 年，颈动脉 CTA 成像在天津医科大学总医院开展。同年，颈髓 CTC 成像在市第三中心医院开展。

3. 胸部

目前，多层螺旋 CT 的 X 线管旋转 1 周可以扫描4～320 层，X线管旋转 1 周（X 线管旋转 360°）仅需 0.27～0.35 秒，胸部 CT 平扫仅需几秒或十几秒，明显缩短了患者的检查时间，减少心脏血管搏动产生的运动伪影，16 排以上 CT 扫描速度快，同时应用心电门控技术，可进行心脏冠脉成像。

1985 年，肺 DSA 介入在天津医学院附属医院开展。1991 年，心脏 DSA 介入在市河东医院开展。1998 年，支气管 CT 成像、仿真内窥镜技术和胸部 3D 重建 CT 在天津医科大学总医院开展。2003 年，胸部 CT 灌注成像在市肿瘤医院开展；心脏冠脉 CT 成像在市第一中心医院开展。

4. 腹部（肝、脾、肾、子宫附件）

多层螺旋 CT 可加快扫描速度，明显减少腹部扫描运动伪影，包括器官生理性运动，如血管搏动、肠蠕动等干扰，同时提高了时间分辨力，使器官的多期增强扫描更加精确。

1985 年，腹部 DSA 介入在天津医学院附属医院开展。1996 年，腹部 MRA 成像在天津医科大学总医院开展。1998 年，腹部 CTA 成像、腹部 3D 重建 CT 检查在天津医科大学总医院开展。2003 年，腹部 CT 灌注成像在市肿瘤医院开展；腹部 MRS 成像、腹部 MR DWI 成像、腹部 MR PWI 成像在天津医科大学总医院开展。

5. 骨与关节

骨关节的冠、矢状层面重组图像或 3D 重组图像更利于显示组织结构间的改变，随着多层螺旋 CT 的应用，有利于显示骨关节的精细结构和复杂部位的骨折。1985 年，骨与关节 DSA 介入在天津医学院附属医院开展。1998 年，骨与关节 3D 重建 CT 检查、骨与关节 CTA 成像在天津医科大学总医院开展。2003 年，骨与关节 CT 灌注成像在市第一中心医院开展；骨与关节 MRA 成像、骨与关节 DWI 成像在天津医科大学总医院开展。

6. 图像存储和传输系统（PACS）

图像存档与传输系统（PACS）是适应医学影像领域数字化、网络化、信息化发展趋势的要求，以数字成像、计算机技术和网络技术为基础，以全面解决医学影像获取、显示、处理、储存、传输和管理为目的的综合性规划方案及系统。20 世纪 90 年代，大规模集成电路技术、大容量低成本存储系统、光纤和高速网络通信等技术趋于成熟，产品价格降低，使影像的实时分析成为可能；再加上医院对"无胶片"诊断及影像学数字化管理的需求，使 PACS 快速发展。2005 年 PACS 在天津医科大学总医院开展。

7. 对比剂

为提高图像的软组织对比度、显示病变血供及血管情况，CT 及 MR 增强检查和血管成像应用越来越普遍。CT 对比剂可分为离子型和非离子型对比剂，由于非离子型对比剂的副反应较低，目前应用更为广泛，如欧乃派克、优维显等。MRI 对比剂中最常用的是二乙三胺五乙酸钆（Gd-DTPA），如马根维显、磁显葡胺等，另外如含 Fe 的超顺磁性物质（如菲力磁）、以 Mn 为基础的细胞内对比剂等也有一定应用。随着 CT 与 MRI 在天津的应用，对比剂也在相应医院应用并开展工作。

人才结构

中华人民共和国成立初期，全市从事此专业诊断、透照医护技术工作约 50 余人，其中放射诊断医生 16 人。除天津中央医院有一台 500MAX 光机外，其他医院多是 30-200MAX 光机，只能做胸部、胃肠、泌尿系统部位的放射诊断。至 1990 年，全市医院、卫生院有 119 家，从事放射诊断、透照医、技人员千余人。

2008 年底，三级甲等医院影像医学科中，副高级及以上职称 198 人，其中：主任医师 41 人，副主任医师 141 人，主任技师 1 人，副主任技师 14 人；研究员 1 人；博士学历 20 人，硕士学历 88 人，本科学历 576 人。中级职称 474 人。初级职称 843 人。

科研成果

1991—2008 年底，全市影像专业共获科研成果 43 项，天津医科大学总医院头部 CT 诊断学获国家级科研成果奖，部市级科研成果奖 42 项。

专业学术著作

编写专著 122 部，其中：主编、副主编（主译、主审）77 部，参编 45 部。编写教材 22 部，其中：主编教材 14 部，参编教材 8 部。

学会建设

天津市医学会放射学分会成立于 1950 年，我国著名放射学专家杨济、吴恩惠、贺能树历任主任委员，2002—2014 年，由张云亭担任主任委员。成立期间多次举办国际、国内重要学术会议、天津市放射学年会、各类培训班，加强全市医学影像科人员技术水平提高的同时，大力提倡对外交流，扩大天津市医学影像界在国内乃至国际的影响力。2004 年主办天津国际磁共振会议，邀请国外多名医学影像专家来津讲学。在 1991 年至 2008 年间，天津市多次邀请美国、加拿大、韩国及欧洲多国影像专家进行学术及科研交流，并派出多名医师积极参加国际医学影像学会议。1991 年至 2008 年间，主办全国会议及继续教育培训班 5 次，分别为 1999 年全国医学影像学教育研究会成立大会暨第一次学术会议、2001 年教育部全国高等医药院校医学影像学专业骨干教师培训班及中枢神经系统肿瘤的影像学诊断国家继续医学教育培训班、2002 年第四届全国磁共振会议、2003 年第四届华北 5 省市放射学术会议。每年举办天津市历届放射学学术年会，并参加国内医学影像学会议。

放射学专家名录

杨　济（1909—1988）

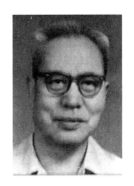

1909 年出生，1935 年毕业于河北省立医院，曾就职于北京协和医院任放射科住院医师、贵州省贵阳医学院副教授、贵州省市立医院、重庆市中央医院，1946 年任天津中央医院放射科副主任。1947 年赴美国芝加哥大学研修放射学 1 年。归国后任天津中央医院放射科主任。1950 年天津中央医院改名为天津总医院。历任天津总医院放射科主任、教授、附属医院副院长。

宋汝良（1914—1998）

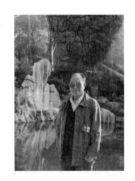

1914 年 4 月 13 日生于河北省乐亭县，1944
年 2 月毕业于贵阳医学院医学系，同年参加专
业技术工作，1947 年来到天津中央医院（暨天
津医科大学总医院前身），主持了总医院放射科
的科研、教学、临床工作，并为本市及周边地
区培养了大量业务骨干，并协助杨济院长组建
放射学科，曾任放射学科副主任、主任。"文
革"期间他被下放到宁夏回族自治区从事医疗
工作直至 1985 年 5 月回津。于 1983 年和 1986 年分别获宁夏回族自
治区科技进步三等奖和二等奖，1985 年 5 月调入天津医学院第二附
属医院放射科工作。曾任中华医学会放射学分会委员。长期从事临
床放射诊断、对消化系统的临床 X 线诊断有深入的研究。1982 年出
版专著《食管 X 线诊断学》，并在国家一、二级学术刊物上发表论著
20 余篇。

白金铭（1917—2002）

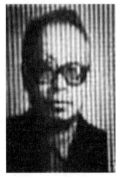

黑龙江省哈尔滨市人。1944 年毕业于贵阳
医学院。先后任贵阳医学院内科住院医师，南
京中央医院放射科住院医师，天津医院放射科
主治医师，天津医学院附属医院放射科主治医
师。1952 年调入天津市立第四医院，曾任第四
医院放射科主任兼理疗科主任，天津市第二中
心医院放射科主任，主任医师。1992 年享受政府特殊津贴。曾兼任
天津第二医学院放射系名誉教授，天津市医学会放射学分会副主任
委员，《天津医药》《国外医学》放射分册、《中日影像学》杂志
编委。

吴恩惠（1925—2009）

1925 年 12 月出生辽宁省铁岭市，1948 年 11 月毕业于辽宁医学
院医学系（现中国医科大学），曾任天津医科大学医学影像系主任、

全国高等医学教育学会医学影像学分会理事长、天津市医学会放射学分会主任委员、天津市影像医学研究所所长。兼任《中华医学杂志（英文版）》《中华放射学杂志》《临床放射学杂志》和《国外医学临床放射学分册》等 10 余种杂志的主编、顾问。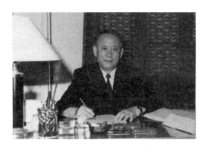

在国内外刊物上发表科研论文约 200 篇。颅骨径线 X 线测量和国人骨龄 X 线判定参数弥补了国内这一领域的空白，为国内普遍采用的标准。主编《颅脑 X 线诊断学》《颅脑五官 X 线诊断学》《头部 CT 诊断学》。该书 1990 年获得国家教委科技进步一等奖，1998 年第 2 版又获得国家科技进步三等奖、《介入性治疗学》；主译了《介入放射学》。他被卫生部教材办公室聘为临床医学专业五年制本科生规划教材《医学影像学》第 1 至第 6 版的主编。由他主编或主译的参考书，如《中华影像医学》系列丛书，累计 19 部，总字数超过 1100 万字。

孙鼎元（1925—2009）

江苏扬州人，1925 年 2 月 25 日生于山西太原，1948 年毕业于沈阳医学院。曾任天津市天津医院放射科主任、《中华放射学杂志》《中国医学杂志》《中华骨科杂志》《临床放射学杂志》《国外医学临床放射学分册》《影像医学》等专业杂志常务编委、编委和特约审稿员、中华医学会天津市放射学分会委员、历任天津医学院、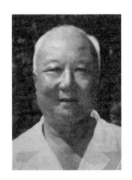
河北医学院、天津医科大学放射学院、天津第二医学院客座教授。

从事放射诊断 50 余年，对骨放射学尤其是骨肿瘤方面有颇深造诣，在国内率先引进了四肢血管造影、淋巴管造影、关节造影、涎腺造影、腹膜后充气造影、腱造影等技术，填补了多项国内空白。发表论文 50 余篇，主编《急腹症 X 线诊断学》，参编《骨关节 X 线诊断学》《中国医学百科全书·X线诊断学》《骨放射诊断学》《X线诊断学》《骨关节影像学》《中华影像医学·骨肌系统卷》《骨骼肌肉疾病影像诊断图谱》《肩关节外科学》《实用外科学》等多部著作。

李景学

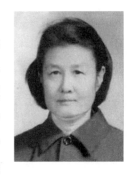

1948年毕业于沈阳医学院。曾任天津市医学会放射学会分会委员，《中国骨质疏松杂志》《影像医学杂志》副主编，《国外医学临床放射学分册》常务编委，《中华放射学杂志》《医学影像学临床与研究》编委等职。

从事影像学诊断、教学、科研工作，对骨肌系统疾病的影像学诊断及骨矿的影像学研究有较深的造诣。在国内首先研制成功制定骨矿含量（BMC）的定量 CT（QCT）测量手段。发表论文 60 余篇，在国内首次提出适用于中国人骨质疏松性骨折 QCT 骨矿密度阈值；国际上首次提出硬化样骨软化的新概念，合理地解释发生于一些代谢、营养、内分泌性骨病的硬化密度与软化形态并存的矛盾现象；经实践证实并总结出真性及假性骨折的影像学诊断标准；确认病骨营养孔增大是区分骨质疏松与骨软化的可靠征象之一；以夹心椎的出现或消失，作为评估代谢性骨病的疗效指标之一及《颈椎正位裂隙征》的颈椎病的诊断指标，参编关节影像学诊断等 20 余部专业参考书及教科书。主编《骨关节 X 线诊断学》获省市级科学技术著作二等奖，完成多项科研成果，三项获天津市科技进步三等奖。

王之木（1929—2005）

1929 年 3 月 27 日出生，1953 年毕业于北京医学院，毕业后在北京协和医院放射科工作，1955 调入天津总医院放射科工作，1971 年至1994 年，筹建天津医科大学第二医院放射科并调入工作，副主任医师，主任医师。曾经指导阿尔巴尼亚留学生，参与编写《放射学》，发表中华及其他核心刊物论文十余篇。

廉宗澂

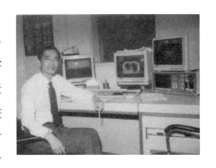

1954 年毕业于河北医学院，1955 年至 1986 年于天津医科大学总医院放射科工作，1986 年任天津医科大学第二医院放射科主任兼副院长。1988 年主持引进我市首台磁共振医疗设备，进一步完善了放射学的影像诊断检查技术。发表论文数十篇获市科技进步二等奖，市科技进步三等奖 5 项。主编著作《影像诊断学基本功》，译著《实用 MRI-CT 解剖图谱》等多部。

鲍润贤

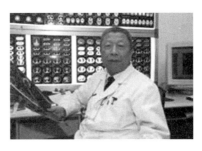

1933 年出生于浙江省宁波市，1955 年毕业于上海第二医学院，毕业后分配到天津肿瘤医院前身天津市人民医院放射科，同时还分管着本院心电图和基础代谢。曾任天津市肿瘤医院放射科主任、放射学会委员，兼任天津市第二医学院影像学系客座教授，《中国肿瘤临床》（英文版）副主编；中日合办《影像医学》和《国外医学放射学分册》杂志常务编委，《中华放射学杂志》《中国肿瘤临床杂志》《实用癌症杂志》《中华实用医药杂志》《生物医学工程与临床》等杂志编委，北美放射学会（RSNA）会员及美国放射学会（ARRS）会员。

从事放射诊断 60 年，对 CT 诊断有独到见解，率先在天津开展致密型乳腺超声鉴别诊断及乳腺病变加压放大摄影；《CT 灌注成像在乳腺病变诊断中的应用》获得天津市科学技术进步三等奖。1982 年编著了第一本专著《乳腺 X 线诊断手册》同时也是国内第一部有关影像乳腺诊断方面的著作。随后编著《乳腺 X 线诊断》和《体部肿瘤 CT 诊断》等著作，2002 年编著出版了《中华影像医学》（乳腺卷），发表论文 30 篇。

贺能树

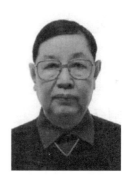

1937 年 10 月出生，1960 年同济医科大学毕业教授，曾任天津医科大学总医院放射科主任、医学影像学研究所所长、天津医科大学影像系主任、中华医学会放射学分会常委、天津市医学会放射学分会副主委、中国高等医学教育学会影像学分会常委兼秘书，1995 年被国务院批准享受特殊津贴。1996 年任博士研究生导师。1994 年获天津市介入放射学专家称号。

从 20 世纪 90 年代初起开展血管成形术后再狭窄机理研究，经过 10 多年的努力，获得天津市自然科学三等奖。在国内首次报道大动脉炎损害肺动脉和锁骨下动脉狭窄造成的锁骨下动脉窃血综合征的影像学表现。主编、参编学术专著 36 部，1994 年主编出版了第一部介入放射学专著《介入性治疗学》，对我国介入放射学发展起到了推动作用。国内外发表论文 100 余篇。曾获天津市科技进步二等奖二项，三等奖二项，自然科学三等奖一项。

张云亭

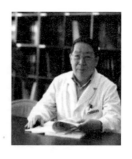

1946 年出生，1994 年获得天津市授衔影像诊断学专家称号，1999 年享受国务院政府津贴。曾任天津医科大学影像医学学院院长、天津医科大学总医院放射科（现医学影像科）主任、教育部高等学校医学技术类教学指导委员会副主任委员、天津市医学会放射学分会主任委员、全国高等学校医学影像学专业卫生部规划教材评审委员会主任委员、中国图像图形学会医学影像专业委员会副主任委员、天津市医学影像技术研究会副会长、天津市图形图像学会常务理事、天津市医学影像研究所副所长。《中华放射学杂志》等 17 种杂志的副主编、常务编委、编委和审稿专家。

参加或主持国家"973"项目、"863"项目、国家自然科学基金（国际交流项目、重点项目、面上项目）、"十一五"国家科技支撑计划和省部级课题14项。获得省部级以上奖励18项。在国内外专业杂志发表论文160余篇，其中在中华放射学杂志发表论文34篇，SCI收录14篇，主编、参编著作及多媒体教材26部。获国家科技进步三等奖，国家教委科技进步一等奖，天津市科技进步奖一、二、三等奖多项。

白人驹

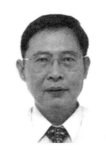

1946年出生于天津，1970年毕业于天津医学院（现天津医科大学），1981年和1988年分别获得医学影像学专业硕士和博士学位。教授，博士研究生导师，1996年享受国务院政府特殊津贴，1997年获得天津市授衔影像诊断学专家称号。曾任天津医科大学医学影像学院副院长、天津医科大学总医院放射科副主任、全国医学教育学会医学影像学教育分会常务理事兼秘书长、中华医学会天津市放射学会委员、全国高等学校医学影像学专业卫健委规划教材评审委员会委员，全国高等医药教材建设研究会理事，《中华放射学杂志》等8种杂志的编委、资深编委、审稿专家及天津市放射诊断质量控制中心主任委员。

从事医学影像工作40余年，主编了《医学影像诊断学》《医学影像学》和《疑难病例影像诊断分析》（不同专业和版次）等3部。参编《中华影像医学·泌尿生殖系统卷》等，共计19部。在国内外专业期刊上发表论文120余篇，其中被SCI收录8篇。近年来，先后承担天津市自然科学基金项目和天津市教委重点课题5项，并获得国家科技进步三等奖1项、省部级科技进步一等奖1项和三等奖6项。

祁 吉

1945年8月出生于河北省唐山，1982年毕业于天津医学院医学影像诊断专业，获硕士学位，1988年毕业于天津医学院医学影像诊断专业，获博士学位。曾任天津市影像医学研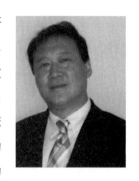究所所长、天津市第一中心医院放射科主任，影像医学部部长，副院长；历任中华医学会放射学分会常务委员，副主任委员、主任委员；《中华放射学杂志》总编辑、《国外医学》临床放射学分册（现为《国际医学放射学杂志》）的副主编、主编二十余年，以及另外 18 本杂志的副主编、编委。北美放射学会（RSNA）会员、北美放射学会（RS-NA）国际咨询委员会委员，欧洲放射学会（ESR）交流与国际关系委员会委员；荣获欧洲放射学会（ESR）荣誉会员、芬兰放射学会荣誉会员、印度放射和影像学会荣誉会员等国际荣誉；曾任卫生部影像设备专家组专家兼秘书（1994—2002）；现任《国际医学放射学杂志》主编及另外 18 本杂志的副主编、编委。著作 45 部，其中主编 18 部，副主编 10 部，译著 800 万字，论文 256 篇。先后承担及参加各级课题 18 项，其中国家自然科学基金项目二项、国家"九五"攻关课题项目三项、天津市攻关项目一项，天津市自然科学基金项目三项，天津市局级项目十项；获各级成果奖 17 项，其中教育部科技进步一等奖一项，（首届）中华医学科技三等奖一项，天津科技科技进步奖 7 项。2010 年他作为国际放射学会（ISR，覆盖全球的放射学会）执行主席主持了当年的全球年会。

于春水

1970 年 8 月出生天津市，2002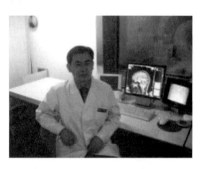年毕业于天津医科大学影像医学与核医学专业并获得博士学位，现任天津医科大学副校长、天津医科大学医学影像学院院长、天津医科大学总医院医学影像科主任、天津市功能影像重点实验室主任。兼任中华医学会放射学分会常务委员，中国医师协会放射医师分会委员、中国装备协会磁共振专业委员会常委，天津市医学会放射学分会第八届委员会主任委员。现任《国际医学放射学杂志》副主编，《中国医学影像技术》常务编委，《PlosOne》《IJCEM》《中华放射学杂志》等杂志编委。

第四节　放射肿瘤治疗学

1948 年，金显宅在开展乳腺癌和宫颈癌手术的同时进行了一部分患者的镭疗，收到一定的效果，开启了天津放疗事业篇章。

1954 年左右，天津医学院总医院的杨天恩在上海镭锭医院学习放疗专业一年后，在总医院开展放射治疗。当时科里有世界先进的 2 台深部 X 线治疗机和 1 台浅部 X 线治疗机。1975 年，引进加拿大 780 型 60Co，并独立建科，正式开始了更深层次的肿瘤放疗。1984 年，适逢中法交流文化年，由法国提供无息贷款购进当时全国最先进的首台加速器 CGR 型，比北京医科院肿瘤医院和天津肿瘤医院还要早。1995 年，由院长只达石牵头，吕仲虹主任在天津医学院总医院和环湖医院引进了立体定向放射外科和立体定向适形放疗两项重要治疗方法，这在当时全国也属领先。2013 年，由院长张建宁牵头，曹永珍主任为医科大学总医院引进了放疗界领先的容积弧形调强放疗（VMAT）。

1985—1986 年，天津医学院总医院放疗科承办两届中法放疗学习班，学员每期 15 人，由全国各医院选取，在总医院学习放疗基础知识和法语后，赴法国深造两年，并获取相应学历，现在成为全国各肿瘤中心的学术带头人，基本上都来自于中法班。1995 年开展立体定向放射外科和立体定向适形放疗后，由大恒公司组织全国各拟开展此两项治疗的放疗人员来天津总医院放疗科学习培训，从 1997 年开始至 2006 年结束，共为全国 200 多家医院进行过培训和支持。

天津市人民医院放疗科前身为天津市第二中心医院放疗科，成立于 20 世纪 50 年代，1957 年引进天津首台飞利浦深部 X 线治疗机，开展放射治疗工作；1958 年开展镭疗及钴针技术，进行妇科肿瘤的内照射治疗；1963 年购入钴-60 治疗机，开始深部恶性肿瘤治疗的新时代；1979 年引进 X 光模拟定位机；1987 年购入 Varian6-100 加速器，使该院放疗进入二维时代；1988 年引进核通后装机，开展多种肿瘤的腔内后装放疗及脑胶质瘤的插植放疗；2000 年购进上海拓能放射治疗计划系统，在我市率先开展三维立体定向适形放疗；2005 年成立天津市人民医院放疗科，引进带有电动多叶光栅的 Varian21-EX 双光子电子直线加速器，Varian600CD 单光子直线加速器及 Eclipse 治疗计划系统，加装了电子射野成像系统（EPID），逐步开展了三维立体定向适形放疗（3DCRT），图像引导放射治疗（IGRT）及动态适形调强放射治疗（IMRT）；2015 年引进 Elekta Synergy VMRT 容积旋转调强直线加速器，即将开展容积调强放射治疗，将使人民医院放疗科迈上新台阶；2015 年成功申请国家自然科学基金面上项目一项。

第五节　影像技术

20 世纪 80 年代，天津市医学会影像技术分会在吴恩惠教授的亲自指导下，由天津市医学院附属医院（现天津医科大学总医院）的陶树魏主任牵头成立，当时该学会也是全国较早成立的本专科分会之一，第一届委员会成员：名誉主任委员吴恩惠、顾问冯大通、主任委员陶树魏、副主任委员尹保全、孙树祥（兼秘书），委员余欣（天津南开医院）、杨临源（天津市民族医院）、张衡（天津市第一医院）、吴奇（天津医科大学总医院）、王宗成（天津医科大学第三医院）。

分会成立以来，积极开展学术交流活动，2009 年开始每年举办学术年会为影像技术人员提供了更多的学习机会与更高的交流平台。

2013 年开始京津冀地区学术交流，2013、2014 年的学术大会还特设放射科急救流程交流会，由津冀两个地区医护技人员在津进行交流，各派代表队进行了放射检查过程对比剂副反应抢救的流程演示的现场比武，由专家点评，参赛代表队作了充分的准备，最终都取得了满意成绩。2015 年 7 月 11 日，举办首次"京津冀医学影像技术学术论坛暨天津市医学会影像技术分会 2015 年学术会议"。

为促进本市医学影像技术专业学术交流及适应临床需求，天津市医学会影像技术分会组织、并报请天津市医学会批准，于 2014 年成立了三个专业学组，即数字学组（组长王涛）、CT 学组（组长顾欣）、MRI 学组（组长杨筠）。今后将以学组为单位，调动更多的各专业岗位从业技师参与到学会的工作中来，加强学术交流的广度和深度。2013年12月承办了中华医学会影像技术分会常委工作会议，得到了总会领导的高度肯定。

近年来，天津市医学会影像技术分会积极参与了天津市放射诊断质控工作，多名委员和技术骨干都会在培训会议中举办讲座等培训工作，包括DR、CT、MRI的专题讲座和针对性的指导，并参与设备和图像质控评审工作，包括DR、MRI的照片评比等，对临床实际工作都具有非常重大的意义。

天津市医学会影像技术分会组织天津影像技术人员积极参加中华医学会影像技术分会的年会，以及全国青委会及专业学组会，近年随着学会工作不断的深入开展，天津代表团的投稿数量和质量在不断攀升。同时，会议期间天津代表分别进行了讲座、发言、展板以及会议支持工作。

2015年4月25日，在北京召开的中华医学会影像技术分会青委会、学组成立暨学术交流会开幕式上，对中华医学会影像技术分会遴选的全国28家医疗单位举行了"医学影像技术临床实践技能培训基地"授牌仪式。天津市第一中心医院经申报并最终遴选成为本市唯一的医学影像技术临床实践技能培训基地。

另外，近年来本市影像技术水平得到全国同行的认可和赞同，多名学术骨干在中华医学会影像技术分会换届改选担任职务，2014年9月26日，中华医学会影像技术分会第七届委员会换届选举，天津市倪红艳、李宝玖、左珊淮主任当选新一届全国委员，倪红艳当选为新一届委员会副主任委员。另经分会推荐及选举，天津的柳杰、刘铁两位委员成为中华医学会影像技术分会委员会第七届青年委员会委员。近期还进行了中华医学会影像技术分会各专业学组和学部的换届，天津的学组成员包括：①数字学组：耿欣；②CT学组：顾欣；③MR学组：杨筠；④乳腺学组：柳杰、王楠飞；⑤教育学组：张雪君、张玉新；⑥工程学组：朱晓鸥、张遣；⑦PACS学组：王涛、郭宏。天津的学部成员包括：①继续教育部：李锋坦；②技术交流部：王明超；③国际交流部：曹毅、韩立、张扬。天津的倪红艳在总会分管 PACS 及工程学组工作，张雪君为本届教育学组组长，柳杰为本届乳腺学组副组长。

放射肿瘤专家名录

杨天恩

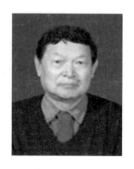

祖籍河北临榆，1924 年 9 月出生于沈阳，1948 年毕业于沈阳小河沿私立辽宁医学院，系天津医大总医院放疗科奠基人，毕业后先工作于各外科领域，为日后临床肿瘤专业工作打下了基础。曾任天津医大总医院放疗科主任、中国抗癌协会常务理事，中华医学会放射肿瘤学分会副主任委员、天津市医学会常务理事。《中华放射肿瘤学杂志》副主编及四个放射学专业杂志编委。

从事放射肿瘤临床医疗 60 余年，主要贡献：1. 临床放射肿瘤学的治疗方面侧重于中枢神经系统及内分泌（垂体）肿瘤的治疗；2. 临床放射生物学侧重于放射损伤的研究及放射增敏的探索；3. 临床放射治疗剂量学侧重于电子束的使用及放射防护。发表论文 130 余篇，代表作有《实用放射肿瘤计量学》《英汉医学放射学词汇》《Basic Radiotherapy and Cancer Management》。2002 年获天津市科技进步三等奖一项。1986—1990 年和法国 CERO（放射肿瘤教育委员会）联合培养博士（dis 学位）放疗专家 29 人，连获中华医学会二级学会杰出贡献奖两次。

李维廉

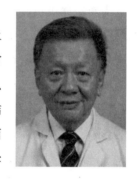

1933 年出生于福建莆田，1955 年毕业于上海第一医学院。曾任中华医学会肿瘤学分会常委，中国中西医结合肿瘤专业委员会副秘书长、中国临床肿瘤学会理事等职、天津市中西医结合学会肿瘤专业委员会主任委员、天津市中西医结合肿瘤研究所所长、天津市医学会肿瘤学

分会副主任委员。兼任《中国肿瘤临床》《中国慢性病预防与控制》《天津医学》等国家级核心期刊编委。发表论文92篇，参编著作《恶性肿瘤防治策略》《肿瘤内科学》《中西医结合老年病学》《中西医结合治疗癌症有效病例例选》，有6项科研成果分别获得部级、市级和局级的科技奖。

王　平

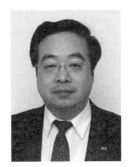

1983年毕业于天津医科大学医疗系，同年分配到天津市肿瘤医院工作。现任天津市肿瘤医院院长，中国抗癌协会常务理事，中国抗癌协会肿瘤医院管理委员会主任委员，中国抗癌协会肿瘤放射治疗专业委员会候任主任委员，中国医院协会肿瘤医院管理分会副主任委员、中华放射肿瘤学会常委，天津市医学会肿瘤放射治疗分会主任委员。兼任《中国肿瘤临床》副主编，《中国肺癌》《中华放射肿瘤学杂志》《中华放射医学与防护杂志》编委。

从事肿瘤临床及研究工作30年来，主要研究方向为肿瘤精确放疗、射波刀放疗、组织间近距离放疗及肿瘤热疗等方面有较深入的研究。发表论文数十篇，在胸部肿瘤、肺癌、食管癌、乳腺癌等肿瘤放疗方面，有4项研究成果填补了天津市医药卫生空白，有8项研究成果分别获得天津市科技进步成果奖，参加编写了《现代肿瘤热疗学》《肿瘤临床手册》《常见肿瘤的诊治规范》《肿瘤放射治疗学》等专著。

李瑞英

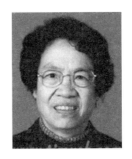

毕业后分配到天津市人民医院（肿瘤医院前身）从事临床肿瘤外科5年，后转为放射肿瘤科。天津医科大学附属肿瘤医院放射肿瘤科曾任科室副主任，中华医学会、放射肿瘤学会热疗专业组委员，中国抗癌协会乳腺癌专业委员会委员，国际临床高温治癌协学会会员。对高温治癌、宫颈癌、乳腺癌及鼻咽癌等治疗有深入的研究。主编《现代肿瘤热疗学》，参编著作《肿瘤学》《简明肿瘤学》《乳腺肿瘤学》《头颈肿瘤学》《放射治疗教学参考书》5 部，获市级科技奖5 项。

第六节　核医学

天津核医学诞生和起步

天津市核医学始于 20 世纪 50 年代末期，作为全国首批开展核医学临床工作的单位之一的天津医学院附属医院，是天津市临床核医学的发源地。天津市核医学创始人卢偶章，时任天津医学院附属医院内科主治医师，1958 年，在天津医学院院长朱宪彝倡议，由内科调出，受命负责建立一门新兴的学科，即核医学科（当时称原子医学科，随后改称同位素科，20 世纪 80 年代后全国统一改称为核医学科）。建立了同位素实验室和全国首家^{131}I 治疗甲亢病房，使用国产仪器开始了^{131}I 诊断治疗甲状腺疾病的临床工作。该科的建立标志着天津市核医学事业的开始。1958 年 6—8 月，天津市举办了首届同位素学习班，当时全市各大医院都派出资深及业务能力较强的医务人员参加学习，如市第一中心医院的刘绍武、市人民医院的张天泽、顾云武及兰文正，第二中心医院内科李宗远、张宗美，市卫生防疫站的姜双歧和谢植元，天津医学院附属医院的卢偶章、方佩华、王辅才、孙龙书、鞠学华、田庚戌、蔡惠珍、杨家祥等，学习班结束后回各单位积极开展工作。市第一中心医院在院长刘绍武主持下建立了同位素室；市人民医院在院长金显宅直接指导下成立同位素科。60 年代初，天津市核医学除了开展^{131}I 诊断和治疗工作外，还开展了^{32}P 治疗真性红细胞增多症、^{32}P 诊断宫颈癌、131I 玫瑰红检查肝脏功能、肾图、^{32}P 治疗局限性神经性皮炎等临床工作，并增添了黑白扫描机，取得了一批成果，在全国有一定的影响。

1963 年，天津医学院成立了核医学教研室，卢倜章为负责人，开始了核医学教学。

天津核医学发展

卢倜章于 1969 年 9 月下放到宁夏回族自治区，1973 年回总医院工作。在此期间，方佩华、郑妙瑢、屈婉莹（后相继成为全国著名的核医学专家，其中屈婉莹成为中华医学会核医学分会第五届委员会主任委员）总结了 13 年^{131}I 治疗甲亢的临床经验，改革了吸^{131}I 率的测定方法，在全国率先建立了吸^{131}I 率正常值，引起全国兄弟医院关注。20 世纪 70 年代初，天津医学院附属医院核医学科购买了当时先进彩色扫描机，使核素显像水平上了一个台阶。1975 年由蓝文正主持成立天津医院骨研所同位素科。

天津市核医学事业进入稳步发展阶段。临床上，甲状腺疾病专科门诊开展了^{131}I 治疗甲状腺功能亢进症，^{32}P 治疗真性红细胞增多症以及皮肤病的敷贴治疗。1975 年，全市多所医院同位素科和同位素室均为首批开展放射免疫试验技术的单位，当时天津市放射免疫试验技术全国领先。1977 年，随着放射免疫试验技术发展，甲状腺激素测定成为诊断和治疗甲状腺疾病、深入研究碘缺乏病必备方法，卢倜章、方佩华等开始放免药盒研制，在全国率先建立了 T3 和 rT3 的放射免疫检测方法，填补了国内空白。开展了甲状腺激素、甲状腺抗体及肿瘤标志物的放免检测，放射免疫研究全国领先。

2008 年，天津市医学会核医学分会换届，谭建任第六届专业委员会主任委员。谭建领导的天津医科大学总医院核医学科在^{131}I 治疗方面的传统优势带动全市^{131}I 治疗甲状腺癌、甲状腺功能亢进症的发展，开设继教班，该项技术在全国处于领先位置。作为全国治疗学组正、副组长的谭建、李小东教授主持和参与了中华医学会核医学专业委员会关于^{131}I 治疗规范的制定编写。张遵诚和李小东所领导的天津医科大学第二医院核医学科继续发展和探索^{125}I 粒子治疗，率先在全国提出了核医学[125]I粒子治疗需要规范化管理的建议。徐文贵带领的天津医科大学附属肿瘤医院核医学科和PET/CT中心联合国际、国内多家PET/CT中心，积极探索PET/CT显像新药物的研制，其研发水平趋于全国领先。由学会组织天津医科大学第二医院核医学科、天津市第一中心医院核医学科、天津市第三中心医院核医学科、天津市第四中心医院核医学科、天津医科大学总医院特检中心、中科院血液病研究院同位素室等单位在巩固传统核医学体外分析的同时，积极投身发展酶免发光实验技术的应用，使天津市检验核医学的水平趋于国内一流水平。李剑明为领导的天津市泰达国际心血管医院核医学科利用其医院与阜外医院一脉相承的优势，全面开展核心脏病学PET、SPECT显像，将国际、国内一些新技术引进并向全市推广。

天津核医学队伍壮大

20世纪80年代初，天津医学院附属医院方佩华的核内分泌学实验室，增添了一批分子生物学先进仪器，在全国率先建立新生儿先天甲状腺机能减退（甲减）筛查技术，建立了人体血清和滤纸干血T4、TSH、RIA技术。1986年，天津市在全国率先开展了新生儿甲状腺功能减退症的筛查，并逐渐在全国铺开，推动了全国新生儿先天性甲减筛查工作。

1987年，天津医学院第二附属医院核医学科成立核医学教研室，并成为核医学专业硕士点。1990年，市第一中心医院成为南开大学医学院教学医院后，该院核医学科成立为南开大学医学院核医学教研室。

2008年至2013年期间，天津市医学会核医学分会第六届专业委员会学科队伍得到了稳步发展。截至2013年，会员单位涉及二十三个医院和科研院所。天津医科大学总医院核医学科贾强教授、天津市泰达国际心血管医院核医学科李剑明教授当选中华医学会和医学分会青年委员，本市10余人当选中华医学会核医学分会专业学组委员，谭建、李小东任治疗学组、肿瘤学组正、副组长；贾强任技术学组副组长兼秘书、王任飞任治疗学组秘书；秦岚任治疗学组委员；孟召伟任肿瘤学组秘书；徐文贵任 PET/CT 学组委员；李剑明任心血管学组委员；董峰任神经学组委员；王澎任计数机网络学组委员；刘鉴峰任实验学组委员；董萍 SPECT 显像诊断学组委员。

天津核医学巩固

20 世纪 90 年代，天津市核医学事业主要处于巩固发展阶段，其中核素治疗发展较为突出。1992 年，天津医学院附属医院核医学科和医学院第二附属医院核医学科共同在天津市率先开展了153Sm-EDTMP 治疗骨转移癌；1993 年，天津医院核医学科温孝恒在全国率先开展了153Sm-HA 放射性滑膜切除术的体内骨科相关放射性核素治疗。1995 年在天津医科大学核医学科卢偶章、周荫保、谭建领导下，结合国际最先进的^{131}I治疗甲亢给药剂量计算方法和本学科数十年治疗经验制定出适合国情的计算方法，核素治疗水平为全国前茅。

2008 年至 2013 年间，本市各大医院分别引进核医学显像设备 SPECT/CT 17 台，提高和医学诊断的水平。

天津核医学快速发展

2000 年，天津医科大学总医院核医学科病房进行根本性改造，建立了放射性废水处理装置，对服^{131}I治疗患者的尿液自动处理，达到国家排放要求，成为全国第一家也是唯一一家环保型放射性防护治疗病房。2002 年开始，医科大学第二医院核医学科先后与胸外科、泌尿外科、口腔科等科室合作，在天津市率先开展^{125}I粒子植入治疗肺部、前列腺、颌面等恶性肿瘤。同年，医科大学总医院核医学科引进美国 GE 公司生产的亚洲第一台安装一英寸晶体的多功能 ECT，在全市率先开展^{18}F-FDG 恶性肿瘤显像、多巴胺转运蛋白显像早期诊断帕金森病、肺通气显像、核素功能影像/CT 同机融合显像、^{18}F-FDG 心肌代谢显像等临床工作，使核素显像水平有较大提高，处于全国先进水平。

医科大学总医院核医学分子生物学实验室重点开展自身免疫性甲状腺疾病（AITD）的病因和发病分子机理研究，从而建立新的诊断技术和临床应用。在方佩华的领导下，在国内率先以核示踪与分子生物学技术相结合，克隆和表达甲状腺主要自身抗原（hTPO，hTSHR，sICAM-1 等）膜外区基因，获得重组蛋白，用其建立了检测 hTPO-Ab，hTRAb 和 sICAM-1。此外，还有 TgAb 的超微量检测技术（ELISA、RIA），初步用于临床，并开展细胞间黏附分子（ICAM-1）基因表达研究及其初步应用，甲状腺癌标志物的研究和 NIS 转基因介导放射 ^{131}I 治疗的实验研究等，属国内领先或国际先进水平。结合临床开展放射性核素血管内照射防治再通术后发生再狭窄研究，正电子肿瘤显像定量学指标的影响因素及校正研究等，研究水平达到国内领先或国际先进水平。

至 2008 年，全市多数三级医院和部分二级医院都建立了核医学科。核医学从业人员百余人，有博士研究生导师方佩华、谭建、高硕、韩佩珍等 4 人，硕士研究生导师 10 余人；全国专业学术团体任职 4 人。

2008 年至 2013 年期间，全市二十三家会员单位主持和承接国家级课题十余项（主要贡献单位天津医科大学总医院、医科院放射医学研究所、天津医科大学附属肿瘤医院、天津市泰达国际心血管医院、解放军第二五四医院、武警后勤学院附属医院等）、天津市省市级课题近百项；填补天津市技术空白二十余项，取得国家专利十余项、获得省市级科研奖项十余项；发表 SCI 论文五十余篇，核心期刊两百余篇，20 余人次参与教材和专业论著的编写工作；在 2011 年的中华医学会核医学换届大会上投稿数和被编录数都位居全国三甲，天津医科大学总医院核医学科的孟召伟博士勇夺优秀论文评选一等奖；2012 年中华医学会核医学学术年会暨中华医学会第九届委员会第二次学术会议上天津医科大学总医院核医学科的孟召伟博士在中美核医学年会中国区遴选中拔得头筹，取得了赴美参加中美核医学年会资格，最终在中美优秀论文对抗赛中获得第一名。2013 年承办了第三届全国核医学技术大会，大会接到全国投稿 1100 多篇（核医学全国性会议投稿数第一次突破千篇大关），大会收录六百篇，我市投稿数、收录数双第一，参会代表近七百人，借东道主之威我市参会人数位居第一，在优秀论文和优秀壁报展示中获奖人数最多。

天津市医学会核医学分会 2008 年至 2013 年期间，无论是学科队伍建设还是专业技能、学术水平、医疗诊治、科研教学都得以长足的进步，并为下一阶段天津市核医学水平全面提升奠定了坚实的基础。

核医学专家名录

周荫保

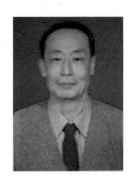

1935 年出生于北京市，1962 年毕业于山西医科大学医疗系。从事生物物理学、放射生物学、核医学、甲状腺疾病等的医疗、教学、科研工作 50 余年。曾任天津医科大学总医院核医学科主任、核医学教研室主任；兼任天津市核学会理事、《国际放射医学核医学杂志》编委。在核医学的临床应用和甲状腺疾病的诊治方面做了深入研究，发表论文数十篇，参编著作《放射性核素治疗学》《现代医学伦理学》《骨质疏松症》《最新外科诊疗手册》《内科危重症》《实用临床胃肠病学》《甲状腺疾病核素治疗学》《放射性核素治疗学》等。

郑妙瑢（1938—2001）

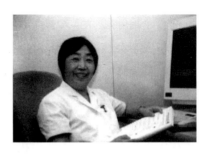

1938 年出生于北京市，1961年毕业于天津医学院，曾任天津医学院第二附属医院核医学科科主任、历任中华医学会核医学分会常委、天津市医学会核医学分会委员、《中华核医学杂志》编委。1981 年，被教育部派往美国马萨诸塞大学医学院核医学及内分泌学系进修，任访问学者。发表论文 40 篇，参编《影像核医学》等著作 5 部；1993 年"核素心血池多方位成像诊断冠心病新方法的研究"获天津市科技成果三等奖。

谭 建

1957年2月出生于天津市人，1982年毕业于中山医学院（现为中山大学医学院），获学士学位。1985年毕业于天津医学院（现为天津医科大学），获硕士学位。现任天津医科大学总医院核医学科主任、曾任中华医学会核医学分会常委、中国医学影像研究常务理事，中国医学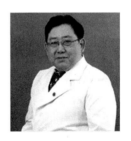影像研究会核医学分会副主任委员。天津医学影像研究会理事长，天津市医学会核医学分会主任委员，天津核学会副理事长等职务；兼任《中华核医学与分子影像杂志》《癌症》《国际内分泌代谢杂志》《国际放射医学核医学杂志》《国际肿瘤学杂志》《中国医学影像技术杂志》等九个杂志的编委。发表论文110余篇，参与编写《中国甲状腺疾病诊治指南》《^{131}I 治疗 Graves 甲亢专家共识》《甲状腺结节和分化型甲状腺癌诊治指南》《^{131}I 治疗格雷福斯甲亢指南》《^{131}I 治疗分化型甲状腺癌指南》。

（卢倜章、方佩华见内科学专家名录）

第七节　超声诊断

自 1958 年上海第六人民医院将工业金属超声探伤仪器（A 型超声）用于临床医学后，引起医学界极大关注，同年我市天津医学院附属医院（现天津医科大学附属医院）、天津市二中心医院（现人民医院）、天津市河东医院（现天津市第三中心医院）、天津市民族医院、天津市第一医院、天津市南开医院、天津汉沽化工医院等单位逐派相关技术人员去上海学习有关技术。嗣后相继开展 A 型超声诊断检查肝脏、胆囊、脾脏、肾脏、膀胱、胎儿心脏、脑中线、眼眶肿瘤等。1961 年中华医学会理疗学会成立超声学组，并于当年召开超声诊断学术交流会。我市派员参加了会议。

1980 年起，天津市陆续引进二维 B 型超声诊断仪开展超声诊断工作，并在 1 至 3 年内普及到市内各中大型医院，广泛应用于妇产科、腹部、消化、泌尿、心脏和小器官疾病的诊断。

自 20 世纪 80 年代初以来，全市超声医学工作者为了便于学术交流和超声诊断水平不断提高，在市卫生局的关怀下，相继成立了天津市医学会超声分会、天津市超声医学工程学会和天津市医学影像技术研究会，主要负责人相继有宋国祥、吴仲瑜、方都、任焕忠、吴克恭、段宗文、曲玉敏、李筱江、殷鸿图、焦彤、王光霞、经翔等。

1986 年 1 月，经市卫生局批准成立了天津市超声诊断会诊中心，通过我市超声专家对疑难病例进行会诊，推动了超声诊断水平的提高。

20世纪80年代，医大二附属医院宋国祥在国内率先开展超声诊断眼眶肿瘤，并取得很好的经验和成果，引起国内同行瞩目，医大总医院方都教授应用超声诊断颅脑疾病取得了很好的经验和成果。特别值得提出的是市中心妇产科医院吴仲瑜，1985年自美国作为访问学者研修妇产科超声回国后开展妇产科超声诊断工作，积累了丰富的经验，在国内处于领先水平。迄今在天津市主办全国性妇产科超声诊断学习班已达20期，参加学员达3000余人，在我国超声医界影响很大，好评如潮，并完成妇产科超声诊断科研成果4项。现已著书妇产超声医学专著达7册10余版全国公开发行，现年近八旬的吴仲瑜教授仍坚持的临床第一线，至今笔耕不辍。

20世纪90年代末，天津市超声学会换届改选由任焕忠主持学会工作以来，特别注意继承和总结我市超声学会工作的经验，积极开展多种形式的学术交流和学术讲座等活动。除每年召开一次综合性的超声学术年会外，每季度办一次专题学术讲座。学会曾被天津市人民政府评为1999—2003年度先进学术团体。任焕忠会长被授予1999—2003年度社会团体先进工作者称号。

我市超声界除了以吴仲瑜、焦彤为代表的妇产科超声取得了令全国超声界瞩目的成果外，还有诸多的超声领域内的不同专业的超声技术取得了很好的成绩，如以南开医院王光霞为代表的开展急腹症超声检查，应用于临床中为临床疾病诊断提供了卓有成效的帮助，受到了患者和临床的好评，著书《腹部外科超声诊断图谱》全国公开发行，受到了我国超声医界的高度评价。以第三中心医院经翔为代表的开展超声造影诊断，介入性消融治疗肝癌，积累了丰富的经验，为大量的肝癌病人的治疗取得了令人瞩目的效果。又如以焦彤为代表的人民医院开展腔内超声诊断肛肠疾病，为肛肠外科的治疗方法的选择提供了很好的提示和意见，受到临床科室和病人的高度赞扬，著书《肛肠疾病超声诊断》面向全国公开发行。医大二附属医院史启铎、田峰应用超声开展介入性泌尿系碎石技术；医大肿瘤医院李秀英超声诊断乳腺肿物、张晟超声诊断甲状腺肿物及其超声分期，通过大量的诊疗实践，也都取得了令人瞩目的良好效果。

2013年，担任天津市医学会超声分会主任委员和中国超声医学工程学会副会长的焦彤主任又被选任为天津市超声质控中心的主任委员，天津市医学会超声分会的主要负责人也基本上在超声质控中心中任职。此后，学会这个旨在促进学术交流和学术发展的组织平台，积极配合质控中心工作的开展。

通过我市超声质控工作的蓬勃开展，也促进和提高了我市整个超声专业的业务水平，使全市超声专业内的优势领域有了进一步的发展，如：超声诊断盆腔肿物；胎儿畸形的超声筛查；肝癌的超声造影与消融治疗；超声诊断在腹部外科的应用；超声诊断甲状腺、乳腺肿物的分期；超声诊断外周血管疾病等等，均位列国内前沿水平。

第八节　临床营养学

中华人民共和国成立初，天津市很多医院建立有营养科（室），其中二、三级医院均有营养科，作为医技科室。各医院营养科（室）均设有主任和负责人及高级、中级、初级营养师的技术队伍。在老一辈临床营养工作者如靳桂梅、侯冠华、刘璇昌、张素心、杨学儒、付金如、贾淑媛、罗怡祖等多年的建设下，逐渐开展了医院基本膳食（流质、半流质、软饭、普通饭）和不同病种的膳食，如高蛋白、低蛋白、贫血、糖尿病等膳食，及其原则、制备方法，形成了以住院患者膳食为主体的工作常规，并编写了《天津市医院膳食常规手册》《医院膳食工作质量管理学》等由市卫生局统一组织和执行。

20世纪80年代，市河东医院在全国率先开展营养门诊，面向糖尿病、高血压、肥胖、营养不良等多种疾病患者以"营养调整治疗为先与药物治疗结合"的原则提供饮食治疗。随后中医学院第一附属医院、市南开医院等也相继开设营养保健咨询指导门诊。市儿童医院对营养不良、贫血、佝偻病、厌食、苯丙酮尿症等开设咨询门诊，此后，全市各医院陆续开设营养门诊。截至2008年，全市已开设营养门诊的有25家，但其中大部分单位仍局限于糖尿病等的饮食指导和健康咨询。随着临床医学的发展，营养门诊的工作内容已不能满足临床营养治疗的需要。从2008年开始，在质控中心的要求下，各医院营养门诊由咨询指导逐渐转型为治疗型门诊，面向临床各种类型的营养不良和代谢失衡性疾病开展工作，并规范了营养门诊基本的诊察设备，出诊人员的资质，营养门诊确定为营养科功能区之一。

20 世纪 80 年代，第三中心医院首先建立了营养治疗室，规范了糖尿病膳食医嘱程序和称重制作标准，负责长期管饲患者的混合奶、要素膳配制。

合理的有效的营养治疗离不开对患者营养代谢状况的监测和分析。市第三中心医院早在 1989 年即在全国率先开展了疾病状态下营养代谢的评价和监测，初期开展了氮平衡测定、血浆快速反应蛋白、部分微量营养素等项目的检测和科研用食品分析技术。经多年的发展和完善，增加了包括间接能量测试系统、人体成分分析仪、原子吸收光谱仪、荧光分光光度计、紫外可见光分光光度计、酶标仪等大型仪器，目前已能完成能量代谢分析、人体成分分析、前白蛋白、纤维结合蛋白、视黄醇结合蛋白等多项血清蛋白质、维生素 A、D、E、C 等多项血尿维生素水平和血清铜、锌、硒等 10 余项微量元素的测定，并支持临床营养科研的进行。天和医院 1994 年成立了营养实验室，开展了氮平衡、微量元素、前白蛋白及抗氧化指标的测定。目前仍仅有少数单位开展部分营养代谢指标的检测。

1992 年，市第三中心医院营养科率先开展静脉营养治疗工作，成为在全国独立完成此项工作的营养科。1998 年后，市第三医院、静海县医院、汉沽区医院、北辰医院、武警医学院附属医院、宝坻县人民医院、天和医院等相继开展了静脉营养治疗工作。截至 2008 年，天津市共有 8 所医院的营养科独立开展静脉营养治疗。

目前，市卫生局已向全市推广对住院患者实施营养治疗型包餐。已有 10 所单位进行或正在逐步完善此项工作。

第九节 医学科研管理

天津市医学会医学科研管理分会成立于 1990 年，是天津市医学会的二级分会。1990 年 5 月 5 日，经中华医学会批准成立，当时的名称为中华医学会天津分会医学科研管理分会。并召开了首届医学科研管理分会第一次全体委员会议，经民主投票选举产生了首届委员会主任委员和副主任委员。主任委员为天津市卫生局副局长曲学申，副主任委员为天津市卫生局科研处处长李万林、天津医学院科技处副处长杨松龄、天津中医学院科技处处长张洪慈。天津市卫生局科研处熊智为分会委员兼秘书。

随着医学科研管理分会的不断发展壮大，根据工作需要，2014 年，经天津市医学会批准，分会召开了全体委员会议，进行换届改选，产生了第二届委员会主任委员和副主任委员。主任委员为天津医科大学科技处处长黎小沛，副主任委员为天津市卫生和计划生育委员会科教处处长高辉、天津市第三中心医院副院长韩涛、天津市人民医院教学处处长王文红。天津医科大学科技处副处长舒珺为秘书。

医学科研管理分会在中华医学会、天津市医学会的领导、支持下，坚持学会宗旨，遵章守法，紧密联系天津市医学科研管理实际，围绕医学科研管理如何促进我市医学科技进步与发展、加强学科自身建设、提高科研管理工作队伍专业化水平的新课题，认真开展分

447

会工作。面向分会委员和成员单位广大医学科技工作者，不定期组织开展了关于如何申报国家自然科学基金、加强项目与经费管理、申报科技成果奖励、申请专利、加强科技平台建设与管理等主题突出、内容丰富、针对性强、可操作性高的学术讲座与研讨活动，积极促进分会成员单位之间的学术交流与合作，以更好地研究、总结、交流、推广国内外卫生事业科研管理的理论、方法和经验，探索卫生事业科研管理的规律；着力培训一支业务素质高、富有活力的医学科研管理人员队伍，提高我市卫生系统科研管理人员的素质与管理水平。注重团结协作，群策群力，解放思想，锐意创新，在医学科技开发、成果转化、信息交流、技术创新、科技评估、人才培养、软课题研究中发挥积极作用，有力推动了天津市医学科研管理的现代化、科学化。

第十节　医学信息学

1957 年，天津市医学科学技术信息研究所诞生，是天津市开始医学信息学诞生的发源地。截至目前，拥有 13 个部门，集图书资料，信息研究，编辑出版，计算机网络为一体的综合性，现代化医学科技专业信息研究中心。1997 年，国务委员彭佩云为信息所题词：加强医学信息工作，促进卫生事业发展。进一步为医学信息工作指明了前进的方向。同时，为卫生系统医、教、研、防、管和社会各界提供信息资源，信息研究，检索咨询，编辑出版，网络建设和人员培训等综合医学信息服务，为天津市社会经济发展和卫生事业发展的发挥重要作用。

创业起步阶段

这一阶段是以天津医学图书馆的建立为标志。

1957 年 7 月 1 日，按照协和医科大学医学图书馆为模式建立天津市医学图书馆，正式开馆。建馆初期，工作人员 10 几人，藏书 4000 多册，期刊 367 种，其特点是以图书馆功能为主，开展借阅、检索、咨询、翻译、培训等服务。平均日服务达到 150 人次。

1959 年，成立我国创始较早的医学期刊之一：《天津医药杂志》。1960 年，成立天津市医学图书馆辅导协作网。1963 年，市科委指定为天津医学图书馆为医学文献检索中心。同年，《天津医药杂志》创办了《骨科学副刊》《肿瘤学副刊》《输血及血液学副刊》三个副刊。

规模形成阶段

这一阶段是以天津医药科技情报站的成立为起点。

1972年，在医学图书馆、公共卫生局科技情报研究室，天津医药杂志社的基础上成立天津市医药情报站，下设图书组，情报组，杂志组，初步形成独特的图书情报杂志三位一体的图书情报工作体系。

提升发展阶段

1981年，成立天津市医学情报研究所，标志本市医学情报工作进入提升和发展新阶段，下设情报研究室，图书室，杂志室和声像情报室，三位一体的模式更加完善，形成医学情报工作的天津模式。1983年10月，华北地区医学情报网的建立，推动地区医学情报工作交流协作和全国医学情报协作网络的发展。

1996年，更名为天津医学科学技术信息研究所，更名后全所以科研体制改革为契机，以开创一流信息资源，一流服务，一流人才，一流效益为口号，促进科技情报向综合情报转型，传统手段向现代手段转型，无偿服务向有偿服务转型，向领导提供更多宏观战略情报研究，建立津卫网，引进数据库资源，提高自我发展能力。

创新腾飞阶段

2005年，以杨文秀为所长的新一届领导班子，带领全所以科学发展观为指导，使信息工作向数字化，网络化为标志的现代化发展，制定了天津市医学信息工作十一五发展规划，描绘出广阔的发展蓝图。

天津医学科学技术信息研究所先后荣获天津市先进科技单位，全国医学科技信息工作先进集体等光荣称号，在行业中发挥着重要的业务职能，研究所内主要领导是卫生部医学情报管理委员会成员之一，参与对全国医学信息工作的管理。天津市医学科学技术信息研究所是卫生部首批医药卫生科技项目查新咨询定点单位，天津市中医药文献检索中心，天津市医疗卫生系统科技信息分系统网络中心，高等医药院校信息管理系实习基地。科研和业务工作都取得了丰硕的成果。

1963年建立的天津市公共卫生局科技情报研究室，开始信息研究与服务，围绕卫生事业发展与科技进步，为政府领导和有关部门提供决策参考咨询服务。

20世纪80年代末，信息所研究人员开始参加天津市区域卫生规划研究课题，为制定区域卫生规划提供了重要的科学依据，促进了医疗卫生体系的建设和发展，先后参与完成了天津市"八五"至"十三五"科技发展规划的编制工作，为我市医学科技事业的长远发展做出了贡献，有关医药卫生的科技成果评审机制，医学科技成果推广等促进了全市医学科研管理水平的提高。

近年来，信息研究人员与国家卫生部天津市卫生局的领导和各学科专家相结合组成强劲的研究团队，完成了卫生部国家基本卫生服务研究，天津市卫生与人口健康中的重大科技问题战略研究报告，天津市卫生综合实力研究等软科学研究课题，为我国医疗卫生体制改革提出对策建议，得到了领导部门的高度评价。这些成果都多次获得国家、天津市的成果奖励，研究所承担的内部医学信息刊物在不同时期编辑出版了《天津医学通讯》《医学情报资料》《医学情报网快报》《抗非典快报》《天津中医药情报》《卫生工作参考以及科研进展》《中西医结合和科技成果》等汇编内部资料，向各级领导和部门提供最新医学信息和动态报告，分别送达市委市政府和卫生局有关部门，为科学决策提供参考并获得好评。在《医学论坛报》《中国中医药报》撰写大量稿件，进行全国医学信息交流，由研究所牵头，先后成立了天津市医学图书馆网、天津市医学情报网、天津市中医学情报网。此外，自1990年举办全市医学信息学术年会发挥了我所医学信息职能和学术推动作用，有力促进了天津市医学信息工作的发展。

在全国医药卫生系统首次建立计算机网络——津卫网，增加了中外文全文数据库资源，先后引进了CBM，CMCC等医学数据库，还有THMC以及卫生管理医学，中国医学等15种中外光盘和网络数据库，能够全方位的满足卫生系统，领导医学、科研、医疗、预防、教学、管理人员和医药生产单位，医学数字信息资源和需求。网络中心参加国家科委曙光机示范工程，承担天津市信息港规划中天津市医药卫生信息系统总体规划制定的任务，建立了天津市医学信息网站和津卫网，搭建了医学信息综合服务平台，医学信息资源共享平台和卫生政务

咨询平台，实现网络信息资源用户无缝隙连接，实现一站式服务以及卫生部门与社会群众的零距离接触。

天津市医学信息分会

2013 年 11 月 13 日，天津市医学信息学分会正式成立，杨文秀任主委，汤乃军（天津市医科大学）任副主委。第一届委员为天津市各大医疗机构医疗信息领域的专家和领导，杨文秀主委在会上做了以医学信息发展为主旨的宣言，并同与会者共同探讨了医学信息学现状及发展，共同认为应不断加强开发医学信息学为医疗服务的价值，利用医学信息学的功能促进医疗卫生事业的进一步发展。

随着我国医疗信息化建设的加快，医疗数据爆发式增长，医疗卫生领域已经迎来了自己的大数据时代，大数据的相关特性推动了医疗信息化的进一步发展。天津医学信息学分会的成立为大数据时代的医疗信息化发展提供了有力的数据和科研支撑。同时，为医改政策制定提供可靠的医疗信息方面的各项服务。